KB106621

이 책에 쏟아진 찬사

우리는 단순히 오래 사는 게 아니라 건강하게 오래 살기를 바란다. 몸에 좋은 음식을 챙겨 먹으며 장수를 꿈꾸지만 왠지 자신 없고 불안한 사람들에게, 이 책은 작정하고 파격적인 필체로 과학이 어떻게 희망이 되는지 보여준다. 이는 시작에 불과하다. 과학의 현재는 과거를 양분으로 삼아 미래로 나아가기 때문이다. 이제 함께 오래, 보다 잘 살 수 있는 세상을 위해 우리가 얼마나 준비가 되어 있는지 질문해야 한다. 사회 시스템이 과학의 진보에 답을 할 차례다.

– 이현숙, 서울대학교 생명과학부 교수

지구에 사는 생물의 99퍼센트 이상은 노화하지 않는다. 마치 산소 원자나 먹는 물이 노화하지 않는 것처럼 말이다. 노화는 매우 복잡한 생명체 안에서 선택적으로 '발명'된, 역설적이지만 부자연스런 진화 단계의 한 기작에 불과하다. 인간이 이 병적인 상태를 과학을 통해 완전히 이해하고 제어하는 기술을 만드는 것은 시간문제다. 이것은 '존재 혁명'이다. 노화를 철학적·생명학적으로 이해하고자 하는 모든 이에게 이 책을 추천한다.

– 박종화, 울산과학기술원UNIST **바이오메디컬공학과 교수**

진시황제는 자신의 불로장생을 위해 수많은 사람을 세상에 보냈다. 그러나 우리는 건강하게 장수하는 삶을 위해 먼 세상에 나갈 필요가 없다. 현대 과학과 기술은 불로장생의 대가로 높은 지위도, 어마어마한 재력도 요구하지 않는다. 이 책을 읽으려는 흥미, 그리고 새롭게 열리는 삶의 형태에 찬사를 보낼 용기만 있다면 누구나 노화 역전의 길에 동행할 수 있다.

– 박건우, 고려대학교 고령사회연구원 고령건강과문화연구센터장, 대한치매학회 명예회장

여전히 많은 사람들에게 노화는 고칠 수 없는 자연 현상으로 받아들여진다. 하지만 노화는 인류가 풀어내야 할 마지막 '질병'이다. 《역노화》는 세계적인 투자자인 저자가 지난 20년간 얻은 지식과 경험을 바탕으로 쓴 글로, 역노화 기술의 모든 것을 담고 있다. 과학이 기술과 경제, 사회, 정치 등 모든 분야와 연결되는 현 시점에서, 이 책은 과학과 헬스케어 산업에 관심 있는 학생부터 앞날을 준비하는 투자자에 이르기까지 모두에게 훌륭한 참고서이자 필독서다.

– 에스오디(권순용), 과학 콘텐츠 크리에이터, 유튜브 에스오디(SOD) 운영자

수명 연장 기술들이 서로 맞물리며 기하급수적 발전이 거듭되고 있고, 그 결과 150세까지 장수하는 삶이 목전에 와 있다. 받아들이기 혼란스러운, 그러나 의미 있는 현실이다. 저자가 투자자의 관점을 더해 이 주제를 폭넓게 전하고 있다는 점에서 한층 각별한 책이다. 과학과 투자는 언제나 미래를 향해 나아간다는 데에 공통점이 있다.

– 천영록, 인공지능 기반 투자자문 핀테크 기업 ㈜두물머리 대표

이보다 더 설득력 있는 책이 있을까.

– 레이 커즈와일, 미래학자, 전 구글 엔지니어링 이사

살아 있고 건강하다는 것은 현존하는 가장 큰 기쁨이며, 지금보다 살기 좋은 때는 없다. 이 책은 죽음을 물리치고자 하는 야망이 얼마나 현실적이고 얼마나 실현 가능한 것인지를 깨닫게 해줄 것이다.

– 피터 디아만디스, 엑스프라이즈 재단 설립자

생물학적·기술적·윤리적 관점에 이르기까지 노화 혁명을 완벽하게 다룬 가이드북이다.

– 데이비드 싱클레어, 하버드대학교 의과대학 교수, 베스트셀러 《노화의 종말》 저자

과학자들은 우리가 왜 늙는지, 그리고 늙지 않기 위해 무엇을 해야 하는지에 대해 알고 있다. 이제 나이 들수록 젊어지는 게 가능해졌다. 이 책이 그 방법을 알려줄 것이다.

– 데이브 아스프리, 실리콘밸리 투자자, 베스트셀러 《최강의 식사》 저자

사랑하는 사람과 이야기하고 싶어질, 흥미로운 읽을거리이다. 건강하게 오래 살고 싶어 하는 모든 이를 위한 책이다.

– 토니 로빈스, 기업가, 베스트셀러 《네 안의 잠든 거인을 깨워라》 저자

건강과 장수 혁명에 대한 필독서. 당신의 시간을 이 책에 투자하는 게 현명한 일일 것이다.

– 그렉 맥커운, 《에센셜리즘》 저자, 세계경제포럼 선정 차세대 글로벌 리더

《역노화》는 장수 분야 연구에서 우리가 지금 어디까지 와 있고, 또 어디로 가고 있는지를 보여주는 최첨단 기술을 탐색한다. 또한 이 획기적인 책은 이러한 연구들을 최대한 활용하여 보다 건강한 미래를 위한 길을 알려주고 있다.

– 데이비드 펄머터, 신경의학 전문의, 《그레인 브레인》 저자

불멸이라는 새로운 윤리로 인해 미래와 우리 사회가 어떻게 변화할지 생각해보는, 보기 드문 기회를 제공하는 책이다.

– 피터 잭슨, 〈반지의 제왕〉·〈호빗〉의 영화감독, 시나리오 작가

아마 올해 여러분이 읽은 책 중 가장 중요한 책이 될 것이다. 아니, 인생 전체를 통틀어 그럴지도 모른다.

– 키이스 페라지, 비즈니스 컨설턴트, 《혼자 밥 먹지 마라》 저자

역노화

THE SCIENCE AND
TECHNOLOGY OF GROWING YOUNG

역노화

젊게 오래 사는 시대가 온다

세르게이 영 지음 | 이진구 옮김

더퀘스트

더 오래 살고,
이 세상을 더 나은 곳으로 만들어야 할 이유를 보여준
리자와 우리 아이들 니키타, 티머시, 폴리나, 맥심에게
이 책을 바친다.

서문

30대 몸으로 150세까지, '역노화 시대'가 곁에 와 있다

피터 디아만디스, 레이 커즈와일

'죽음이라는 뼈아픈 고통을 안겨주는 문제에 어떻게 대처해야 하는가'라는 물음은 인류 역사에 생기를 불어넣었다. 인간은 종교와 예술을 통해 '죽음이 우리를 자유롭게 해방시키고 영예롭게 해준다'고 합리화하지만, 정작 현실에서 누군가가 죽었을 때 기뻐하는 사람은 없다. 다른 한편으로 우리는 영원한 젊음을 꿈꾼다. 건강하게 살아 있다는 것은 현생의 가장 큰 기쁨 중 하나이며, 살아 숨쉬는 지금이 가장 좋은 법이다. 하지만 대다수는 우리가 이 기쁨을 언제까지 누릴 수 있을지 예측할 수 없다고 생각한다.

우리는 미래를 예측하는 최선의 방법이 그러한 미래를 만들어내는 것이라고 생각한다. 인류 최대의 난제를 푸는 것이야말로 우리를 움직이는 원동력이다. 우리는 크나큰 변화를 일으키는 목적의식과 기술의 힘을 믿는다. 하지만 대다수는 죽음이라는 문제를 해결한다는 발상 자체를 정신 나간 생각이라고 본다. 여러분이 그 대다수 중 한 명이든 반대로 '장수 열병longevity virus'에 들떠 있든 이 책은 죽음을 물리칠 가능성이 실제로 눈앞에 성큼 다가왔다는 사실을 일깨워줄 것이다.

생명 연장을 주제로 한 대부분의 책들은 기술자, 과학자, 의사의 관점을 취한다. 그러나《역노화》는 투자 전문가가 최첨단 수명 연장 과학을 연구하는 수많은 기업들과 교류한 내용을 일반 대중에서 전하는 최초의 책이다. 저자는 장수비전펀드Longevity Vision Fund(수명 연장 기술에 투자하는 벤처캐피털 펀드-옮긴이)를 통해 수명 연장 분야에서 혁신적인 기술 개발에 매진 중인 스타트업 수백 곳의 내부를 들여다본 유일한 사람이다. 이 책에서 저자는 이 기업들이 직접 전하는 지식을 공유할 것이다. 그중에는 혁신을 주도한 훌륭한 선구자들, 이 놀라운 신기술의 혜택을 본 환자들의 이야기도 포함돼 있다. 장마다 저자의 지식과 흥분이 한껏 묻어난다. 그의 이야기는 진정 불가능은 없다는 사실을 절감하게 해줄 것이다. 무엇보다 이 책은 직업 또는 과학적 배경지식과 무관하게 누구나 이해할 수 있도록 쉽게 쓰였다.

이 책을 통해 여러분은 다음과 같은 경험을 하게 될 것이다. 우선 현재 진행 중인 놀라운 기술 혁신들을 접하게 될 것이다. 공학자들이 인간을 신체적·생물학적·지적으로 발전시키는 과정을 생생하게 목도하게 될 것이다. 인간의 노화에 관한 시대에 뒤처진 지식들이 최신 정보로 갱신되는 과정도 엿보게 될 것이다. 마지막으로 현재의 습관을 최적화해 수명을 늘리는 방법에 대한 실용적인 조언도 얻게 될 것이다. 여러분에게는 원래 수명을 10~20년 더 연장시킬 수 있는 기회가 주어졌다. 여러분은 살아생전에 인간 수명이 100~120세까지 늘어난 세상을 보게 될 것이다. 불과 몇십 년 후면 우리 대다수는 '장수탈출속도longevity escape velocity(생명연장 과학 기술이 거듭 발달하면서 1년씩 노화가 늦춰지고 그에 따라 기대수명도 1년씩 늘어나 결국 수명이 한계를 벗어나는 시점-옮긴이)'에 이르게 될 테니 향후 20년간 그 과정을 잘 헤쳐나간다면 어떤 문제에 봉착하더라도 해결할 수 있는 지식을 갖추게 될 것이다. 종국에는 누구나 장수탈출속도에 도달해 죽음을 극복할 것이다.

노화라는 문제를 해결하려면 인류 역사상 유례가 없는 막대한 노력과 공력을 들여야 한다. 그만큼 지대한 과제다. 하지만 기술 발전은 불가능을 가능케 한다. 혁신이 혁신으로 인정받기 전까지는 터무니없는 생각으로 치부되기 마련이다. 우리는 이 세상의 모든 문제가 올바른 마음가짐과 올바른 기술, 그리고 풍부한 자본으로 해결될 수 있으리라고 믿는다.

'젊게 나이 들기'라는 문샷moonshot('불가능한 일을 현실로 만드는 혁신적이고 창의적인 도전'을 이르는 말-옮긴이)의 발상이 현실이 되려면 과학자·기술자·기업가·투자자·언론인·의사가 필요하다. 또한 열정적인 몽상가·사상가·실천가가 한데 모인 공동체도 필요하다. '노화'라는 문제를 해결하려면 더 많은 사람들이 참여해 미래로 나아갈 수 있도록 난국을 타개할 방책을 마련해야 한다. 그런 의미에서 우리는 싱귤래리티대학교Singularity University를 설립해 기하급수적 기술exponential technology을 응용할 수 있도록 더 많은 사람들을 교육시키고 영감을 불어넣고 힘을 실어줌으로써 인류의 큰 과제들을 해결하고자 한다.

이 책의 저자가 우리의 문샷에 파트너로 동참하고, '노화 역전 엑스프라이즈Age Reversal XPRIZE(글로벌 비영리재단 엑스프라이즈[XPRIZE]는 매년 특정 주제에 관련된 경연대회를 열어 우수한 기술을 선보인 참가자에게 상금을 수여하는데, 여기서는 '노화 역전 기술 경연대회'를 의미한다-옮긴이)'에 개발 후원자로 참여해 기쁘기 그지없다. 열정과 낙관주의만 보더라도 그는 우리의 임무를 추진하는 데 필요한 본보기이다. 엑스프라이즈가 기금을 마련해 경연대회가 개최되면 전 세계 수백 개 팀들이 생명 연장 분야에서 야심 찬 목표를 내걸고 서로 경쟁할 것이다. 이 대회는 세계 최고 기업가들의 눈길을 끌어 보다 평등하고 진취적이며 건강하게 장수하는 삶을 만들어 나가는 데 필요한 과학적 성취에 보탬이 될 것이다.

저자는 우리의 좋은 친구이자 사려 깊은 파트너이며 점차 늘어나고 있는, 장수 공동체의 새 얼굴이기도 하다. 노화 역전 엑스프라이즈에 대한 공헌, 장수비전펀드, 롱제비티앳워크Longevity@Work 프로그램과 더불어 이 책에 이르기까지, 저자는 이 세상을 더 나은 곳으로 만들겠다는 우리의 임무에 동참하고 있다.

그 미래는 여러분이 생각했던 것보다 더 빨리, 더 나은 모습으로 다가오는 중이다. 수명 연장 분야에 이제 막 발을 들인 독자에게든 혁신적인 아이디어를 물색 중인 베테랑 독자에게든 이 책을 소개하게 돼 감개무량하다. 이 책은 최첨단 과학 기술과 기술적 성취로 인류가 상상 가능한 모든 방면에서 발전하고 있음을, 그리고 이에 동참하기 위해 우리가 할 수 있는 일이 무엇인지를 알려줄 것이다.

적지 않은 분량의 이 책을 지금부터 읽어나갈 독자들이 앞으로 200년은 더 건강하고 행복하게 살 수 있기를 기원한다.

역노화 | 차례

| 3장 | 장수 혁명

장수를 둘러싼 세 가지 오해와 이를 해결할 네 가지 혁신 기술

| 4장 | 노화란 무엇인가?

노화의 원인을 아는 것의 중요성

장수의 가까운 미래

| 5장 | 건강 진단

간단하고 편리하게 질병을 잡아내는 자가 진단 기술

| 6장 | 정밀의학

맞춤 헬스케어를 실현할 건강 데이터와 인공지능

| 7장 | 유전공학
유전자를 바꿔 수명과 젊음 연장하기

| 8장 | 재생의학
줄기세포 치료, 장기 교체, 생체 강화를 통해 얻는 인체 2.0

| 9장 | 장수를 담은 알약

늙어서 죽는 게 이상한 이유

장수의 머나먼 미래

| 10장 | 200세 이후의 삶

인류에게 극한의 장수를 안겨줄 퀀텀점프

THE
SCIENCE
AND
TECHNOLOGY
OF
GROWING YOUNG

1장

200세의 삶

젊은 몸으로 건강히,
오래 살기 위한 기술은 준비돼 있다

"당신은 영생을 누리게 될 그날까지 오래 살 수 있다."
레이 커즈와일, 미래학자

"150세까지 살 사람은 이미 우리 중에 있다."
오브리 드 그레이 박사, 노화학자

"죽기 전까지는 마음껏 살아라."
미겔 데 세르반테스의 소설 《돈키호테》 중에서

200세 생일을 맞이한 자신의 모습을 한번 상상해보자. 온도와 산소가 최적화된, 완전히 밀폐된 침실에서 눈을 뜬 여러분은 몸이 딱 필요로 하는 만큼 수면을 취했다. 여러분이 잠든 사이 혈액 속 나노 로봇들이 손상 부위를 확인하고 치유하며 전신에 장착된 마이크로칩을 통해 영양소와 비타민, 약물을 운반한다. 체내·외 진단 기기들이 꼼꼼하게 몸을 검사한 후 전 세계 사람들의 데이터와 비교해 그 결과에 따라 식단의 분자 구성을 세심하게 조정한다. 손상된 조직과 세포가 모조리 치유된 여러분은 젊은 시절의 건강 상태 그대로 잠에서 깨어난다.

침대에서 일어나 화장실로 향하던 여러분은 잠시 거울에 비친 모습을 바라본다. 당당하게 미소 짓는 얼굴은 200세 생일을 맞이한 오늘도 영락없이 25세로 보인다. 그렇게 보이는 데는 다 이유가 있다. 여러분은 생물학적 나이를 25세로 되돌리기로 선택했고, 이제 그 시절의 정력과 건강, 육체미를 만끽한다. 물론 2세기 동안 지구에서 축적한 경험과 지혜는 그대로 간직한 채로 말이다.

이제 아침을 먹으러 아래층으로 내려간다. 생김새, 움직임, 말소리 할 것 없이 인간을 꼭 닮은 가정용 로봇들이 여러분을 맞이한다. 이 로봇들은 유전공학으로 설계한, 개개인의 대사 요구량에 딱 맞춰 실험실에서 키우고 제조한 맛있는 음식을 식탁에 멋들어지게 차려놓는다.

심심풀이로 그날의 뉴스를 읽는 때도 있지만, 오늘은 생일 파티 전에 할 일이 많아 간편하게 전 세계의 최신 지식을 몸속 메모리memory(기억장치-옮긴이)로 곧장 다운로드한다. 한번 들어온 지식은 영구 저장된다. 간단한 명령어 하나면 모든 뉴스와 연예계 소식은 물론 가벼운 로맨스 소설부터 복잡한 수학 공식에 이르기까지 모든 데이터를 흡수할 수 있다.

이 미래에는 유전병이 존재하지 않는다. 태아일 때부터 유전병을 검사하고 치료하는 동시에 각종 신체 기능을 업그레이드하기 때문이다. 전염병이나 정신병도 없다. 슈퍼컴퓨터와 인공지능이 모든 치료법을 이미 오래 전에 개발한 터다. 새로운 유행성 질병이나 바이러스의 최초감염자가 확인되면 즉시 치료법을 내놓는다. 이 치료법은 자동으로 중앙 건강 데이터 저장소에 프로그램화되고 디지털로 연결된 전 인류의 면역 시스템에 다운로드된다.

즉각적인 지식 전송, 집단 디지털 면역 시스템은 인체가 망에 연결되는 무수히 많은 방식 중 일부에 불과하다. 인공 신체 부위, 체내에 이식된 전극, 특수 마이크로칩, 혈액 속을 떠다니는 나노로봇이 완벽한 건강을 유지하도록 인체를 감시하고 각 계통을 보존시키는 동시에 손 하나 까딱하지 않고도 외부 환경의 요소들을 통제할 수 있게 해준다. 여러분은 초인적인 힘과 시력, 청력을 누릴 수 있다. 뿐만 아니라 몸 안에 심장·폐·신장·간·췌장 기능을 대체하는 체내 기계 장치를 설치할 수 있다. 이 기계들은 정기적인 점검을 거쳐 50~100년 주기로 교체된다. 사실상 원하는 만큼 몇 번이고 새로운 몸으로 교체할 수 있다. 이 모든 기술 발전은 세상의 모든 천재들의 지능을 합친 것보다 더 똑똑한 인공지능과, 21세기 컴퓨터를 계산기 수준으로 전락시킬 정도로 강력한 성능을 자랑하는 새로운 컴퓨터 덕에 실현 가능하다.

생물학적으로 영생을 얻더라도 사고가 나면 죽을 수밖에 없다. 하지만 이 미래 세계에서는 위험한 활동을 로봇과 기계가 대신하기 때문에 사고가 매우 드물다. 설사 사고가 일어나 죽더라도 망자와 영영 이별한다는 느낌은 없다. 죽은 친구나 친척의 외모·말소리·움직임·체취·사고방식까지 그대로 빼다 박은 실리콘 아바타가 있기 때문이다. 망자가 사망하기 전에 자신의 뇌를 디지털화해 클라우드에 백업해놓았기에 가능한 일이다. 그 뇌를 두 번째 몸에 다운로드하는 것은 손쉬운 작업이다.

물론 영생은 선택 사항이 될 테지만, 이 같은 기술들을 다양하게 이용할 기회를 마다하는 사람은 거의 없을 것이다. 미래 세계의 이 같은 기술들은 오늘날의 자동차나 에어컨, 의학적 치료술과 마찬가지로 필수 기술이 될 것이다. 질병, 쇠약, 죽음은 과거에나 존재하던 개념이 될 것이다. 오늘날 우리가 걱정하는 노화, 시간 부족, 사랑하는 이와 사별하는 일은 사라질 것이다. 말 그대로 시간 제약 없이 무엇이든 배울 수 있고 무엇이든 할 수 있고 무엇이든 될 수 있다.

이런 미래가 터무니없이 느껴지는가? 그렇다면 이 책이 여러분의 생각을 바꿔놓을 것이다. 장담컨대 이 미래는 실현 가능할 뿐 아니라 사실상 필연적이다. 이 책에서 그리는 세상은 이미 다가오고 있고 여러분의 생각보다 더 빨리 도래할 것이다.

생각보다 빨리 찾아온 '노화로부터의 자유'

우리는 '장수 혁명Longevity Revolution'이라는 과학적 패러다임의 전환에 직면해 있다. '생은 유한하고 인간의 평균 수명은 80~90세'라는 통념은 시대에 뒤처졌고 이제 과학과 기술의 진보가 이 통념을 전복시키려 한다. 이제 우리는 머지않은 미래에 100세, 150세, 혹은 200세 이상까지 살면서도 건강과 활력, 총기를 유지하는 사람들을 보게 될 것이다. 황당한 소리로 들린다면 이어서 읽어보라.

사업가 데이비드 고벨David Gobel은 (내가 조성한 장수비전펀드의 과학 고문이자) 노화학의 아버지인 오브리 드 그레이Aubrey de Grey와 함께 '2030년까지 90대가 50대로 거듭나게 하자'는 목표를 내걸고 비영리 단체인 므두셀라재단Methuselah Foundation을 설립했다. 두 사람은 기대수명을 극복하는 장수탈출속도 모델을 제시해 의학과 기술의 진보 속도가 노화 속도보다 빠르다면 인간이 무한히 살 수 있다고 내다보았다. 그 논리는 다음과 같다.

근대 사회 이전에 태어난 인간의 기대수명은 전 세계 평균 약 30세였다. 그리고 세 가지 이유 덕분에 오늘날에는 70~75세까지 늘어났다. 첫째, 영양 개선, 농업 발전, 시민 사회 성장이 이루어졌다. 둘째, 흔한 질병을 막는 백신과 항생제가 개발됐다. 가장 주요했던 세 번째 이유는 분만 환경의 개선으로, 1900년 당시 1,000명당 100명에 가까웠던 영아사망률이 오늘날 1,000명당 약 0.1명까지 떨어졌다. 70~75세도 적은 나이는 아니지만 이미 많은 국가에서 기대수명이 80세를 넘어섰고, 최근 추세로 보면 10년마다 전 세계 인구의 기대수명이 1~2년씩 증가하여 2100년에는 80~90세에 이를 전망이다. 참으로 놀라운 발전이다.[1]

하지만 과학적으로는 그 이상도 가능하다. 노화에 관한 지식도 비약적인 속도로 발전하고 있다. 지난 수십 년 동안 인간 게놈 프로젝트Human Genome Project가 열어젖힌 연구의 신세계는 이제 겨우 걸음마를 뗐을 뿐이다. 암 연구, 신약 발견, 로봇 수술, 장기 및 조직 재생, 의료기기 부문은 폭발적으로 성장하고 있다. 더 강력한 컴퓨터, 인공지능, 가까운 미래에 새롭게 등장할 기술 혁신들은 그 과정을 더더욱 가속화해 사실상 기하급수적인 발전을 가져올 것이다. 향후 10년간 연구가 이루어지면 인류의 기대수명은 2년이 아니라 4년씩 늘어날지도 모른다. 그다음 10년 동안에는 8년씩 늘어날 수도 있다. 종국에는 과학의 진보로 기대수명이 매년 1년 이상 늘어날 것이다. 그렇게 되면 우리는 70~80세가 아니라 150세나 200세, 그 이상까지 살게 될 것이다. 적어도 이론적으로는 이러한 발전으로 인해 인간이 '필멸'이라는 굴레를 벗어던지게 될지도 모른다. 장수탈출속도에 도달하고 나면 노화가 아무리 빠르게 진행되거나 신종 질병에 걸린다 하더라도 그보다 한발 앞서 발전한 과학적 성과를 통해 누구나 이용 가능한 새로운 해결

책이 등장해 건강과 젊음을 온전히 되찾게 될 것이다.

물론 사람에 따라서는 받아들이기 쉽지 않을 수도 있다. 개개인의 삶은 출생과 죽음이라는 제약을 벗어날 수 없고 죽음과 필멸이 인간 존재를 한정한다. 하지만 장수 분야의 과학자들 대다수는 급격한 수명 연장이 가능하다고 보고 있다. 논리적으로나 과학적으로나 장수탈출속도 이론은 주목할 만한 가치가 있다. 의학과 과학이 기하급수적으로 발전하는 전환점에 놓여 있는 현실을 잘 보여주는 사례가 역사적 관점에서 본 코로나19 백신이다. 1595년, 천연두가 처음 발병한 이후 이를 예방하는 백신이 발명되기까지 200년이 걸렸다. 1895년에 소아마비가 처음 유행한 이후로 과학자들이 성공적인 백신을 개발하기까지는 50년 이상이 걸렸다. 하지만 신종 코로나바이러스 감염증이 발병한 지 겨우 12개월 만에 다수의 효과적인 백신이 전 세계에 공급됐다. 오늘날 과학적 발견이 가속화하는 추세가 이 정도라면 앞으로는 그 속도가 얼마나 빨라질지 짐작조차 할 수 없다. 진일보한 컴퓨터 성능, 인공지능, 정부의 노화 정책이 오늘날 우리의 상상을 훌쩍 뛰어넘을 만큼 급격하게 발전을 앞당길 것이다(미래의 발전상에 대해서는 10장과 11장에서 자세히 다룰 예정이다).

이쯤에서 이런 질문이 떠오를 것이다. '그렇다면 급격한 수명 연장은 언제 실현될까?'

산술적으로 40~50년 이내에 달성될 것으로 예측하고 있다면 솔깃하겠지만, 일부 전문가들은 그보다 보수적으로 잡고 있다. 미래학자이자 전 구글 엔지니어링 부문 이사인 레이 커즈와일Ray Kurzweil은 테크업계에서 정확한 예측력으로 정평을 얻어 실리콘밸리에서 '선지자'로 통하는 인물이다. 그에 따르면 장수탈출속도는 '10~12년만 있으면 도달할 수 있다.'[2] 터무니없는 소리로 들리는가? 그렇다면 이 개념이 무척 파격적이고, 수명 연장 과학에 대한 주류 언론의 보도가 너무 적기 때문이지 커즈와일을 탓할 일은 아니다. 커즈와일은 세계 체스 챔피언 가리 카스파로프Garry Kasparov가 아이비엠IBM이 선보인 딥블루 같은 컴퓨터와의 대결에서 패하게 될 것이라고 10년 전에 일찌감치 예언한 바 있다. 구글 등의 검색 엔진과 무선통신이 등장하기 20년 전에 그 대중화를 예측하기도 했다. 이 외에도 자율주행차, 원격수업, 클라우드 컴퓨터, 스마트워치, 증강현실, 나노 기기, 외골격 로봇(착용형 로봇-옮긴이)을 비롯해 100가지 이상의 기술 혁신을 예측했고, 그 시기도 소름 돋을 만큼 정확했던 경우가 허다하다. 커즈와일이 예측을 내놓으면 테크 업계의 많은 이들은 머지않아 실현되리라고 기대한다. 터무니없는 소리로 치부하는 이는 아무도 없다.

장수탈출속도가 과연 실현될 것인지, 언제 실현될 것인지는 누구도 짐작할 수 없다. 원대한 야망인 만큼 100년은 더 걸릴지도 모를 일이다. 과학 기술이 정점에 달한다 하더라도 인체가 115~120년 이상 존속하기는 어렵다는 결론에 도달할지도 모른다. 한 가지 확실한 것은 기대수명이 곧 100세를 훌쩍 넘으리라는 것이다. 커즈와일을 비롯한 여러 전문가들의 예측이 맞아떨어진다면 과학 기술의 발전 속도는 점점 빨라져 종국에는 생물학적 역전, 어쩌면 영생까지도 현실이 될 그날이 오고야 말 것이다. 우리가 그때까지 살아 있기만 한다면 그 기술의 혜택을 누리게 될 것이다.

'장수 과학'의 최전선에서 가까운 미래를 엿보다

독자들은 장수 혁명에 관한 책을 쓰겠다고 나선 내가 누구인지 아마 궁금할 것이다. 나는 과학자도, 기술 혁신가도 아니다. 나는 화학공학으로 학사 학위를 받은 뒤에 경영학과로 편입해 두 번째 학위를 취득했다. 장수 과학 분야에 발을 들인 것은 순전히 우연이었다. 혈중 콜레스테롤이 높아 평생 스타틴statin을 복용해야 한다는 의사의 말을 들었을 때도 건강과 장수는 안중에도 없었다. 에너지·광업·부동산 등 따분한 분야에 투자하는 투자심사역으로 일하면서 여느 사람과 마찬가지로 평소와 다름없이 사업과 돈벌이, 여가, 육아 등 현재에만 집중하며 하루하루를 보냈다.

그러다 건강을 점차 회복하면서 생명 연장 분야의 눈부신 발전에 눈뜨게 됐다. 급격한 수명 연장의 실현 가능성에 대한 믿음이 싹트자 이 놀라운 진전에 직접 기여하고 싶은 마음이 생겼다. 나는 투자자로서의 전문성을 살려 1억 달러를 유치해 혁신 기술을 지원할 장수비전펀드를 조성하는 일부터 시작했다. 이 펀드는 인공지능, 장기 재생, 유전자 편집, 신약 개발, 정밀의학, 맞춤형 진단, 그리고 과거에 비해 더 건강하게 장수하는 삶이라는 사명에 중점을 둔 그 밖의 분야에서 괄목할 만한 연구에 매진하는 기업에 투자한다. 이것이야말로 내가 보탬이 될 수 있는 길이라고 생각했다. 100만 명이 더 건강하고 장수하는 데 보탬이 된다면 이 세상에 선한 영향력을 끼칠 수 있을 터였다.

이후 나는 타의 추종을 불허하는 선각자이자 기업가인 피터 디아만디스Peter Diamandis와 동기부여 코치이자 강사로 유명한 토니 로빈스Tony Robbins를 만났다. 두 사람의 이름이 조금이라도 낯익은 독자라면 이들이 세상을 바꾸는 선한 영향력에 대한 남다른 믿음을 가진 비범한 인물들이라는 사실을 알고 있을 것이다. 특히 디아만디스는 보다 큰 야심을 가지라고 나를 북돋워줬다. 하루는 그가 이렇게 물은 적이 있다. "왜 고작 100만 명이죠? 목표가 너무 낮아요. 이 일을 할 생각이라면 전 세계로 기준을 넓혀야 합니다." 적지 않은 시간 동안 이들과 긴밀히 교류하며 나는 최소 10억 명이 건강하고 행복하게 100세까지 사는 세상을 꿈꾸게 됐다.

지금 생각해보면 장수비전펀드는 합리적인 비용으로 누구나 장수를 누리도록 하는 일에 노력을 기울이기 시작한 출발선에 불과했다. 나는 곧이어 전 세계 글로벌 기업의 직원들이 장수 지향적 근무환경에서 일할 수 있도록 교육하고 지원하는 프로그램인 롱제비티앳워크를 기획했다. 영국에서는 장수를 위한 초당적 의원 모임에 합류해 노화라는 주제가 정치권의 이목을 끌 수 있도록 도왔다. 노화 역전이라는 흥미로운 주제를 두고 곧 펼쳐질 글로벌 엑스프라이즈[3] 경연대회의 주요 후원자로 나서기도 했다.

여러분이 들고 있는 이 책은 장수와 관련된 지식을 사람들에게 알리고 더 건강하게 오래 사는 삶을 목표로 삼도록 고취하기 위한 개인적인 노력의 결과물이다. 한 가지 부탁할 점은 이 책을 대체의학서나 근거 없는 주장이 담긴 자기계발서로 여기지 말라는 것이다. 200세 이상까지 장수하는 삶을 주제로 다룬다고 해서 희망사항을 담은 억측이나 날조된 주장으로 채워진 책으로 여기지 않기를 바란다. 나는 '신중한 낙관주의자'다. 비판적인 분석 정신과 (특히 아이들이 숙제를 끝냈다고 말할 때마다 십분 발휘하는) 건전한 '헛소리 탐지기'는 나 같은 투자자에게는 필수다. 내 삶과 직업을 관통하는 단 하나의 원칙은 '실제로 효과가 있는 방법을 찾아라'다.

실재하는 기술 발전을 다루는 이 책에는 독점적인 접근 권한으로 세상에서 가장 뛰어난 과학자·기술자·의사·투자가·기업가들의 집무실과 실험실을 수년간 드나들었던 경험담과 더불어, 우리 연구팀이 수백, 수천 편의 학술 논문과 최신 논문, 도서, 발표 자료를 검토한 결과가 담겨 있다. 나는 우리 시대 장수 분야의 선구자들을 50명 이상 만나 대담을 나눴다. 그중에는 하버드대학교 교수 데이비드 싱클레어David Sinclair, 장수 분야의 손꼽히는 선각자 오브리 드 그레이, 유전체 염기서열 분석 기술을 최초로 개발한 천재 유전학자 조지 처치George Church, 분자생물학·노화유전학 분야의 세계 최고 권위자 중 한 명이자 구글의 자회사인 칼리코Calico Labs의 부사장인 신시아 캐년Cynthia Kenyon, 생일이 아닌 생물학적으로 나이를 측정하는 후성유전체 '시계'를 최초로 개발한 스티브 호바스Steve Horvath 등 저명인사들도 있다.

이외에 선구적인 미래학자이자 '원격존재telexistence'라는 이름의 고도로 발달된 '아바타 로봇'을 창안한 다치 스스무舘暲, 전뇌 에뮬레이션Whole Brain Emulation 및 '디지털 영생' 분야의 몇 안 되는 최고 전문가 중 한 명인 앤더스 샌드버그Anders Sandburg, 장기 재생 등 다방면에 박학다식한 제약업계 기업가 마틴 로스블랫Martine Rothblatt, 코로나 백신을 최초로 개발한 기업 중 하나로 유명한 모더나의 공동창업자이자 왕성한 발명 활동을 펼치고 있는 의료계의 에디슨 로버트 랭어Robert Langer, 공공정책 전문가이자《다윈 해킹하기: 유전공학과 인류의 미래*Hacking Darwin: Genetic Engineering and the Future of Humanity*》(국내 미출간)의 저자 제이미 메츨Jamie Metzl과도 대담을 가졌다. 세계에서 가장 유명한, 자칭 '인간 기니피그'이자 바이오해킹 전문가인 데이브 아스프리Dave Asprey와 세계적인 신경학자이자 영양 전문가인 데이비드 펄머터David Perlmutter와도 긴 대화를 나눴다. 아카데미상과 골든글러브상을 수차례 수상한 유명 영화감독 피터 잭슨Peter Jackson에게는 아바타 로봇과 영생에 대한 견해를 묻기도 했다.

나는 애초부터 장수 혁명의 최전선에서 알게 된 지식을 한쪽에 치우치지 않고 사실에 입각해 전달하겠다는 원칙을 세우고 이 책을 집필했다. 오래도록 더 잘 살기 위해 지금 바로 실천할 수 있는 방법들을 아낌없이 나누되, 임시방편이나 만병통치약을 제시하거나 최신 바이오해킹 방법들을 써보라고 부추길 생각은 없다. 여기서 논하는 과학 기술들이 단기간 내로 특정 시기에 실현될 것이라는 장담도 하지 않을 것이다. 장수에 이르는 묘책을 찾고 있다면 이 책은 적합하지 않다.

이 책의 또 다른 목적은 박사 학위가 없어도 이해 가능한, '나이 들수록 젊어지는' 로드맵을 제시하는 것이다. 시중에는 나보다 교육 수준이 훨씬 높고 과학 분야에서 공신력을 인정받는 저자들이 쓴 책이 많이 나와 있다. 복잡하고 세세한 노화의 생물학적 과정에 대한 설명은 나로선 감히 흉내조차 낼 수 없다. 하지만 아무리 훌륭하다 한들 일반 독자나 내가 소화하기에는 지나치게 학술적이고 전문적인 경우가 많다. 짐작건대 독자 대다수는 과학 분야 학위 소유자가 아닐 것이다. 학위가 있는 독자라면 지금껏 상당한 시간과 노력을 들여 평생 써먹고도 남을 관련 지식을 습득했을 터다. 해당 주제를 정확하게 설명하기 위해, 또는 너무도 놀라운 인체의 신비를 그냥 지나칠 수 없어 때때로 생물학적 과정이나 흥미로운 실험, 통계학적 지표들을 살펴보긴 하겠지만 이 책의 대부분은 10억 명의 사람들이 100세까지 살 수 있는 방법을 탐구하는 과정에서 접한 놀라운 아이디어들과 인물들에 대한 이야기가 차지하고 있다.

나는 우리가 앞으로 극한의 장수를 누리게 되리라고 확신한다. 수명이 150~200세까지 급격히 늘어나는 미래가 도래할 수도 있고, 생명이 무한히 영속하는 디지털 영생이 실현될 수도 있다. 심지어 인간이 스스로 생명 연장 여부를 선택하는, 진정한 생물학적 영생이 가능한 미래가 올 수도 있다. 나는 급격한 수명 연장이 실현될 것이라고, 그날이 비교적 빨리 도래하리라고 믿고 있다. 가슴 뛰게 하는 그 미래를 둘러보기에 앞서 장수의 진정한 의미가 무엇인지부터 자세히 살펴보자.

2장

장수란 무엇인가?

장수를 정의하는 세 가지 측면과 장수 혁명의 두 가지 미래

"한 방향으로만 나이를 먹으라는 법은 없다."
후안 카를로스 이즈피수아 벨몬테, 약리학자

"노년은 배우지 않은 자에게는 겨울이고, 배운 자에게는 수확의 계절이다."
《탈무드》 중에서

"나는 작품의 영생을 바라는 게 아니라 나의 영생을 바란다."
우디 앨런, 영화감독

장수란 도대체 무엇일까? 얼핏 생각하면 단순히 오래 산다는 의미로 넘겨짚기 쉽다. 물론 병이나 장애를 안고 오래 살기를 원하는 사람은 없다. 그렇다면 장수란 건강하고 활기찬 몸을 유지한 채 더 오래 산다는 의미일까? 수명을 단축시키고 삶의 질을 떨어트리는 흔한 질병들을 퇴치한다는 의미일까? 단순히 나이에 비해 젊어 보이고, 젊다고 생각하는 것을 의미할까? 노화를 극복하고 영생을 얻는다는 의미일까? 아니면 시간이 흘러 나이를 먹더라도 생물학적으로는 더 젊어진다는 의미일까?

큰 틀에서 보면 전부 맞는 말이다. 곧 알게 되겠지만 의미가 중첩된다는 건 하나씩 떼놓고 생각할 수 없다는 말이다. 어느 하나가 영향을 받으면 그와 동시에 다른 측면도 영향을 받는다. 하지만 장수를 연구하는 과학자들 입장에서는 장수의 목표를 따로따로 세분화하는 편이 유용하다. 이들이 나이와 노화의 관계를 재구성할 때 주로 초점을 두는 세 가지 측면이 조기 사망 예방, 수명 연장, 노화 역전이다. 지금부터 이 세 영역의 차이를 간단히 알아보자.

장수의 첫 번째 측면 : 조기 사망 예방

장수 연구의 가장 전통적인 관점이 바로 조기 사망 예방이다. 헬스케어 업계의 존재 이유도 사실상 '죽음의 예방'이다. 수술이든 약물 처방이든 생활 습관 및 식단 변경이든 현대 의학이 내놓는 대책의 상당 부분은 질병 치료, 부상 및 선천성 결함 치료, 예방 조치, 기타 불의의 죽음을 피하기 위한 조치가 근간이 된다.

캘리포니아주 노바토에 있는 벅노화연구소Buck Institute of Aging는 장수를 전문으로 하는 세계 최고 연구 기관으로, 이곳의 최고경영자인 에릭 버딘Eric Verdin에 따르면 인간은 지금보다 더 오래 살 수 있는 잠재력을 갖고 있다. 그는 말한다. "현재의 기대수명은 최적의 수명이 아닙니다. 우리가 아는 지식을 총동원한다면 평균 기대수명은 지금 당장 100세가 되고도 남았을 겁니다."[1] 100세도 나쁘지 않은 수치다. 캄브리아 대폭발에 맞먹는 파급력을 지닌 최신 연구와 기술이 곧 등장하면 조기 사망을 일으키는 다수의 원인들이 근절될 것이다. 이러한 '작은 혁명'들이 바로 다음 장에서 다루게 될 주제다.

조기 사망을 예방해주는 요인은 한 가지 더 있다. 의학 연구와는 무관한 이 요인은 바로 외부 환경이 더 안전하게 개선되고 있다는 점이다. 가령 자율주행 차량은 전 세계에서 매년 교통사고로 발생하는 수만 명의 사망자와 수십만 명의 부상자 수를 현저히 줄여줄 것이다.[2] 공장, 석유 시추선, 이외의 위험한 작업 환경에서도 유사한 안전장치들을 갖춰가고 있다. 쓰나미나 지진을 조기에 통보하는 경보 시스템은 이미 현장에서 사용되고 있다. 정밀 수술 로봇은 매년 의사의 과실로 발생하는 수천 건의 치명적인 의료 사고를 머지않아 극적으로 줄여줄 것이다. 종국에는 사고로 인한 조기 사망이 급격하게 줄어들 것이다. 이 책에서는 조기 사망을 감소시켜 전 세계 평균 기대수명을 높여줄 여러 혁신 기술 사례들을 살펴볼 것이다.

장수의 두 번째 측면 : 기대수명 연장

장수 분야에는 기대수명과 관련된 개념이 하나 더 있다. 바로 인간 수명의 한계로 알려져 있는 '최대 기대수명'이다. 역대 최장수 기록을 세운 이는 프랑스 여성 잔 칼망Jeanne Calment이다. 칼망이 슈퍼센티네리언supercentenarian(110세 이상 생존한 사람-옮긴이)으로 살며 겪은 다채로운 일화 중 하나가 90세 때 자신이 거주하던 아를의 아파트를 당시 45세였던 자신의 변호사 앙드레-프랑수아 라프레Andre-Francois Raffray에게 팔기로 계약한 일이다. 라프레가 적절한 계약금과 더불어 칼망이 죽을 때까지 매달 2,500프랑(약 500달러)를 지급하고 칼망 사후에 집을 갖는다는 조건이었다. 당시는 이런 '비아제viage 계약(매도자가 사망할 때까지 살 수 있는 거주권과 매달 일정 금액의 연금을 보장받고 사후에 소유권을 넘기는 부동산 매매 방식-옮긴이)'이 관행이었고, 라프레 입장에서는 매도인의 나이를 감안하면 당연히 조만간 이 집이 자신의 소유가 되리라는 계산이었다. 하지만 황당하게도 라프레가 먼저 사망했고 칼망은 2년 뒤인 122세에 자연사했다. 심지어 남편이 죽은 후에도 라프레의 배우자가 칼망에게 원래 계약했던 금액을 매달 지불해야 했다.

현재는 100세를 넘긴 남녀(대부분이 여성)가 흔하고 110세 이상인 사람도 적지 않다. 이 책을 쓰는 시점에 현존하는 최장수 노인은 다나카 가네田中カ子(그녀는 저자가 이 책을 출간한 후인 2022년 4월,

119세의 나이에 사망했다.-옮긴이)로, 칼망의 기록을 최초로 깨트렸다. 대부분의 과학자는 과거의 기록을 토대로 오늘날 인간의 최대 기대수명, 즉 장수의 장벽을 115~125세로 본다. 하지만 이 수치를 10년이나 25년, 50년 더 늘릴 수 있다면 어떻게 될까? 수명의 장벽을 뛰어넘을 수 있다면 어떻게 될까? 놀랍게도 내가 인터뷰한 대부분의 과학자들은 수명의 연장을 거창한 환상이 아닌 필연적인 현실로 보고 있다.

노화, 심지어 죽음조차 우리 생각과는 달리 극복 가능하다고 믿을 근거는 자연 세계에도 수없이 많다. 현재까지 알려진 바로는 원핵생물(세균이나 기타 단세포 생물)의 경우 적어도 인간과 같은 방식으로 노화하지 않는다. 먹이를 충분히 섭취하고 불의의 사고만 당하지 않는다면 수억 년을 살 수 있다. 인간을 포함한 진핵생물 중에서도 장수하는 동식물이 있다. 백합조개의 수명은 500년 이상, 해송海松은 4,000년 이상이며, 4,500만 년 전 호박 속에 갇힌 채 발견된 에일 효모(맥주 효모)는 지금까지도 전통 방식으로 제조되는 맥주에 사용되고 있다.[3] 포유류 중에서도 북극고래는 200년 이상 장수한다.

그렇다면 진핵생물도 영원히 살 수 있을까? 확답은 어렵지만 일말의 가능성을 암시하는 사례가 하나 있다. 강털소나무Bristolcone pine tree, 히드라, 그리고 해파리 중에서도 홍해파리*Turritopsis dohr nii* 종은 환경만 갖춰지면 수천 년, 어쩌면 '영원히' 살 수 있다. '생물학적인 영생'에 관해서는 10장에서 더 자세히 다룰 예정이다.

동물계에서 확인할 수 있는 사실 중 하나는 기대수명이 달라질 수 있다는 점이다. (조지아주 연안에 있는) 사펠로섬의 주머니쥐를 예로 들어보자. 대부분의 주머니쥐는 수명이 약 2년이지만 천적이 없는 사펠로섬의 자연 환경에서 서식하는 개체들의 수명은 육지에 사는 주머니쥐보다 25~50퍼센트 더 길다. 때 이른 죽음을 초래하는 외부 요인이나 천적이 없으면 장수를 촉진하는 유전자가 대물림돼 평균 기대수명이 늘어나는 것은 물론, 무한정 살게 될지도 모를 일이다.

인간의 자연수명이 115~120세가 한계인지 여부는 그리 중요한 문제가 아닐 수도 있다. 대담하게도 대자연의 뜻을 거슬러 장수를 실현시킬 기술을 개발 중이기 때문이다. 곧 살펴보겠지만 노화학자들은 칼로리 제한caloric restriction, CR부터 장기 교체에 이르는 온갖 기술을 개발 중이며 이미 놀라운 결과물을 선보이고 있다. 그중에서도 가장 기대되는 과학적 성취들을 다음 장에서 소개하려 한다.

이제부터 살펴보겠지만 수명 연장은 전도유망하면서도 기대감을 불러일으키는 장수의 단면이다. 하지만 일부 노화학자는 한 발 더 나아가 이런 의문을 던진다. 장수에 이르는 최선의 방법은 조기 사망을 예방하거나 최대 수명을 늘리는 것이 아니라 단순히 노화를 역전시키는 것이 아닐까? 노화 역전, 즉 '도로 젊어진다'

는 말에 실제로 어떤 의미가 담겨 있는지 지금부터 알아보자.

장수의 세 번째 측면 : 노화 역전, 신체나이를 되돌리다

일반인의 관점에서 봐도 조기 사망 예방과 수명 연장은 꽤 현실성 있는 목표다. 현대 의학 자체가 조기 사망 예방이라는 원칙에 기반을 두고 있고 평균수명의 극적인 증가도 이미 목격했다. 하지만 장수 연구의 세 번째 초점, 즉 실제로 노화를 역전시킬 가능성과 그 징후들을 바라보는 시선은 '적극 환영'과 '전적인 불신'으로 양분된다. 장수회의론자들이 눈살을 찌푸리는 이유도 여기에 있다. 노화에 대한 불안감은 뿌리 깊고, 이를 악용해 가짜 약을 파는 사기꾼들도 넘쳐난다. 벤자민 버튼 같은 소설 속 인물이 아닌 다음에야 실제로 도로 젊어진다는 발상은 터무니없이 들린다.

하지만 실제 과학계에서는 일부 과학자들의 연구를 통해 생체시계를 거꾸로 돌리는 것이 가능할지도 모른다는 진짜 희망이 싹트기 시작했다. 존 거든John B. Gurdon과 야마나카 신야山中伸弥가 그 예다. 생물학자인 거든은 1960년대에 개구리를 복제해 이름을 떨쳤다. 개구리의 소장에서 떼어낸 세포핵을 핵이 제거된 난자에 주입해 복제에 성공한 그의 실험은 유기체를 복제하는 데 필요한 모든 정보가 세포 발달에서 보존된다는 것을 밝혀냈다. 줄기세포 연구자인 야마나카는 이후 거든의 연구를 발전시켜 성체세포를 원시의 배아줄기세포 상태로 되돌리는 방식으로 인체의 모든 장기나 조직으로 분화할 수 있는 만능성을 유도하는 네 가지 인자를 발견했다. 일명 '야마나카 인자'로 불리는 이 유전자들은 성체세포의 노화를 역전시키는 '왕복 티켓'처럼 기능한다(덕분에 그동안 줄기세포 실험에서 논란을 불러일으켰던 인간 배아를 파괴할 필요도 없어졌다). 두 사람은 이 연구의 공로로 2012년 노벨상을 수상했다.[4]

온갖 희망과 미신이 난무했던 수천 년의 세월이 흐르고 드디어 회춘의 비밀이 모습을 드러내는 듯 보였다. 과연 야마나카 인자가 실제로 살아 있는 성체 유기체의 노화 과정을 뒤로 돌릴 수 있을까?

해답을 찾기 위해 우리는 캘리포니아주 샌디에이고 외곽에 위치한 라호야에 있는 소크연구소Salk Institute를 방문해 유전자 발현 실험실을 이끄는 후안 카를로스 이즈피수아 벨몬테Juan Carlos Izpisua Belmonte를 만났다. 그의 연구팀은 야마나카 인자를 이용해 살아 있는 실험용 쥐의 노화를 막을 수 있는지 확인하기 위해 야마나카 인자에 쥐를 노출시키는 매우 섬세하고 비가역적인 과정을 거쳐 놀라운 결과를 얻었다. 연구팀은 현미경으로 쥐의 근육, 피부, 장기 조직이 복구되고 재생된 것을 확인했다. 심혈관계를 비롯한 여러 장기의 기능도 개선됐다. 심지어 부분 부분 허옇게 센 털이 원래 색으로 돌아가 더 젊어진 것처럼 보였다. 이 실험 결과는 요행이 아니었다. 그의 성공적인 실험 결과는 다른 방법을 쓴 여타 실험에서도 그대로 재현됐다.

노화 역전이 실제로 입증된 것이다. 적어도 실험용 쥐의 경우는 그렇다.

그렇다면 인간은 어떨까? 인간의 나이를 되돌리는 일이 공상과학 소설에나 나오는 이야기라고 생각한다면 오산이다. 이미 자연계에는 실재하기 때문이다. 특히 번식이 이에 해당한다. 남녀 모두 날 때부터 생식세포의 수가 정해져 있어 정자나 난자도 사람과 동일하게 나이를 먹는다. 하지만 어떤 이유에서인지 정자와 난자가 결합하면 자연이 배아세포의 나이를 '0세'로 되돌린다. 벤자민 버튼만 예외일 뿐, 이미 나이를 먹은 부모의 세포로 태어난 신생아의 세포 나이는 도로 어려지는 것이다. 이미 자연에서 벌어지고 있는 현상이라면 과학의 힘으로 그대로 재현해낼 수 있으리라고 믿지 못할 이유가 없다. 다만 그 방법을 밝혀낼 시간이 필요할 뿐이다.

시간이 얼마나 필요하냐고? 좋은 질문이다. 장수 과학의 발전을 처음 접하는 사람이라면 '현실'과 '곧 다가올 현실', '언젠가는 가능하겠지만 아직은 먼 미래의 일'을 명확하게 구분하기가 쉽지 않다. 그런 의미에서 장수 혁명의 선후를 두 가지 미래로 나눠 발전상을 살펴보고자 한다.

150세까지 사는 장수의 가까운 미래

5~9장에서는 5~20년 내에 실현될 놀라운 신기술들을 과장 없이 소개할 것이다. 이 기술들은 수명과 헬스케어에 대한 우리의 지식과 사고를 송두리째 바꿔놓을 것이다. 거창한 야심처럼 들릴지도 모르지만 실제로 그 기대에 부응하는 기술 발전이 이뤄지고 있다. 과학자, 장수 분야 투자자, 기업가들은 이미 장수와 노화 분야에서 가능성의 지평을 조금씩 넓히고 있다.

우리는 장수 분야에서 아직 잠재력을 최대한 발휘하지 못한 최첨단 기술 혁신들을 살펴보는 여정에 오르려 한다. 먼저 신약 개발에서 진단, 질병 관리까지, 헬스케어 업계에 전면적인 변화를 일으키고 있는 진일보된 인공지능의 세계를 둘러볼 것이다. 모든 유전병과 대부분의 암을 치료해줄 유전공학의 세계도 탐구할 것이다. 인공 심장·폐·신장·간 이식이 눈 수술이나 치아 교체만큼이나 손쉽게 이뤄질 수 있도록 장수 분야 과학자들이 연구 중인 장기 및 조직 재생·대체 분야 역시 다각적으로 살펴볼 것이다. 신체를 스캔해 질병 증상을 매일, 또는 지속적으로 탐지할 수 있게 해줄 신형 진단 기기와 의료 패러다임에 대해서도 자세히 알아볼 것이다. 고유한 생체지표에 따른 맞춤형 의료로 헬스케어 서비스의 효율을 대폭 높여줄 새로운 패러다임을 제시하는 건강 데이터의 세계도 탐색할 것이다. 마지막으로 150세까지 장수하는 삶을 실질적으로 실현시켜줄 제약 분야도 들여다볼 것이다.

군데군데 곁들인 복잡한 노화 과정에 대한 설명을 읽다 보면 이러한 차세대 기술들이 기대감을 불러일으킬 수밖에 없는 이유를 이해하게 될 것이다.

200세 이상 사는 장수의 머나먼 미래

10~11장에서는 조금 특이한 내용들을 다룰 예정이다. 여기서는 25세의 외모와 체력으로 200세 이상 장수하는 삶의 의미를 살펴보려 한다. 생물학적 불멸성이 무엇인지도 알아볼 것이다. 미래에는 로봇, 아바타, 가상현실, 양자 컴퓨터, 인공지능이 극도로 발달할 것이며 옆 사람이 생물학적인 사람인지 아닌지 구분할 수도 없고 그 여부를 굳이 궁금해하지도 않을 것이다. 우리는 뇌-컴퓨터 인터페이스, 메모리 장착, 뇌 에뮬레이션을 통해 의식을 클라우드에 그대로 옮겨놓는 과정도 살펴볼 것이다. 또한 인간이 무한정 살 때 발생하게 될 문제들과 윤리적인 질문을 짚어보며 이것들이 우리의 감정, 사회 구조, 정부, 환경, 경제, 농업에 미치는 영향도 생각해볼 것이다. 의식의 본질과 자유의지의 중요성도 숙고해볼 것이다. 궁극적으로는 '영생은 과연 도덕적인가?'라는 질문에

대한 답을 구해볼 것이다(마지막 장에서 나름의 답을 제시하려 한다).

인간을 사망에 이르게 하는 가장 큰 위험 요인은 복잡한 노화 과정 그 자체다. 현재로서는 노화를 막는 '특효약'이 없다. 차세대 기술, 어쩌면 차차세대 기술도 그 답을 찾아낼 수 없을지도 모른다. 하지만 장수 과학의 발전은 노화 과정과 노화로 인한 질병, 그에 따른 쇠퇴 현상을 이해하고 치료하는 단계에 가까워지고 있다. 이 책은 장수 혁명의 기라성 같은 기술 혁신의 세계로 안내하는 로드맵이다. 장수 혁명을 실현시키려면 우리는 사실과 허구를 구분할 줄 알아야 하며 검증된 것은 믿고 열성을 다해 실천하되 그렇지 않은 것은 폐기해야 한다. 이 여정을 함께하며 나는 현실 감각을 잃지 않으면서도 놀라운 기술 혁신을 생생하게 전해보려고 한다.

지금 당장 우리가 할 수 있는 일

곧 눈앞에 펼쳐질 기술 혁신을 살펴보기에 앞서 후반부에 수록된 보너스 장에 대해 언급하고 싶다. 보너스 장에는 조만간 도래할 수명 연장 기술을 누릴 수 있을 때까지 건강을 지킬 수 있도록 오늘부터 당장 실천할 수 있는 실용적인 조언들이 담겨 있다. 이 중에는 '엄마 잔소리'나 다름없는 조언도 있지만 대부분은 엄마는 알지 못했을 통계 자료와 통찰을 바탕으로 한 정보들이다. 현재 나이나 건강 상태와는 무관하게 우리 대다수가 최소 100세까지 살게 되리라는 건 사실이다. 하지만 (그나마) 아직 젊을 때, 바로 지금 자신의 미래를 준비해야 한다.

물론 쉬운 일은 아니다. 식단, 운동, 생활 습관이 그토록 중요하리라고는 생각지도 못했을 것이다. 조기 사망을 피할 수 있는 조언과 디지털 툴에 대해서도 알려줄 것이다. 건강하게 오래 사는 데 무척이나 중요한 요소들인 마음가짐, 수면 습관, 사회적 관계에 대해서도 다룰 것이다. 이 책을 위해 조언과 지식을 아낌없이 전한 과학자들, 유명 저자들, 의사들, 학계 연구원들의 지혜를 여러분과 나눌 것이다. 또한 건강한 생활 습관을 실천해온 개인적인 경험담을 나누면서 효과가 있었던 사례도 들려줄 것이다.

검증되지 않은 약물이나 위험한 바이오해킹 기술, 상류 계층을 대상으로 한 고가의 치료법은 권하지 않을 것이다. 더 오래 살고 싶다면 걸림돌은 없애되 실제로 효과적이고 실용적이면서도 편리하고 실천 가능한 방법에 눈을 돌려야 한다.

한편 보너스 장을 읽고 나면 건강을 지키고자 하는 의욕이 다시금 솟아나 몸과 마음의 노화를 막을 수 있으리라고 믿는다. 여러분은 최소 100세까지 살 수 있도록 몸을 다스리는 실전 감각을 체득하게 될 것이다. 레이 커즈와일과 테리 그로스만Terry Grossman이 쓴 유명한 구절처럼, 결국 우리가 해야 할 일은 '영생을 누릴 수 있는 날까지 오래 사는 것'이다.[5] 그런 의미에서 곧 펼쳐질 수명 연장 기술 혁신들을 살펴보도록 하자.

서론은 여기까지다. 우리에게 주어진 시간은 (아직) 무한하지 않다. 이제 장수 혁명의 여정에 오르자. 모두 환영한다!

3장

장수 혁명

장수를 둘러싼 세 가지 오해와 이를 해결할 네 가지 혁신 기술

"모든 혁명은 한 개인의 마음속에 싹튼 생각에서 출발한다."
랠프 월도 에머슨, 철학자

"우리는 늘 2년 뒤에 펼쳐질 변화를 과대평가하고,
10년 뒤에 펼쳐질 변화를 과소평가한다."
빌 게이츠, 기업가이자 국제 보건운동 선도자

"영생을 원하는 자 누구인가?"
프레디 머큐리, 그룹 퀸Queen의 보컬

바티칸 시국으로 들어가는 거대한 석조 관문을 걷고 있노라니 마치 과거로 되돌아간 듯했다. 건물을 휘감은 공기조차 수천 년간 두꺼운 벽 속에 갇혀 있었던 듯 퀴퀴한 곰팡내를 품고 있었다. 그림자가 드리워진 복도를 걷고 있으니 내가 마치 영화 〈다빈치 코드〉의 등장인물이 된 것 같았다. 애석하게도 나는 과거의 비밀을 파헤치려고 이곳에 온 것이 아니었다. 오히려 그 반대다. 로마까지 날아와 국경을 넘어 세계에서 가장 작은 국가에 당도한 이유는 조만간 인류의 수명을 연장시켜줄 혁신적인 선진 기술들을 살펴보기 위해서였다.

나는 '과학, 기술, 21세기 의학은 문화와 사회에 어떤 영향을 끼칠 것인가'라는 주제로 펼쳐진 학회에 참석 중이었다. 하지만 이 모임의 실질적인 주제는 그보다 흥미로운, '노화를 역전시켜 인간 생명을 극적으로 연장하는 방법'이었다. 프란치스코 교황의 축복을 받은 이 행사에는 바티칸 고유의 역사적 가치에 활기를 더하고 보다 진취적인 기상으로 고령화된 '고객층'에 활력을 불어넣고자 하는 바티칸 시국의 염원이 담겨 있었다. 나는 드넓은 홀에 자리를 잡고 앉아 300명에 달하는 참석자들을 둘러보았다. 아무리 좋게 말해도 기묘한 조합이었다. 큼직한 십자가를 목에 걸고 검은색 제의에 새빨간 띠를 두른 차림의 추기경들과 한껏 차려입은 의사들, 테크 업계의 억만장자들이 한데 어울리는 와중에 간간이 유명 인사들의 얼굴이 보였다. 사흘간의 일정 동안 참가자들은 유전공학으로 만들어낸 인간, 자기 몸에서 채취한 세포를 이용해 젊음을 되찾게 해준다는 줄기세포 치료, 암을 정복할 혁신적인 신약 개발, 영생의 윤리 등 흥미로운 주제들을 탐구했다.

첫날에는 내 절친한 벗이자 롤 모델이기도 한 엑스프라이즈 설립자 디아만디스가 패널로 참가했다. 그는 청중을 상대로 향후 20년 내에 인체의 개념이 다양해질 것이며, 그 결과 인간의 수명이 적어도 150세까지 연장될 것이라고 설파했다. 그는 도중에 말을 멈추고 만면에 희색을 띠고는 이렇게 물었다.

"여기 150세까지 살고 싶으신 분 계신가요?"

나뿐만 아니라 주변에 앉은 엑스프라이즈 관계자들 대다수가 번쩍 손을 들었다. 그런데 디아만디스의 표정에는 충격과 놀란 기색이 역력했다. 뒤를 돌아 청중을 둘러본 나는 금세 그 이유를 알아챘다. 극소수만이 손을 들었던 것이다. 디아만디스는 생명 연장이라는 말에 청중이 뜨겁게 반응할 줄로만 알고 있었다. 이들 역시 인간의 질병을 치료하고 건강을 증진시켜 더 오래 살 수 있도록 연구하는 사람들 아닌가. 그런데 정작 자신들은 장수를 원치 않는다니, 대체 그 이유가 뭘까.

나중에 알게 된 사실이지만, 장수에 대한 이 같은 반응은 지극히 일반적이다. 퓨리서치센터Pew Research에서 미국인을 대상으로 급격한 수명 연장에 대해 조사한 바에 따르면, 120세까지 살 수 있는 기회가 주어진다 해도 '원치 않는다'고 답한 비율이 56퍼센트에 달한 것으로 나타났다.[1] 비극적인 수치다. 장수 혁명은 코앞에 다가왔다. 인류 역사상 처음으로 수명을 비약적으로 연장시킬 진정한 기회가 열렸는데도 아직도 많은 사람들이 이를 거부하고 있는 것이 현실이다.

그날 바티칸에서 겪었던 일은 기억에서 지워지지 않았고 그 후로도 오랫동안 내 심기를 불편하게 했다. 장수는 내가 열정을 바친 분야다. 나는 가족과 친구, 동료 그리고 나 자신을 위해서도 최대한 오래 살기로 작심했다. 그러니 대다수 사람들도 할 수만 있다면 당연히 오래 살고 싶어 할 거라고 넘겨짚고 있었던 것이다. 나는 이들이 어떤 의구심을 갖고 있는지 알아보기로 했다.

내가 알아본 바로는 장수회의론자들은 대체로 다음과 같은 오해를 한 가지 이상 갖고 있다.

오해 ① "오래 살면 뭐해? 몸만 고생이지" - 단순히 오래 사는 게 아니다, 젊은 채로 오래 산다

여러분 중 대다수는 조부모님이나 노인들이 특정 시기부터 삶의 질이 급격히 떨어지는 냉엄한 현실에 처하는 모습을 본 기억이 있을 것이다. 뼈는 쉽게 부러지고 근육은 약해진다. 피부가 창백해지고 얇아지며 보기 싫은 검버섯이 얼룩덜룩하게 생긴다. 보행기에 의지하거나 휠체어에 축 늘어진 채 힘겹게 이동한다. 말할 때는 목소리가 떨린다. 개인위생에 신경 쓰는 일도 벅차다. 여러분의 이름을 잊어버리기 일쑤고 심지어 자신의 이름조차 기억하지 못한다. 살아도 사는 것이 아니다.

아무도 이런 삶을 원치 않는다. 수십 년을 이렇게 살고 싶어 하는 사람은 당연히 없다. 하지만 장수란 결국 노년이 길어진다는 말이나 마찬가지 아닌가?

절대 아니다. 노년에 겪게 될 신체의 변화를 생각해보면 그렇게 믿는 사람들의 심정도 공감이 간다. 오래 살수록 노쇠한 몸으로 사는 날도 길어지리라고 예상하는 것도 납득이 된다. 하지만 이는 전적으로 잘못된 생각이다. 장수 연구는 노년을 무한정 연장하기 위한 연구가 아니다. '우리가 알고 있는 노년'을 최대한 늦추기 위한 연구다. 기존의 한계를 훌쩍 넘어설 정도로 젊음을 (또는 그에 가까운 상태를) 유지하는 것이 목표다. 이 책에서 곧 확인할 테지만 이는 분명 가능한 일이다.

오해 ② "오래 살면 뭐해? 인구 과잉이 문제인데" - 가파른 인구 감소도 문제 아닌가?

장수회의론자들이 곧잘 언급하는 두 번째 반론은 바로 장수 혁명이 전 세계적으로 심각한 인구 과잉을 유발할 것이라는 주장이다. 인간의 농업 생산량이 이를 감당하지 못할 것이며, 생태계 파괴와 기후 변화가 가속화해 파국에 이를 것이고, 부익부 빈익빈이 심화될 것이며, 직업은 아무나 가질 수 없는 대상이 되고 세계 질서가 무너질 것이라고 말한다.

나 역시 공통의 책임의식을 느끼는 만큼 이 같은 우려도 이해가 간다. 하지만 현실은 걱정대로 흘러가지 않는다. 영국 경제학자 토머스 로버트 맬서스Thomas Robert Malthus도 18세기에 인구 과잉으로 대규모 기아가 발생할 것이라고 예언하면서 동일한 논리적 오류에 빠진 적이 있다. 시대마다 인류는 공포심에 기대 이 같은 걱정거리들을 만들어냈고 혁신이 일어나면서 소리 없이 묻혔다. 지구가 당면한 큰 문제 따위는 없다는 말이 아니다. 분명히 실재하는 문제들이다. 이에 대해서는 11장에서 더 자세히 살펴볼 것이다.

하지만 기술 발전으로 지속 가능한 인구 증가의 길이 이미 열리고 있다. 농업의 효율성은 우리가 작물을 소비하는 속도보다 더 빠르게 증가하고 있다. 기술과 정책 양면에서 기후변화에 대처하기 위한 고무적인 변화가 일어나고 있다. 소비자들은 더 밝은 미래를 위해 행동 변화에 앞장서고 있다. 나는 전 지구적인 삼림 벌채 같은 가장 심각한 문제조차 낙관적으로 봐도 된다고 생각하는 근거를 이 책에서 제시할 것이다.

한편 1950년 여성 1명 당 4.7명이었던 출생아 수가 오늘날 2.7명으로 줄어들면서 전 세계 평균 출산율이 감소하고 있고 혼인율과 가구당 자녀 수도 감소하면서 그 수치는 더욱 줄어들 전망이다. 수십 년 내에 스페인과 일본의 인구는 절반으로 줄어들 것으로 추정된다. 다른 선진국들도 가파른 인구 감소를 보이고 있다. 대다수의 생각과 달리 장수 혁명은 세계의 인구 균형을 깨뜨리기는커녕 오히려 안정화시키는 요인으로 작용할 것이다.[2]

오해 ③ "애초에 그렇게 오래 사는 게 가능해?"
-급격한 기술 발전 속도가 노화 속도를 추월한다

장수 혁명과 관련해 만연한 세 번째 오해는 장수의 단점과는 전혀 무관하다. 건강하게 오래 살 수 있다는 말 자체를 애초에 믿으려 하지 않기 때문이다. 이런 생각을 가진 사람들의 주장은 납득하기 어렵다. 현상 유지에만 매달리는 이들은 보다 발전할 미래에 대한 상상력이 부족하거나 변화 자체를 두려워하는 부류다.

현 수준과 비교할 때 한참 뒤처진 의료 서비스와 기술만으로도 이미 115~120세까지 산 사람들이 있는 것이 현실이다. 21세기 초중반에 태어난 아이들이 100세를 훌쩍 넘겨서까지 사는 사례를 심심찮게 접하게 되리라고 믿지 못할 이유가 없다. 급격한 수명 연장의 길을 막는 것은 사실상 아무것도 없다. 인류는 사람을 달로 보냈고 양을 복제했으며 원자로를 발명했다. 우리는 전자레인지, 인공 심장, 피임약도 발명했다. 장수도 인간이 풀어야 할 또 하나의 과학적 난제에 불과하다.

머지않아 노화를 늦추거나 역전시키고, 심지어 종식시키는 것이 헬스케어 업계의 공통 목표가 될 것이다. 이를 실현시키기 위해 기술이 한데 집결하고 있다. 유전자 및 세포 조작에 대한 지식의 발전, 소규모 진단 기법의 개선, 신약 개발부터 질병 정밀치료에 이르기까지 온갖 분야에 데이터를 활용하는 기술의 발전으로 의료와 노화에 대한 우리의 사고방식이 송두리째 바뀌고 있다.

내가 말하는 장수 혁명은 현재 여러 과학 기술 분야에서 선보이고 있는 다양한 혁신 기술들이 축적돼 나타난 결과에 바탕을 두고 있다. 이러한 동시다발적인 발전이 한데 모이면 하키 스틱 성장 곡선Hockey stick growth curve(하키 스틱의 끝자락이 휘어지듯, 완만하다가 손잡이 부분부터 급격히 치솟는 형태를 보이는 성장 곡선-옮긴이)처럼 초반에는 완만한 형세를 보이겠지만 이윽고 세상을 변화시킬 결과가 급격히 나타날 것이다.

지금부터 그 사례를 몇 가지 살펴보자.

발전하는 장수 혁명 기술 ① 유전공학

2003년에 종료된 인간 게놈 프로젝트는 대략 2만 5,000개의 유전자를 구성하고 있는 뉴클레오타이드 염기쌍 30억 개의 서열 전체를 성공적으로 분석했다. 역사상 가장 야심 찬 과학 프로젝트 중 하나였던 이 연구에는 13년간 수십억 달러가 투입됐다. 이제 200달러만 내면 실험실에서 반나절 만에 유전자의 염기서열을 분석할 수 있다.

이 눈부신 위업은 가히 혁명적인 결과를 불러일으켰다. 유전자 염기서열 분석으로 여러 유전병과 암 발생률을 예측할 수 있게 됐다. 초창기 유전자 염기서열 분석의 이점은 영화배우 앤젤리나 졸리Angelina Jolie가 유전체 분석을 통해 유방암에 걸릴 확률이 높은 것으로 나타나자 예방 목적으로 유방 절제술을 받으면서 널리 알려졌다. 유전체 분석은 과학자나 의사가 각종 질환 및 희귀병을 이해하고 치료법을 개발하는 데 유용하다. 한층 진화한 인공지능과 결합하면 개별 환자에 맞춤한 정밀의료도 가능하다.

장수를 연구하는 과학자들은 건강하게 오래 사는 사람들이 갖고 있는 일명 '장수 유전자'를 다수 발견하기에 이르렀다. 과학자들은 유전자와 노화의 연관성에 대해 그 어느 때보다 깊은 지식을 갖게 됐다. 유전자는 태어나 죽을 때까지 큰 변화가 없지만 후성유전체epigenome는 다르다. 후성유전체란 유전자 발현을 조절하는 화학 물질의 집합이다. 출생신고서에 찍힌 날짜는 나이를 예측하는 여러 방법 중 하나에 불과하다. 이제 과학자들은 후성유전체의 생물학적 나이가 훨씬 중요하다고 본다.

그런데 놀랍게도 유전자와 후성유전체 둘 다 조절하는 방법이 개발돼 더 건강하게 오래 살 수 있는 길이 열렸다. 크리스퍼 캐스9CRISPR-Cas9 같은 신기술을 비롯한 여러 유전자 편집 기술이 등장함에 따라 의사가 유전자를 삽입하고 삭제하고 교체하는 특별한 능력을 소유하게 됐다. 멀지 않은 미래에 우리는 질병을 일으키는 유전자를 제거하거나 억제하는 한편, 건강과 장수를 담당하는 유전자를 삽입하거나 증폭시킬 수 있게 된다.

유전자 편집은 유전자 혁명genetic revolution이 낳은 신흥 기술 중 한 가지 사례에 불과하다. 유전자 치료는 유전자 이상으로 인체에 필요한 단백질을 생성해내지 못하는 경우 해당 유전자를 지닌 세포를 주입하는 치료법이다. 이 기술은 일부 희귀병에 쓰이고 있지만 곧 보편화돼 매우 효율적인 치료법으로 자리 잡을 것이다. 미국 식품의약국FDA은 2025년까지 10~20건의 관련 치료법을 승인할 예정이다.

오늘날 유전자 치료 중 가장 혁명적인 분야는 아마도 키메라 항원 수용체 T세포Chimeric Antigen Receptor T cell 치료, 즉 CAR-T세포 치료일 것이다. 이는 특정 암세포를 표적으로 삼아 공격하도록 환자의 면역세포(T세포)를 변형시키는 치료법이다. 특정 암세포에 반응하는 항원 수용체를 T세포에 발현시켜 이 세포를 환자에 재주입하면 암세포는 파괴하고 체내에 잔존하면서 종양 재발을 막는다. CAR-T세포 치료는 매년 약 1,000만 명의 목숨을 앗아가는 재앙적 질병인 암을 종식시킬 것으로 예상된다.

발전하는 장수 혁명 기술 ② 재생의학

장수 혁명에 박차를 가하고 있는 또 다른 분야는 재생의학이다. 노화가 진행되면 인체의 각 계통과 조직이 노쇠해지고 회복 및 재생 능력이 저하된다. 이 때문에 아무리 건강하게 오래 살더라도 종국에는 심부전, 면역 기능 쇠퇴, 근육 위축 및 기타 퇴행성 질환으로 사망하게 된다. 기대수명 200세라는 숙원을 이루려면 자동차나 집을 손보듯 우리 몸을 회복시킬 방법이 필요하다.

현재 몇몇 유망 기술이 그 길을 인도하고 있다. 이제 막 걸음마를 뗀 단계이긴 하지만 미국의 경우 일부 특정 질환을 공략하는 줄기세포 치료법이 이미 FDA의 승인을 받았다. 줄기세포란 인체의 모든 세포, 조직, 장기를 만들어내는 세포다. 나이가 들면 새로운 세포를 만들어내는 기능도 떨어진다. 환자 자신의 줄기세포를 이용하는 새로운 치료법들은 신체의 자체 재생 능력을 신장시키는 것이 목표다. 이 치료법들은 시력, 심장 기능, 관절 유연성, 간 및 신장 건강을 지킬 수 있을 것으로 보인다. 또한 척추 손상 치료나 당뇨병, 알츠하이머병 등 다양한 질병 치료에도 도움이 될 수 있다. 지금까지 FDA가 승인한 줄기세포 치료법은 열 건으로, 그 숫자는 점차 늘어날 전망이다.

하지만 줄기세포로 기존 조직이나 장기를 재생하거나 회복하는 것과 장기 자체를 새롭게 만들어내는 것은 전혀 다른 문제다. 먼 미래의 이야기처럼 들리겠지만 이미 현실로 다가오고 있는 일이다. 심장, 신장, 폐, 췌장, 간 이식을 기다리고 있는 전 세계 수백만 명의 사람들은 조만간 3D 바이오프린팅 기술이나 바이오리액터bio-reactor(체내 화학반응을 생체 내 환경과 유사한 체외에서 일어나게 하는 장치-옮긴이), 수혜자의 세포를 돼지의 심장이나 폐에 배양해 얻은 콜라겐 지지체scaffold를 이용한 새로운 이종 장기 이식xenotransplantation 기술로 복제한 맞춤형 인공 장기를 이식받게 될 것이다.

설령 이 같은 인공 장기가 실패하더라도 기술적인 해결책은 실패할 일이 없다. 현대 생물공학은 시각 및 청각 정보를 뇌로 직접 보내는 컴퓨터 센서와 전극 배열 기술로 청력과 시력 손실을 성공적으로 회복시킨 전례를 남겼다. 실제 팔의 악력과 손놀림을 가깝게 재현할 뿐 아니라 원하는 움직임을 생각만으로 자유롭게 구현할 수 있는 의수를 개발한 존스홉킨스대학교는 이와 유사한 다수의 로봇 의수·의족을 개발했다. 지금은 외골격 로봇을 착용한 하반신 마비 환자가 마라톤을 뛸 수 있다. 인공 신장이나 기계 심장을 이식받은 장기 부전 환자는 과거에는 상상도 하지 못한 수준으로 생존율이 높아졌다.

발전하는 장수 혁명 기술 ③ 헬스케어 장비

장수 혁명의 근간을 이루는 세 번째 혁신은 우리에게 보다 익숙한 연결형 기기다. 아마도 여러분의 가족 중 누군가는 이미 핏빗Fitbit, 애플워치Apple Watch, 오라링Oura ring 같은 건강 모니터링 기기를 착용하고 있을 것이다. 이들 기기는 사용자가 자신의 건강 데이터를 바로 확인할 수 있게 해준다. 현재는 대부분 단순한 기능만 탑재돼 있다. 하지만 소형 진단 기기 시장은 무서운 속도로 성장 중이다. 조만간 착용형·휴대형·매립형 장비들이 암이나 심혈관 질환 같은 질병으로 인한 조기 사망을 급격히 감소시킬 것이며 전 세계 기대수명도 최소 수년은 늘릴 것이다.

조기 진단은 장수 혁명의 핵심이다. 매년 전 세계적으로 발생하는 약 6,000만 명의 사망자 중 3,000만 명 이상은 조기 진단만 받았어도 사망에 이르지 않았을 것이다. 이들의 사인 중 대부분이 관상동맥 질환, 뇌졸중, 만성 폐쇄성 폐질환(기관지염과 폐기종)과 같은 비전염성 질환이다. 현재로서는 매년 건강 검진을 받고, 담배를 끊고, 건강한 식사를 하고, 안전한 성관계를 하더라도 생명을 위협하는 질병에 걸리지 않는다는 보장이 없다. 우리는 '질병에 걸리고 나서 뒤늦게 대응하는' 세상에 살고 있기 때문이다. 대다수는 딱히 불편한 데가 없는 이상 미리 온갖 검사를 받지 않는다. 그리고 세계 인구의 다수는 건강 검진 서비스가 없다시피 한 벽촌에 살고 있어 질병 조기 진단은 그림의 떡일 뿐이다.

하지만 이 상황도 그리 오래가지 않을 것이다. 조만간 '반응하는reacitve' 의료가 아닌 '선제적proactive' 의료로 바뀔 것이다. 지속적으로 건강을 모니터링하는 저렴하고 흔한 연결형 기기가 이 변화의 핵심이다. 기존의 외장형·착용형 형태, 피하에 주입하거나 아침 식사와 함께 삼키는 형태, 혈액 속에 떠다니는 형태 등등이 다양하게 등장할 것이다. 이들 기기는 심박수, 호흡수, 체온, 피부 분비물, 소변과 대변의 잔여물, 암 및 기타 질병의 지표가 되는 혈중 유전자까지 수시로 모니터한다. 또한 기기끼리 연동시키거나 여러분과 여러분의 의료 서비스 제공자가 모니터할 수 있는 앱과 연동시키거나 초대형 세계 건강 데이터베이스와 연동시킬 수도 있다. 이렇듯 든든한 진단 기기들이 몸 상태를 파악해 정확한 맞춤형 치료법을 제공하면 어떤 질병도 발을 붙이지 못할 것이다.

그러면 비용, 편의성, 의료 지식이라는 제약에서 벗어나 질병을 조기 진단할 수 있게 될 것이다. 우리 몸은 티끌 하나 없는 5성급 호텔처럼 관리될 것이며, 예방 가능한 질병 때문에 조기에 사망하는 사람도 없어질 것이다.

발전하는 장수 혁명 기술 ④ 건강 데이터와 인공지능

마지막으로 소개할 혁신이야말로 장수 혁명의 판도를 뒤흔들, 진정한 신의 한 수다. 이 모든 디지털 진단 기기에서 쏟아지는 정보들은 기존의 의료 기록 및 디지털화된 연구 결과와 더불어 인간 정신으로는 도저히 그 규모를 가늠하기 어려운 거대한 데이터의 홍수를 이룬다. 이 데이터는 조만간 강력한 인공지능의 좋은 먹잇

감이 돼 우리가 알던 헬스케어 업계에 전방위적으로 급격한 변화를 가져올 것이다.

신약 개발을 예로 들어보자. 현재는 신약 하나를 개발하는 데 대략 12년의 기간과 20억 달러의 비용이 든다. 연구팀은 머리를 싸매고 여러 가지 유기물과 화학 물질을 온갖 방식으로 조합해 실험하며 목표로 하는 효과를 가장 잘 발휘할 가능성이 높은 후보 물질을 추린다. 해당 약물은 질병의 특성, 대상 환자의 유전자 구성과 식단, 부작용, 다른 약물과의 상호작용 등 모든 가능성을 필수적으로 검토해야 한다. 변수가 그토록 많은데도 불구하고 과학자들이 제약업계의 발전을 자력으로 이끌어낸 것은 거의 기적에 가깝다. 하지만 신약 개발에서 승인까지 오랜 시간이 소요되고 엄청난 비용이 들어가는 만큼 약 가격은 비싸지고 희귀병 치료제 개발은 뒷전으로 밀리게 마련이다.

인공지능과 데이터는 이 현실을 바꿀 수 있다. 이제는 컴퓨터 모델이 환자의 유전자·증상·질병 유형, 수백만 개에 달하는 대상 물질 등에 대한 정보가 집약된 방대한 데이터베이스를 검토해 어떤 후보 물질이 어떤 질병에 어떤 투여 방법과 얼만큼의 용량으로 적용됐을 때 가장 성공률이 높을지 순식간에 판단한다. 대형 제약사의 대규모 투자 외에도 코로나19 백신 개발 경쟁이 그랬듯 현재 수백 개의 스타트업이 인공지능을 활용해 신약 개발의 판도를 근본적으로 바꿔놓을 방안을 모색하고 있다. 생명을 위협하는 질병의 치료 및 박멸에 인공지능과 데이터의 활용이 가져올 충격은 아무리 과장해도 지나치지 않다.

인공지능의 역할은 헬스케어 업계를 뒤흔들어 본격적인 장수 혁명을 일으키는 데서 끝나지 않는다. 인공지능은 개개인의 특성에 따라 맞춤형 치료를 제공하는 정밀의학의 기틀을 마련할 것이다. 오늘날 헬스케어 업계는 '획일적인 치료one-size-fits-all'라는 원칙을 충실히 따르고 있다. 하지만 유전자, 마이크로바이옴microbiome, 혈액형, 나이, 성별, 체격 등 개인의 특성은 천차만별이다. 조만간 인공지능은 의료 기록, 개별형 진단 기기, 연구 결과, 기타 자료에서 추출한 방대한 양의 환자 데이터를 바탕으로 개인의 특성에 따른 고도의 정밀 예측·진단·치료를 이끌어낼 것이다. 그 결과 헬스케어 서비스가 외딴 지역까지 가닿아 오늘날 적절한 의료 서비스 부족에 허덕이는 수십억 명의 사람들도 이용할 수 있게 될 것이다.

예측하건대 헬스케어 분야에서 인공지능의 발전은 개인용 컴퓨터의 보급과 인터넷이 노동 형태와 쇼핑 행태, 관계 형성 방식을 급격히 바꿔놓았듯 더 건강하게 장수하는 방법도 급격히 바꿔놓을 것이다. 인공지능은 오진을 사라지게 하고, 암·혈액 질환·당뇨병을 비롯해 생명을 위협하는 여타 질환들을 최대한 조기에 잡아내며, 노화와 질병에 대한 연구자들의 지식을 한층 더 발전시키고 의사들이 '3분 진료'에서 벗어나 전인적인 의료인으로 거듭날 수 있게 할 것이다.

지금쯤 여러분은 장수 혁명이 공상과학 속에서만이 아니라 연구 실험실과 민간 연구개발 기관에서도 적극적으로 탐구하고 있는 현실임을 깨달았을 것이다. 노화가 삶을 구성하는 확고한 요소라는 사고는 이제 폐기해야 할 때가 왔다.

노화에 관한 우리의 사고를 송두리째 바꿔놓을 본론으로 들어가기 전에 장수 혁명에서 가장 중요하고도 근본적인 질문을 하나 던지고자 한다. 노화란 과연 무엇인가?

4장

노화란 무엇인가?

노화의 원인을 아는 것의 중요성

"노화란 한마디로 정보의 소실이다."
데이비드 싱클레어, 생물학자

"늙어서 놀지 않는 것이 아니다. 놀지 않기 때문에 늙는 것이다."
조지 버나드 쇼, 극작가

"노화는 흡연과 같다. 그만큼 몸에 나쁘다."
오브리 드 그레이, 노화학자

"몇 살이에요?" 어릴 때부터 이 질문을 얼마나 많이 받았는지 기억도 나지 않을 정도다. 어쩌면 태어나 처음으로 배운 숫자도 나이였을 것이다. 입학 연령, 음주 연령, 유방암 검사나 대장내시경 시작 연령, 영화표 할인 연령 등 나이는 많은 것을 좌우한다. 키, 체중, 지능지수를 비교할 때 쓰이는 지표이기도 하다. '그녀는 너무 어릴 때 결혼을 했어', '그는 나이에 비해 건강해 보여', '철 좀

들어'라고 말하는 것처럼 사람의 본질과 행동을 평가하는 기준이 되기도 한다.

노화는 쇠약을 지배한다. 알아차리지도 못할 만큼 느리게 진행되다가 어느 순간 죽음에 바짝 다가간다. 인류 역사를 통틀어 나이는 극복의 대상은커녕 속수무책으로 받아들일 수밖에 없는 만고불변의 현실로 여겨졌다. 물론 '80세가 새로운 40세'인 세상을 꿈꾸기 시작한 지금은 노화 과정이 죽음을 극복하기 위한 방법을 찾아내려는 과학자들에게 흥미로운 연구 대상이 됐다.

그런데 여기서 잠깐, 더 건강하게 오래 살고 싶다면 가장 본질적인 질문들에 먼저 답하는 것이 순서다. 노화란 과연 무엇일까? 실제로 노화는 어떻게 진행되며, 사람마다 노화가 다르게 진행되는 이유는 무엇일까?

여기서는 노화를 측정하고 그 과정에 영향을 줄 수 있는 새로운 방법들을 일부 공유할 것이다. 장수 분야에 몸담고 있는 이들은 노화를 이해하고 대처하는 방식이 매우 중요하다고 생각한다. 생활연령chronological age(출생일을 기준으로 한 달력상의 나이-옮긴이), 생물학적 연령, 정신 연령의 차이점도 설명할 것이다. 그전에 지난 세기의 지배적인 노화 이론 두 가지를 살펴보고 이 이론들이 놓치고 있는 것은 무엇인지 알아보자.

노화를 설명하는 이론들

노화 연구를 하나의 이론으로 통일하려는 과학자들과 의사들의 숱한 노력에도 불구하고 장수 분야 내에서는 노화의 근본적인 원인에 대한 합의가 이뤄지지 않고 있다. 지난 100년간 발전해온 다양한 노화 이론들은 대부분 노화를 설명하는 데 실패했다. 하지만 노화 과정을 일부 밝혀내 이해를 증진시킨 측면도 분명 있다. 그런 의미에서 가장 유명한 이론 두 가지를 간단히 살펴보자.

자유 라디칼 이론

항산화제에 대해 들어본 적이 있다면 초창기에 나온 유명한 노화 이론인 '자유 라디칼Free Radical' 이론을 익히 알고 있을 것이다(자유 라디칼이란 쌍을 이루지 못한 전자를 가진 산소 분자를 말한다). 1950년대 셸오일Shell Oil의 생화학자였던 데넘 하먼Denham Harman이 일부 생체 조직에 자유 라디칼이 화학 변화를 일으키는 현상을 보고 제안한 이론이다. 하먼은 이 화학 반응으로 세포가 손상되면 철이 녹슬 듯 주름, 기억력 감퇴, 장기 부전이 나타날 수 있다고 생각했다.

물론 훌륭한 발상이다. 너무도 훌륭한 나머지 현재까지도 자유 라디칼이 손상을 입히는 주범이며 항산화제가 이를 막아준다는 데만 관심이 집중되고 있다. 안타깝게도 항산화제가 노화를 막는다는 것을 입증하는 일관성 있는 실험 결과는 아직 나오지 않았다. 수천 개의 건강기능식품 기업들이 항산화제가 젊음을 되찾아 준다고 꾸준히 광고하고 있지만 세포 손상을 막는다는 주장은 대체로 신빙성을 얻지 못하고 있다.

텔로미어 이론

호주 과학자 엘리자베스 블랙번Elizabeth Blackburn은 텔로미어telomere가 노화를 관장하는 또 다른 구성 요소라는 점을 발견한 공로로 2009년 노벨상을 수상했다. 세포가 분열할 때마다 DNA 이중나선이 두 가닥으로 분리되고 분리된 가닥들이 각각 복제본을 형성한다. 우리 몸속에서는 매일 약 2조 개의 세포가 이 과정을 거친다. 돌연변이도 발생한다. 돌연변이 세포가 너무 많으면 기능 상실, 질병, 사망으로 이어진다.

텔로미어는 이 과정에 관여한다. DNA 가닥의 말단 영역인 텔로미어는 가장 민감하고 손상되기 쉬운 부위로 신발 끈과 유사하다. 신발 끈 끄트머리는 잘 풀어지고 늘어지기 쉬워 보통 이 부분은 플라스틱으로 싸여 있다. DNA 말단에 위치한 염기서열인 텔로미어는 신발 끈 끝이 풀리지 않게 보호하는 플라스틱과 비슷한 역할을 한다. 세포 분열(DNA 복제) 시 텔로미어는 복제되지 않고 조금씩 닳아 없어진다. 세포 분열이 반복되면서 짧아진 텔로미어는 '수명을 다했다'는 신호를 세포에 보낸다. 과학자들은 실험을 통해 텔로미어 길이가 긴 쥐가 짧은 쥐보다 더 오래 살고 DNA

손상도 적다는 사실을 발견하고, 텔로미어의 길이를 연장시키는 효소인 텔로머라아제telomerase가 노화를 늦추거나 역전시키는 열쇠일지도 모른다는 이론을 제시했다.

물론 노화는 복잡한 과정인 만큼 현실은 그리 녹록치 않다. 과다 발현된 텔로머라아제는 암을 유발할 수 있다. 텔로미어의 길이가 노화의 원인인지, 아니면 노화의 산물인지도 아직 밝혀지지 않았다. 노화의 근본 원인을 설명하는 다른 이론들처럼 텔로미어 이론도 어디까지나 하나의 가능성에 불과하다.

이외에도 노화 이론은 차고 넘친다. 개중에는 노화에 대한 이해를 넓혀주는 기발한 이론들도 있지만 그 원인과 과정을 정확하게 규명한 이론은 아직까지 없는 실정이다. 더 자세히 알고 싶다면 www.sergeyyoung.com에서 '노화 이론Theories of Aging'을 참고하라.

노화를 정의할 수 있을까?

온갖 이론이 난무하는 와중에 일부 선구자들은 특정 이론에 경도되지 않고 다수의 노화 이론을 한데 아우르는 정의를 제시했다. 영국 의학자이자 1972년에 출간돼 논란을 불러일으킨 《조이 오브 섹스The Joy Of Sex》의 저자 알렉스 컴포트Alex Comfort는 인간의 수명이 120세까지 늘어날 수 있다고 주장한 최초의 인물 중 하나다.[1] 컴포트는 〈노화의 생물학The Biology of Senescence〉이라는 제목의 독창적인 논문을 통해 노화를 '생존 능력은 저하되고 취약성은 높아지는 것'으로 간단히 정의했다.

SENS연구재단SENS Research Foundation의 공동설립자이자 장수비전펀드의 자문인 오브리 드 드레이는 노화를 '분자 수준에서 축적된 손상'으로 본다. 덥수룩한 수염을 기르고 짙은 색 장발을 위풍당당하게 휘날리는 모습이 실제로 므두셀라Methuselah(969세까지 장수한 성경 속 등장인물-옮긴이)를 연상시키는 그는 장수 분야에서 가장 존경받는 연구자이자 장수 전도사 중 한 명이다.

월요일 오전 샌프란시스코 시내 어느 바에서 만난 그는 내게 이렇게 설명했다. "노화는 두 가지 과정이 결합해 나타난 결과입니다. 정상적인 신진대사로 인한 본질적이고 불가피한 부작용으로 평생 손상이 누적되는 과정이 그 하나고, 다른 하나는 이 손상이 신체적·정신적 기능 저하를 일으키는 과정이죠."[2] 신진대사가 우리 몸에 서서히 손상을 입히고 이것이 신체적·정신적 쇠약으로 이어진다는 말이다.

장수 분야가 배출한 또 한 명의 스타인 데이비드 싱클레어는 장수 치료법 개발 기업인 라이프바이오사이언스Life Biosciences의 파트너이자, 하버드대학교 의과대학 교수, 베스트셀러 《노화의 종말》의 저자다. 그에 따르면 노화는 한마디로 '후성유전체 정보의 소실'이다.

후성유전체는 DNA에 부호화돼 있는 유전자의 발현을 조절하는 단백질과 화학 물질의 집합체다. 유전자와 달리 후성유전체는 유연하다. 먹는 음식, 운동량, 생활 환경 등에 따라 유전자에 영향을 미쳐 발현 양상을 조절한다. 쌍둥이라도 신체적 특징과 건강 상태가 미묘하게 다른 이유가 여기에 있다. 싱클레어는 DVD를 사용하면 할수록 표면에 긁힌 자국이 늘어나듯 후성유전체도 시간이 지나면서 점점 손상된다고 말한다. 이 같은 후성유전적 변화가 노화라는 현상으로 나타난다.[3]

그렇다면 누구의 말이 맞을까? 싱클레어? 드 그레이? 블랙번? 하먼? 진실은 아무도 모른다. 벅노화연구소는 '보편적인 노화 이론'을 정립하기 위해 힘쓰고 있지만 애초에 그럴 필요가 없는지도 모른다. 오늘날 장수 분야의 선구자들은 노화를 온전히 이해하기보다 노화를 다스리는 능력을 끌어올리는 연구에 더 집중하는 추세다.

하지만 이 같은 연구가 과연 효과적으로 이뤄질 수 있을까? 사물의 본질도 이해하지 못한 채 문제를 잘 해결할 수는 없는 노릇이다. 이는 아리스토텔레스가 말한 '아르케arche('근원, 시작, 출발점, 제1원리'라는 뜻-옮긴이),' 이 시대의 해결사 일론 머스크Elon Musk가 말한 '제1원칙'과도 일맥상통한다. 노화의 '원인'을 밝히는 일이 득보다 실이 많다 하더라도 노화학자들은 노화라는 문제의 제1원칙부터 규명해야 한다.

노화의 열 가지 특징

2013년 생화학자이자 분자생물학자인 카를로스 로페즈-오틴Carlos López-Otín을 주축으로 한 유럽 과학자들은 〈노화의 아홉 가지 특징The 9 Hallmarks of Aging〉이라는 제목의 중대한 논문을 발표하면서 이 문제를 정면으로 돌파함으로써 장수 분야에 몸담은 이들이 노화의 원인을 두고 나름대로 연구 방향을 설정할 수 있는 길을 제시해 주었다. 이 특징들에 대해서는 책 한 권을 쓸 수도 있지만, 여기서는 각 특징이 로페즈-오틴 연구팀이 세운 세 가지 필수 기준을 충족시키는지만 보자. 그 세 가지란 바로 '이 특징들이 정상적인 노화 과정에서 자연스레 나타나는가', '이 특징들을 연구자들이 일부러 악화시켰을 때 노화가 가속하는가, 이 특징들을 억제시켰을 때 노화를 늦추거나 수명이 늘어나는 경향이 있는가'이다. 노화의 아홉 가지 특징을 간단히 살펴보면 다음과 같다.

1. **유전체 불안전성:** 우리 몸의 유전자(유전체)는 DNA 가닥으로 이루어져 있다. DNA 이중나선 구조는 우리 몸의 모든

특징과 기능의 설계도 역할을 한다. 또한 DNA는 세포 분열 과정에서 자가 복제하며, 자연적인 오류·방사선·기타 체내외 독소의 영향으로 돌연변이가 생기기도 한다. 일부 돌연변이의 경우 특정 종이 환경에 적응하는 데 필수적이다. 하지만 대다수의 돌연변이와 손상된 유전자는 질병과 정상 기능 상실을 유발한다.

2. **텔로미어 마모:** 앞서 언급한 텔로미어는 '신발 끈 끄트머리에 달린 플라스틱' 같은 역할, 즉 취약하고 손상되기 쉬운 염색체 말단 부위를 보호하는 작용을 한다. 문제는 염색체 복제가 반복될수록 텔로미어의 길이가 점점 짧아져 '플라스틱'이 더 이상 '신발 끈'이 풀리는 것을 효과적으로 막지 못하게 된다는 것이다. 짐작했겠지만 텔로미어가 마모될수록 유전자 불안정성이 심화된다.

3. **후성유전적 변화:** 유전자에 탄소와 수소 원자로 이루어진 메틸기methyl group가 붙으면 '화학적 신호등' 역할을 한다. 이 화합물은 유전자와 상호작용하는 단백질의 접근을 허용하거나 막는 방식으로 유전자를 켜거나 끈다. 이처럼 화학물질과 단백질이 유전자와 상호작용하면서 유전자가 억제되거나 발현되는 시스템은 후성유전체의 메커니즘 중 하나

다. 후성유전체는 유전자가 제 일을 제대로 하게 해준다. 하지만 후성유전체도 시간이 지나면 오류를 일으켜 일부 유전자가 제대로 발현되지 않거나 기능을 상실하게 한다. 오늘날 노화를 연구하는 과학자들은 후성유전적 변화가 노화의 가장 중요한 특징이라고 생각한다.

4. **단백질 항상성 상실:** 단백질은 유전자의 명령에 따라 일한다. 단백질은 신체가 기능하는 데 필요한 모든 물질을 만들고(합성) 분해(대사)하고, 다음 명령에 대비해 꼭 필요한 만큼의 단백질만 세포 주변에 남긴다. 하지만 나이가 들어감에 따라 세포의 단백질 균형, 즉 항상성이 무너지면서 불필요한 '쓰레기' 단백질이 생겨나 정상적인 기능을 저해하고 노화 증상을 일으킨다.

5. **영양소 감지 능력 저하:** 수백만 년 동안 대다수 생물이 직면해온 가장 큰 문제는 생존에 필요한 먹이를 찾는 일이었다. 그 결과 우리 몸의 세포는 필수 영양소가 충분한지 부족한지를 감지해 단백질을 합성하거나 분해하는 메커니즘을 갖게 됐다. 하지만 나이가 들면 이 감지 시스템에 이상이 생겨 단백질의 합성이나 분해가 과하거나 부족해진다.

6. **미토콘드리아 기능 이상:** 미토콘드리아는 거의 모든 세포 내에 존재하는 세포소기관이다. 미토콘드리아는 자체 유전자를 갖고 있으며, 당과 지방 등의 영양소를 분해해 에너지를 만드는 우리 몸의 '발전소'다. 나이가 들어감에 따라 부분적으로는 니코틴아마이드 아데닌 디뉴클레오타이드 nicotinamide adenine dinucleotide, NAD+의 농도가 낮아지면서 일부 미토콘드리아의 기능이 저하돼 에너지 생성이 느려지고 여러 질병을 일으킨다. 미토콘드리아가 노화를 유도하는 주요 원인인지는 아직 밝혀지지 않았지만, 만성 질환 및 기타 노화의 여러 측면에서 핵심적인 역할을 한다는 점은 분명하다. 그런 의미에서 미토콘드리아는 노화를 연구하는 과학자들의 주요 관심사다.

7. **세포 노화:** 세상에 영원한 건 없다. 세포도 마찬가지다. 세포가 분열을 반복하다 보면 텔로미어의 길이가 짧아지면서 노화하고 결국 사멸하게 된다. 보통 죽은 세포는 면역세포가 먹어치우고 새 세포가 수명을 다한 세포의 자리를 대신한다. 하지만 일부는 좀비 세포로 남아 노화 과정을 악화시키고 가속화해 염증 및 기타 문제들을 일으킨다.

8. **줄기세포 고갈:** 줄기세포는 손상 세포를 재생시킬 수 있고

유기체의 구성에 따라 피부에서 근육, 뇌에 이르기까지 어떤 형태의 세포로도 분화할 수 있는 특별한 세포다. 대부분의 조직에서는 이 같은 줄기세포의 분화가 며칠마다 일어난다. 하지만 나이가 들수록 비축된 줄기세포가 고갈되거나 손상돼 새로운 세포를 만드는 과정이 둔화되거나 아예 멈춰버린다. 결국 손상된 세포는 제때 교체되지 못해 노화의 징후로 나타난다.

9. **세포 간 소통 변화:** 노화한 세포가 제때 교체되지 않으면 염증이 일어나고 주변 세포의 노화 및 염증 반응을 유도하는 물질들을 분비하는 것으로 알려져 있다. 이를 방치하면 세포 간 소통에도 문제를 일으켜 골절 위험 증가, 근력 저하, 피부 손상 등 여러 노화 증상이 나타난다.

노화의 아홉 가지 특징이 규명되고 몇 년 뒤에 다른 특징 하나가 추가됐는데, 이 역시 널리 인정되고 있다.

10. **단백질 교차결합:** 당 분자를 매개로 여러 단백질들이 결합하는 당화반응에서 일어나는 현상이다. 어느 부위에 나타나느냐에 따라 주름, 동맥경화증, 백내장, 신부전 등 다양한 노화의 징후가 있다.

이 같은 열 가지 특징 중 가장 중요한 본질적인 특징은 무엇이고 장수라는 관점에서 그보다 중요성이 떨어지는 특징이 무엇인지는 아직 밝혀지지 않았지만, 하나하나가 모두 중요한 현상이므로 이 책에서 내가 말하는 노화의 특징은 이 열 가지 특징을 가리킨다고 보면 된다. 보다시피 몇몇 특징은 노화와 관련된 특정 질병과 밀접한 관계가 있기는 하지만, 엄밀히 말해 열 가지 특징이 노화의 '원인'은 아니다. 또한 노화의 기본적인 특징을 식별해내는 유일한 방법도 아니다(드 그레이는 노화의 일곱 가지 원인을 제시한 바 있는데, 노화의 열 가지 특징과 일부 중첩되기는 해도 미묘하게 다르다). 이 노화의 특징들은 노화를 극복하기 위한 과학자들의 노력이 얼마나 진전을 보이고 있는지를 파악하고 가늠하는 공용어 역할을 한다는 데 의의가 있다.

후성유전체로 나이를 다시 측정하면

사람들에게 나이의 정의를 물으면 십중팔구는 '출생을 기점으로 살아온 햇수'라고 답할 것이다. 이렇게 나이를 따지는 방식은 대다수의 머릿속에 확고히 자리 잡고 있다. 하지만 생물학적인 관점에서 보면 말이 안 된다. 세포 손상이 축적되는 것이 노화라면 세포 손상이 덜 축적된 사람의 나이가 세포 손상 및 노화의 특징이 더 두드러진 사람의 나이와 생물학적으로 같다고 볼 수 있을까? 일란성 쌍둥이도 시차를 두고 태어나며, 식단이나 운동·음주·흡연·일상 스트레스·자녀 수·장기 질환·햇빛 노출 등의 요인에 따라 신체 내적으로나 외적으로나 노화의 특징이 더 두드러지게 나타날 수 있다. 연구에 따르면 일란성 쌍둥이는 평균 10년의 시차를 두고 사망하는 것으로 나타났다.[4] 노화가 그저 시간의 흐름에 따라서만 진행되는 현상이라면 모두 말이 안 되는 소리다.

노화를 늦추거나 되돌리는 기술의 효과를 측정해야 했던 과학자들에게는 시간이 걸림돌로 작용했다. 초파리나 벌레, 쥐와 비교하면 인간의 수명은 너무나도 길다. 오늘 받은 치료 효과가 수십 년 뒤에 나타나니 기다려달라고 할 수는 없는 노릇이다. 과학자들은 더 나은 방법을 찾아야만 했다.

독일 출신의 유전학자이자 생물통계학자, UCLA 교수인 스티브 호바스는 이 문제를 붙잡고 연구에 매진한 사람 중 하나다. 그는 10대 시절부터 생명 연장을 꿈꿨다. 하지만 수십 년간 수학과 생물통계학이라는 전혀 다른 학문의 길을 걸었고, 먼 길을 돌아 노화 연구에 뛰어들 쯤에는 여타 생물학자나 과학자와는 사뭇 다른 관점을 지니고 있었다. 그는 유기체보다 알고리즘을 찾아내는 데 더 익숙해져 있었다. 호바스는 두 가지 관점을 결합해 노화 관련 데이터의 패턴을 찾아내겠다는 목표를 세웠다.

그는 후성유전체 내의 화학적 변화가 인지기능 저하·폐경·알츠하이머병·파킨슨병·에이즈에 이르는 각종 질환과 노화의 특징을 알려주는 생물학적인 구간별 표지판 역할을 한다는 사실을 발견했다. 호바스는 최종적으로 인간 세포에서 추출한 DNA에서 323개의 메틸화 위치를 확인해 일종의 '노화 점수', 즉 세포 주인의 생물학적 나이를 측정하는 패턴을 알아냈다. 호바스는 '후성유전체 시계', '메틸화 시계', 또는 일명 '호바스 시계' 등으로 불리는 생물학적 연령 측정 개념을 2011년에 처음 발표했다. 이로써 과학자들이 나이와 노화의 개념을 재정립하고 피실험자가 죽을 때까지 기다리지 않고도 항노화 효과를 측정할 수 있는 객관적인 도구가 마련됐다.

이후 수명 및 건강수명healthspan(건강한 신체로 살아가는 기간-옮긴이)이 생활연령보다 생물학적 연령과 더 밀접한 연관성을 갖고 있다는 사실이 밝혀졌다.

'호바스 시계'와 '자보론코프 시계'

생물학적 연령이라는 개념이 등장하자 장수를 연구하는 과학자들은 나이를 생물학적으로 계산하는 다른 방법들도 개발하기 시작했다. 인공지능을 이용해 노화를 연구하는 인실리코 메디슨Insilico Medicine의 최고경영자인 알렉스 자보론코프Alex Zhavoronkov도 그중 하나다. 내가 노화를 정의해달라고 청하자 그는 시큰둥하게 답했다. "그게 중요한가요? 다 맞는 말일 수도 있고 틀린 말일 수도 있죠. 노화의 의미를 정의하느라 시간을 허비할 것이 아니라 노화를 막는 일에 더 전념해야 합니다. 인구가 고령화하고 있는 상황에서 효과적인 노화 역전 방안을 찾아내지 못한다면 세계 경제는 무너질 겁니다."

11장에서 다시 살펴보겠지만 자보론코프는 노화와 경제학의 떼려야 뗄 수 없는 관계에 대해 끊임없이 고민하고 글을 쓰고 목소리를 내는 사람이다. 그는 건강하고 윤택한 노년을 누릴 수 있는 미래를 만드는 데 자신의 인생을 바친 장수 분야의 대가다. 그도 호바스처럼 생물학적 시계가 노화 연구의 중요한 평가 기준이며 노화를 극복하는 데도 큰 역할을 하리라고 보고 있다. 다만 후성유전체라는 관점에서 노화에 접근했던 호바스와는 달리 자보론코프의 시계는 인공지능을 이용한다. 그의 연구실에서는 혈액, 소변, 근육 조직, 대상자의 망막이나 눈가 피부의 고화질 이미지, 마이크로바이옴 내의 박테리아 수, 음성 녹취본과 심층신경망deep neural networks, DNN을 활용해 생물학적 연령을 알아낸다. 그는 말한다. "사람도 일종의 심층신경망입니다. 우리는 이미지, 움직임, 체취, 촉감, 목소리 등으로 상대방의 나이를 알아내도록 학습해왔죠. 오감은 나이를 예측하도록 설계돼 있고 또 그렇게 하도록 단련돼 있습니다."[5]

그의 DNN 시계에 내재된 알고리즘은 대규모 바이오 빅데이터 플랫폼인 UK 바이오뱅크가 보유한 영국인 50만 명의 건강 정보를 활용한다. 이 알고리즘은 생활연령, 건강 상태, 생활 습관, 인종, 기타 요인 등의 기존 정보와 데이터 내 생리학적 요인과의 연관성을 찾아내도록 훈련돼 있다. 우리가 본래 과거의 경험에 비춰 상대방의 외모·말소리·체취로 나이를 짐작하듯이 인실리코의 DNN 시계는 임의의 대상의 생물학적 연령을 2년 내외 오차로 정확하게 예측한다. 하지만 인실리코의 궁극적인 목표는 예측 나이와 실제 나이의 일치 여부가 아니다. 인실리코의 DNN 시계가 생물학적 연령을 특징 짓는 요소를 정확히 찾아낸다면 과학자들이 노화를 늦추거나 역전시키는 약을 개발하는 데 도움을 줄 수 있다. 이에 대해서는 9장에서 더 자세히 다룰 예정이다.

법적 나이, 심리적 나이, 그리고 생물학적 나이

프로야구 투수 사첼 페이지Satchel Paige는 나이를 두고 이런 명언을 남겼다. "나이는 마음가짐에 달려 있다. 신경 쓰지 않으면 중요하지 않다."

페이지는 알고 있었다. 앨라배마주 모빌시의 토박이인 그는 42세에 메이저리그에 진출해 환갑에 가까운 나이까지 경기를 뛰다가 은퇴했다. 그는 월드시리즈 우승을 이끌었고, 올스타전에 두 번 출전했으며 3.28이라는 대단한 방어율을 기록했고, 클리블랜드 인디언스 명예의 전당과 미국 야구 명예의 전당에 헌액됐다. '노인'치고는 제법이지 않은가.

페이지뿐만이 아니다. 이집트 축구 선수 에즈 엘딘 바흐데르Eez Eldin Bahder는 75세에 이집트 축구 리그에서 프로 데뷔전을 치렀다. 볼링 선수 카르멘 살비노Carmen Salvino는 2018년 84세의 나이로 역대 최고령 투어 출전 기록을 세웠다. 같은 해, 미국 최대 자동차 경주대회 나스카NASCAR에서 4회 우승한 헤셸 맥그리프Herschel McGriff는 90세의 나이로 또다른 자동차 경주대회인 K&N 프로 시리즈에 출전하며 역사를 새로 썼다. 하지만 104세에 육상 100미터 달리기 부문에 출전해 종전 기록을 1초 앞당기며 기록을 갈아치운 폴란드 출신 육상 선수 스타니스와프 코왈스키Stanislaw Kowalski 앞에서는 이들 모두 명함도 못 내밀 것이다.

버지니아대학교 연구진이 10~89세의 3만 4,000명을 대상으로 조사한 내용에 따르면, 자신이 몇 살처럼 느껴지느냐는 질문에 은퇴 시점에 이른 이들의 경우 실제 나이보다 15년 정도 젊은 '심리적 연령'으로 느낀다고 답한 것으로 나타났다.[6] 일부의 경우 이같은 주관적 나이와 실제 나이의 차이를 더 극명하게 체감한다. 네덜란드에서 정치인, 방송인, 자기계발 전문가로 활동하는 에밀 라텔반트Emile Ratelband는 심리적 연령 덕분에 2018년 전 세계 언론의 헤드라인을 장식했다. 당시 69세였던 그는 법적 나이를 20세 줄여달라고 소송을 제기했고, 법원은 이를 기각했다. 그는 〈워싱턴포스트Washington Post〉와의 인터뷰에서 이렇게 말했다.[7] "이름을 바꾸고 싶다거나 성별을 바꾸고 싶다면 자기 마음대로 바꿀 수 있습니다. 저는 나이를 바꾸고 싶었던 거고요. 저는 몸도 마음도 40~44세 정도라고 생각합니다."

이쯤에서 이런 생각이 들 것이다. '허무맹랑한 소리가 따로 없군. 스스로를 젊게 생각한다고 해서 실제로 몸이 젊어지는 것도 아닌데 말이야. 참 별난 사람 다 보겠네.'

하지만 연구에 따르면 라텔반트의 견해가 생각만큼 허무맹랑한 건 아니다. 심리적 연령은 생활연령과는 무관하게 생물학적 연령에 실제로 영향을 미친다는 사실이 여러 연구에서 입증됐다. 2019년 미국 국립노화연구소가 후원한 '건강 및 은퇴 연구Health and Retirement Study'에서 약 4,000명을 대상으로 조사한 결과 자신의 심리적 연령을 실제 나이보다 더 낮춰서 말한 사람들은 그렇지 않은 사람보다 간과 신장이 더 건강한 것으로 나타났다.[8] 한국 과학자들이 40세 이상 남녀 600명을 대상으로 MRI 검사를 실시한 결과 실제 나이보다 젊다고 생각하는 사람들은 생활연령과 주관적 연령이 일치한 동년배들보다 뇌의 회색질 밀도가 확연히 높았다. 다른 여러 연구에서도 스스로 젊다고 생각하는 집단은 비만이나 염증, 고혈압, 당뇨병 발병률이 적고, 폐와 근육 기능은 더 좋

았으며, 인지력 검사 결과 및 수면의 질도 더 좋았다. 심지어 성생활이 더 원활하다는 연구도 있었다.[9]

연령 정체성age identity(자신이 몇 살이라고 인식하는지에 대한 주관적 생각을 가리키는 개념으로 '주관적 연령'과 의미가 유사하다.-옮긴이)에 관한 연구에서도 같은 결과가 나왔다. 플로리다주립대학교와 프랑스 몽펠리에대학교 연구팀이 1만 7,000명을 대상으로 한 연구에 따르면, 자신의 생활연령보다 13살 더 많다고 느낀 집단의 사망률이 25퍼센트 더 높았다.[10] 텔아비브대학교의 야엘 라하브Yael Lahav 박사와 동료들은 실제 나이보다 더 늙었다는 생각이 노화의 중요한 두 가지 특징인 DNA 텔로미어의 길이와 노화한 세포의 수에 큰 영향을 끼친다는 것을 발견했다.[11]

몸과 마음의 상관관계에 관한 연구가 꾸준히 나오긴 했지만 심리적 연령이 생물학적 연령에 어떤 식으로 영향을 미치는지는 아직 밝혀지지 않았다. 다만 스트레스로 인한 신체 손상을 줄이거나 늘리는 식으로 심리적 연령과 생물학적 연령이 긍정적이든 부정적이든 서로 영향을 주고받는 것으로 추정된다. 보너스 장에 실린 엘렌 랭어Ellen Langer의 '마음의 시계' 연구를 참고하면 '젊다고 느끼는 것'이 실제로 '젊어지는 것'으로 바뀌는 놀라운 과정에 대해 더 자세히 살펴볼 수 있다.

결국 '노화란 과연 무엇인가?'라는 질문에 대한 답은 장 초반에 제시된 것과는 다소 다른 양상을 띤다. 노화의 의미는 산화 손상

등 단면만을 조명한 이론들 이후로 거듭 발전했다. 오늘날 노화는 로페즈-오틴이 제시한 노화의 특징과 호바스·자보론코프의 시계로 판단한다. 개인이 생각하는 주관적 나이와 이 주관적 나이가 신체적 노화에 끼치는 영향으로 판단할 수도 있다. 이 새로운 정의들은 생물학적인 노화를 늦추거나 역전시키기 위한 연구를 더욱 발전시키는 데 결정적이다. 한때 노화는 피할 수 없는 현실이라고 암묵적으로 받아들였지만, 이제는 과학의 관점으로 노화 과정에서 일어나는 생물학적 특징을 정확하게 이해하려는 방향으로 바뀌고 있으며, 그 결과 노화를 가역적 질환으로 보고 '치료'하는 단계로 한 발짝 더 나아가고 있다. 장수 혁명이 진행됨에 따라 과학자들은 노화에 영향을 미치는 요소를 정확히 파악해 노화를 성공적으로 늦추거나 막을 수 있는 과학 기술들을 계속해서 선보일 것이다. 앞서 언급한 기술의 상당수는 오늘날 현존하는 것들이며, 더욱더 놀라운 기술 혁신들이 수십 년, 아니 수년 내에 등장할 채비를 하고 있다.

이어지는 장들에서 이 같은 과학 기술의 진보를 본격적으로 다루려 한다. 그럼 지금부터 차세대 장수 기술 혁신들을 탐험해보자.

장수의 가까운 미래

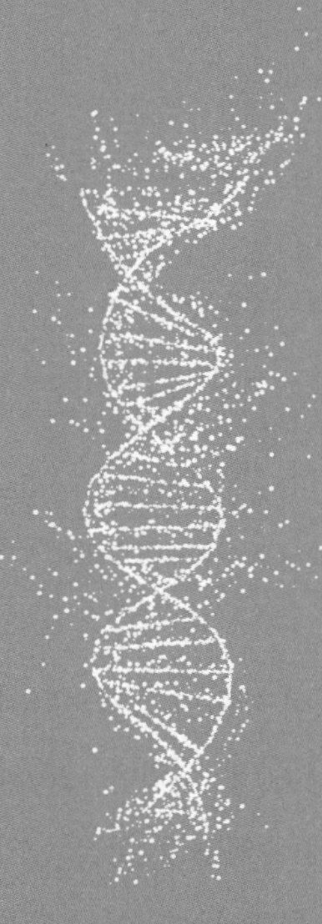

5장

건강 진단

간단하고 편리하게 질병을 잡아내는 자가 진단 기술

"너 자신을 알라*Nosce te ipsum.*"
아폴론 신전에 새겨진 경구

"요즘은 약보다 애플리케이션을 더 많이 처방한다."
에릭 토폴, 의사이자 작가

"사물인터넷에서 신체인터넷으로 넘어갈 시간이다."
세르게이 영, 장수비전펀드 설립자

20년 후 미래, 당신은 잠에서 깨어나 스마트워치를 본다. 현재 시각 오전 7시, 심박수는 분당 60회, 혈압은 120/80수은주밀리미터라고 알려준다. 심방세동이나 뇌졸중, 발작 등의 위험 징후는 없다. 내용을 확인한 당신은 침대에서 일어나 눈을 비비며 잠을 쫓는다. 눈에는 보이지 않는 콘택트렌즈가 장착되어 있는데, 이 렌즈가 망막 깊숙이 스캔하며 전염병의 초기 지표나 근육의 변성 여부를 점검한다. 결과는 이상 없음. 샤워 중에는 전신 스캔이 이루어지고, 화장실의 초음파 체중계가 당신의 장기, 연부조직, 동맥을 검사하며 종양, 질병, 혈류 장애 등 이상 소견이 없는지 확인한다. 진단 기능이 있는 칫솔과 마이크로바이옴 모니터링 기능이 있는 좌변기가 세포와 장에 문제가 생겼는지 확인하며, 컴퓨터 비전Computer Vision이 탑재된 침실 거울은 당신의 피부에 잠재적 위험성이 나타나고 있는지 검사한다.

아침 식사를 하려고 자리에 앉으면 피부 바로 아래 혈관에 심어놓은 초소형 칩이 영양소, 면역세포, 비타민, 무기질, 질병의 지표를 확인한다. 식사를 마치고 근무에 들어가면 스마트폰이 당신의 목소리로부터 인지기능 및 신경기능의 저하 여부를 조용히 분석하는 동시에, 호흡의 미세입자를 검사해 호흡기 질환, 바이러스 감염, 단순 혹은 만성 구취의 초기 지표를 잡아낸다. 밤에 잠자리에 누우면 침대가 당신의 움직임, 체온, 호흡, 기타 신호들을 모니터링한다.

이러한 착용형·주입형·섭취형·휴대용 기기들은 단독으로 건강 데이터를 수집하지 않는다. 이들은 여러분의 건강을 다각도로 점검하는 신체인터넷Internet of Body, IoB에 연결되어 있다. 끊임없이 쏟아지는 건강 데이터는 8G 와이파이 중계기를 거쳐 스마트폰으로 전송되며 이 정보는 인공지능이 실시간으로 분석한다. 중요한 유전자에 위험한 돌연변이가 발생했거나 종양으로 발전할 수 있는 세포가 증식하기 시작하면 즉시 알 수 있다. 기기들이 조용히 수집한 당신의 건강 데이터는 수천 건의 최신 의학 논문과 연구 보고서, 병원 기록, 그리고 신체인터넷 네트워크에서 가져온 수십억 인구의 데이터 등 전 세계의 건강 지식과 대조된다.

더 이상 주치의, 치과의사, 산부인과를 찾아가는 연간 건강 검진을 신경 쓰지 않아도 된다. 신체인터넷이 일찌감치 담당 의사에게 당신의 대략적인 상태를 통보했기 때문이다. 마찬가지로 당신과 가족들이 급사할 염려도 절대 없으므로 안심하고 잠들 수 있다. 정기적이고 정확한 조기 진단은 개인이나 가족 수준에서 그치지 않고 전 세계적 차원에서 수천만 명의 조기 사망을 예방한다. 이 조기 경보 시스템은 부자나 가난한 자, 도시나 시골에 거주하는 자 모두 동등하게 누릴 수 있다. 병원에 갈 필요도 없다.

반가운 건 이 모든 일이 현실이 되기까지 20년도 남지 않았고, 일부는 이미 우리가 누리고 있다는 점이다. 이것이 바로 새로운 장수의 미래에 등장하는 '자가 진단'이다. 하지만 이 얼마 남지 않은 미래를 탐험하기에 앞서 조기 진단이 노화 혁명에 왜 그토록 중요한지 잠깐 살펴보도록 하자.

진단만 제대로 내려도 질병을 막는다

조기 사망 예방의 핵심은 질병의 정확한 조기 진단이다. 안타깝게도 현재의 진단 패러다임은 세 가지 이유로 매우 큰 위기에 빠져 있다. 너무 늦고, 부정확하며, 접근성이 떨어진다. 하지만 진단법의 세계에 혁명이 일어나기란 아직 요원하다. 그 이유는 다음과 같다.

너무 늦게 내려지는 진단

현대 의학은 선제적이 아닌, 대응하는 의학이다. 정기 검진이 아닌 다음에야 아무 증상이 없는데 의사를 찾는 사람은 없다. 그럴 이유도 없다. 카네기멜론대학교 컴퓨터공학과 교수 랜디 포시Randy Pausch의 이야기에서도 같은 맥락을 찾을 수 있다. 그의 2007년 '마지막 강의'는 유튜브 조회수가 2,000만 회를 넘겼다. 모르는 사람을 위해 설명하자면 열정 넘치는 이 강의는 대학에서 '마치 마지막인 것처럼' 강의하도록 기획한 시리즈 중 일부였다. 하지만 랜디 포시에게는 실제로 마지막이었다. 그 강의를 하기 한 달 전 그는 말기 췌장암 진단을 받았다. 남은 생은 6개월. 이 감동적인 영상을 꼭 시청하기를 바란다.[1]

포시의 죽음은 사전에 감지하지 못했다는 점에서 비극이었다. 췌장암은 1기에 발견할 경우 5년간 생존율이 모든 연령대에서 34

퍼센트에 달한다.[2] 46세에 자전거와 팔굽혀펴기를 즐긴 포시 교수가 조기에 암을 진단받았다면 생존율이 평균치보다 훨씬 높았을 것이다. 하지만 췌장암은 초기 징후가 거의 없어 기존 검사로는 진단이 어렵다. 증상이 나타나 환자가 병원을 찾을 때쯤이면 이미 말기로 접어든 경우가 허다하고 생존율은 3퍼센트대로 급감한다. 한마디로 췌장암은 거의, 언제나, 너무 늦게 발견된다.

종양과 관련한 조기 진단의 중요성은 아무리 강조해도 지나치지 않다. 유방암, 자궁경부암, 대장암, 방광암을 조기 진단하면 말기에 진단했을 때보다 생존율이 각각 3.6, 5.43, 6.3, 20.8배[3] 높다.[4] 조기 진단은 암 사망률을 매년 1.5퍼센트 낮춰주는 일등 공신이다.[5]

조기 진단은 전 세계 사망률 1, 2위를 나란히 차지하는 심장병과 뇌졸중의 경우에도 큰 의미가 있다.[6] 이 질병들은 고콜레스테롤혈증과 고혈압 증상만 관찰되기 때문에 '조용한 살인자'라고 불린다. 초기와 중기에는 일반적으로 아무 증상이 없어 위험한 수준에 이르기 전까지는 진단이 되지 않는다. 전 세계 수억 명의 인구가 자신이 가진 질병을 모르는 채 살아가고 있다. 누군가는 엄청난 고통과 괴로움에 시달리지만, 누군가는 아무런 증상도 느끼지 못한다. 미진단 갑상샘 질환을 앓는 인구는 1억 명이다. 그런가 하면 1억 3,200만 명이 진단받지 않은 당뇨를 앓으며 산다. 마찬가지로 에이즈 감염자 중 15퍼센트와 결핵 감염자 중 30퍼센트는 자신이 병에 걸렸다는 사실조차 모른다. 파킨슨병 환자 중 최대 30퍼센트, 알츠하이머병 환자 중 최대 80퍼센트가 제때 진단을 받지 못했다. 전 세계 인구 중 10억 명 이상이 고혈압을 앓고 있지만 무려 절반이 인지하지 못한 채 살아간다.[7]

실제로 전 세계에서 매년 6,000만 명 정도가 여러 이유로 사망하지만, 면밀히 살펴보면 3,000만 명 이상은 조기에 발견 시 회복할 수 있는 질병 때문에 죽는다. 세계보건기구WHO에서 공개한 10대 사망 원인 중 완전 치료 혹은 일부 치료가 불가능한 항목은 교통사고가 유일하다(이마저도 자율주행차 덕분에 사라질 것이다).[8] 결국 충분한 조기 진단이 이루어지지 않는 것이 문제라는 의미다.

부정확한 진단

현재 진단법의 두 번째 문제는 증상을 확인하고도 오진이 나온다는 점이다. 구글에서 더그 린지Doug Lindsay의 이야기를 검색하면 이것이 얼마나 답답한 문제인지 알 수 있다. 미주리주 세인트루이스 토박이인 그는 자율신경실조증이라는 자율신경계 질환을 앓고 있다. 어머니도 이 질병으로 목숨을 잃었으며 본인도 11년째 병상에 누워 지내고 있다. 그는 생물학과 학부생으로 입학한 지 불과 3년 만에 자신의 병을 직접 진단했다. 그리고 새로운 수술법 개발에 일조해 스스로의 목숨을 살리기까지 했다.[9] 하지만 린지의 이야기에서 정말로 주목해야 할 부분은 애초에 그런 힘든 과정을 겪었어야 했냐는 점이다. 자율신경실조증은 린지가 몸에 이상을 느끼기 시작한 시점으로부터 이미 20년 전에 알려진 질환이었다. 밴더빌트대학교에는 이 질병에 특화된 의료센터까지 있었다. 최고의 의료센터에서 최고의 의사가 최고의 진단 기기로 진행한 검사를 받은 후 린지는 '멀쩡하고 몸에 그런 질환이 없다'는 말을 들었다. 린지는 내게 이렇게 말했다.

"혈액 검사상으로 저는 매우 건강한 상태입니다. 삶은 완전히 엉망인데도 말이에요. 우리는 비행기에 탈 때 기장이 안전하게 운행해줄 거라는 믿음으로 타잖아요. 하지만 저는 제가 직접 비행기를 몰아야 하는 상황에 처한 셈이에요. 비행기를 조종할 줄 모르는 제가요. 무슨 일이 생길지도 모르고, 열심히 머리를 굴려봤자 높은 확률로 죽겠죠."

현재 의료 시스템이 감당하기에는 전 세계에 너무 많은 환자들이 있다. 2017년 67개국을 대상으로 의사와의 상담 시간에 대해 2,800만 건 이상 연구한 결과, 전 세계 인구 중 절반은 의사를 보는 시간이 평균 5분을 밑돌고 방글라데시 같은 곳은 겨우 28초에 불과했다. 심지어 미국에서도 평균 방문 시간은 20분을 넘기 힘들었고, 주치의를 25분 이상 만나는 비율은 11퍼센트에 불과했다. 하지만 상담 시간 외에도 다른 문제가 남아 있다. 의사가 최신 의학 내용을 모두 숙지하기란 인간적으로 불가능하다. 미국 국립의학도서관의 심사를 거친 의학 논문은 무려 3,000만 건이며 매년

100만 건씩 추가되고 있다.[10] 의사도 사람이다. 가족이 있고 개인 생활이 있다. 아무리 부지런하고 호기심 넘치는 똑똑한 의사라도 쏟아지는 관련 연구 보고서를 모두 읽기란 불가능하다.

존스홉킨스대학교 연구팀에 따르면 미국에서 매년 오진으로 발생하는 사망 환자는 4~8만 명, 심각한 위해를 입은 경우는 무려 16만 건에 달하는 것으로 추정된다. 매년 미국 성인 1,200만 명은 어떤 형태로든 오진을 경험하는 것으로 집계되고 있다. 그 위험성은 여성의 경우에 더 높아 잘못된 진단을 받을 확률이 남성보다 30~50퍼센트 더 높다는 연구 결과가 다수 보고됐다.[11]

진단조차 받기 어려운 환경

마지막으로 진단이 위기에 빠진 세 번째 원인은, 전 세계 인구 중 상당 비율이 애초에 진단을 받을 방법이 없다는 점이다. 전 세계 인구 중 무려 56퍼센트가 수준 높은 병원, 진단 장비, 숙련된 직원 등이 주는 혜택을 받기 어려운 시골 지역에 거주한다. 사하라 이남 아프리카는 진단 접근성이 가장 극심하게 떨어지는 지역으로, 거주민 중 무려 83퍼센트(미국 인구의 2배에 달하는 약 7억 명)가 의료 서비스를 받기 어려운 가난한 시골 지역에 거주한다.[12] 실제로 전 세계에서 매년 암으로 1,000만 명이 사망하는 이유는 대부분 저소득·중간소득 국가의 경우 영상 장비, 실험실 기기, 숙련된 기술자 등이 부족해서, 다시 말해 진단 기기 접근성이 낮기 때문이다.[13]

다행히도 이러한 문제점들이 변화를 앞두고 있다. 가까운 헬스케어의 미래에 진단법은 상당 부분 선제적인 방식으로 바뀔 것이다. 의사 개인의 경험에 의존하다 보니 오류가 발생하기 쉬운 현재의 방식에서 연결성·데이터·인공지능에 기반을 두는 방식으로 변화가 일어날 것이다. 또한 주요 병원에만 갖춰져 있었던 크고 비싼 진단 기기 대신 작고 값싼 진단 기기가 일상으로 들어올 것이다. 따라서 지리적 위치, 비용, 돌봄노동자의 지원, 접근의 편의성 등의 요소에 제약받지 않고도 질병을 일찌감치 감지하고 예방할 수 있는 가능성이 매우 높아질 것이다.

구체적으로 어떤 변화가 일어날지 살펴보도록 하자.

더 쉽고 저렴한 자가 진단

의사들은 암이 의심되는 경우 대부분 조직 검사, 즉 생체 검사biopsy(이하 생검)를 최우선으로 진행한다. 생검이란 길고 뾰족한 바늘을 병변에 반복해서 찔러넣거나 골반뼈에 구멍을 뚫어 검사할 물질을 뽑아내는 방법이다. 내시경생검에서는 전신 마취 후 구강이나 항문에 긴 튜브를 삽입해 검사할 부분을 떼어낸다. 분석에 드는 시간은 최대 일주일로 비용은 1만 달러에 달한다. 비교적 일반적인 검사임에도 불구하고 기존 방식으로 생검 시 무려 30퍼센

트에 달하는 환자에게서 어떤 형태로든 합병증이 발생한다고 알려져 있다.[14]

심혈관 질환의 진단 과정도 사정이 다르지 않다. 흉부 엑스레이, CT, MRI, 심초음파나 심전도 검사로 끝난다면 그나마 운이 좋은 편이다. 심장 카테터를 삽입해야 하는 경우 사타구니 쪽 동맥에 튜브를 넣은 후 심장까지 밀어 올리는데, 방사선사가 심장 판막과 동맥을 더 잘 확인할 수 있도록 조영제를 넣기도 한다. 미국 기준으로 최소 5,000달러가 들어가는 시술이다.

그래도 이 정도면 양호한 편이다. 뇌졸중이나 알츠하이머병 등 사망을 유발하는 흔한 질병들은 조기 진단법조차 없는 경우가 허다하다. 하지만 다양하고 새로운 진단 기법이 침습적이고 비싼 진단법, 그리고 진단법이 없는 질병에 도전장을 내밀기 시작했다. 지금부터 살펴볼 새로운 진단법이 개발되면 효과와 비용 면에서 훨씬 큰 혜택을 누릴 수 있을 것이다. 세부적으로 한번 살펴보자.

액체생검

액체생검은 이미 사용 초기 단계에 있다. 액체생검은 소변이나 타액, 척수액, 혈액 등 체액 표본을 검사해 종양이나 전염병의 흔적을 찾아낸다. 앞서 설명한 침습성이 높은 생검 과정 대신 혈액 등 체액 표본 하나로 검사할 수 있다. 액체생검은 빠르고 저렴하며 덜 침습적인 반면 효과는 훨씬 더 좋다.

장수비전펀드의 포트폴리오에는 샌프란시스코에 위치한 프리놈Freenome이라는 기업이 포함돼 있다. 프리놈 기술자는 혈액 한 방울만 있으면 혈중 DNA(유전체), RNA(전사체), DNA 메틸화(후성유전체) 생체지표를 비롯해 다양한 면역계 단백질을 측정한다. 그런 다음 다른 암 환자의 데이터로부터 '멀티오믹multi-omic(유전체, 후성유전체, 단백질체, 마이크로바이옴 등 분석 대상이 되는 신체의 총체적인 정보-옮긴이)' 지표의 패턴을 학습한 머신러닝 알고리즘을 통해 체내 암 존재 유무를 판단한다. 더 나아가 암이 발견되면 암의 종류와 위치, 최선의 치료법까지 알려준다. 액체생검이 기존 생검을 완전히 대체하기에는 아직 갈 길이 멀지만, 몇 년 내에 주류로 자리 잡을 것으로 예상된다. 그때가 되면 온 가족이 외식 한 번 나갈 수준의 저렴한 비용으로 프리놈 같은 기업들의 멀티오믹 검사 결과를 받아볼 것이다.

태아DNA선별검사non-invasive a prenatal test, NIPT도 일종의 액체생검으로, 출시된 지 5년밖에 지나지 않았지만 이미 널리 쓰이고 있는 기술이다. 태아DNA선별검사는 다운증후군이나 에드워드증후군, 파타우증후군, 터너증후군 같은 세염색체증trisomy을 진단할 수 있으며 정확도는 99퍼센트 이상이다. 대개는 간단한 혈액 검사 한 번으로 끝나며 임신 10주차부터 시행할 수 있고, 비용은 1회당 500~1,000달러로 비교적 부담이 없다.

유전자 진단법

현재 출시된 저렴한 유전자 검사 서비스에서는 면봉으로 타액을 한 번 채취하는 것만으로 질병의 유전적 소인을 확인할 수 있다. 예를 들어 23앤미23andMe 등에서 제공하는 상품 중에 유전형질분석genotyping 서비스가 있다. 유전형질분석이란 약 0.02퍼센트 이하의 DNA를 분석해 여러 가지 건강상 위험을 유발할 우려가 있는 돌연변이를 찾아내는 검사로, 유방암, 난소암, 자궁암, 대장암, 고령에서 발병하는 알츠하이머병과 파킨슨병, 제2형 당뇨병, 셀리악병 등에 걸릴 수 있는 유전적 소인을 파악할 수 있다. 고콜레스테롤혈증, 부정맥, 혈전과 관련 있는 유전자 변이를 확인하는 서비스도 있다.

그 외에도 네뷸라지노믹스Nebula Genomics 같은 유전자 검사 기업들은 유전체 전체의 염기서열을 분석해 알레르기, 약물감수성 외 1,000종이 넘는 건강 데이터를 알려준다.[15] 이 데이터는 인공지능이 여러 유전자를 분석해 특정 질병에 대한 위험도를 결정하는 데 사용되므로 '다유전자 위험 점수polygenic risk score'를 더 쉽게 계산할 수 있다. 헬릭스Helix 같은 개인 유전체 기업은 운동, 신진대사, 체질량지수 관련 정보를 제공해 고객이 더 똑똑하게 운동하고 먹을 수 있도록 도와준다. 2013년 당시 38세였던 배우 앤젤리나 졸리가 자신의 유방·난소·나팔관을 제거하는 예방적 수술을 한 것을 계기로 DNA 검사에 세간의 이목이 쏠렸다. 앤젤리나 졸리는 유방암과 난소암이 65퍼센트의 확률로 발생하는 고위험 BRCA1 유전자 변이를 갖고 있었다. 졸리의 어머니와 할머니도 유방암으로 사망했으며 졸리도 통계적으로 발병 확률이 87퍼센트였다.[16] 다행히 의사들은 모계에서 유전된 BRCA1과 BRCA2 유전자가 해당 암의 발병과 관련이 있다는 사실을 알고 있었고, 유전자 염기서열 분석을 통해 앤젤리나 졸리 또한 해당 유전자를 가졌음을 확인할 수 있었다.

현재 기술 수준은 여기까지 와 있다. 지금은 특정 질병의 소인으로 알려진 유전자 개수가 수백 개 정도지만 앞으로 수천 개로 늘어날지도 모른다. 그리고 이 변화는 조만간 찾아올 예정이다. 2019년 한 해에만 루푸스에서 자폐증에 이르기까지 수십 가지 질환의 유전적 원인이 밝혀졌다.[17] 아마도 2030년이나 2040년 이후에 태어나는 대부분의 아이들은 출생 전 단계나 출생 직후 유전체 염기서열 분석을 통해 특이한 유전병과 알레르기를 진단할 수 있을 것이다. 이런 진단법들은 후천적으로 발생하는 돌연변이를 찾아내고 적절히 처치하는 데 도움을 줄 것이다. 자녀가 아프거나 죽는 것만큼 괴로운 일은 없다. 나 역시 네 아이의 아버지로서 진단법이 모든 부모의 걱정을 덜어줄 날을 고대하고 있다.

후성유전체 진단법

여러 화학 물질 및 반응으로 유전자 발현 자체를 조절하는 후성유전체에서도 더 나은 방법을 찾을 가능성이 있다. 유전적 소인이 있는 사람에게 해당 질병이 실제 발생하는지 여부는 후성유전체와 큰 관련이 있다.

실제로 조기 진단에서는 유전자보다 후성유전체가 더 중요하다고 증명된 바 있다. 후성유전체 변화는 유전자 변화보다 앞서 나타나기 때문에 질병을 예측하는 매우 정확한 지표가 되는 경우가 많다.[18] 2018년 여성 1만 5,000명 이상을 대상으로 수행한 기념비적 연구에서 후성유전체 검사는 자궁경부암을 최대 5년 전부터 예측할 수 있다는 사실과 진단 성공률 100퍼센트라는 놀라운 수치를 보여줬다. 가부키증후군을 비롯한 다른 유전병들도 후성유전체 진단법의 이점을 누리는데, 이 질병은 특유의 메틸화 패턴을 생성하므로 다른 진단법보다 후성유전체 진단법으로 훨씬 빠르고 정확하게 확인할 수 있다.[19]

건강수명과 노화 측면에서 후성유전체가 특히 흥미로운 이유는, 유전체는 변하지 않지만 후성유전체는 영양소나 질병, 스트레스, 수면, 약물 등에 반응하여 변하기 때문이다. 진단법의 새로운 세상이 열리면 질병을 최대한 초기에 진단하고 치료하기 위해 후성유전체를 최우선시하게 될 것이다. 2019년 어느 연구에서는 후성유전체 진단법 시장 규모가 2026년 220억 달러에 달할 것으로 추산했다.[20] DNA핏DNA Fit이나 크로노믹스Chronomics 같은 DNA 검사 서비스 업체들이 후성유전체에 집중하는 현상도 놀랍지 않다.

마이크로바이옴 진단법

소화관은 세균, 바이러스, 고세균, 곰팡이류, 원생동물, 효모 등 무려 38조 마리에 달하는 미생물을 수용하는 역할을 한다. 이는 몸 전체의 세포보다 많은 숫자다. 이 미생물들이 가진 유전자만 해도 우리 몸이 가진 유전자의 100배가 넘어 '제2의 유전체'라고도 불린다. 또한 이 작은 미생물들은 당신이 어떤 사람인지 결정하는 데 상상 이상으로 큰 역할을 한다. 이 미생물들은 후성유전체 발현과 감정 상태, 당신이 내리는 결정과 기분, 피부의 건강 상태, 알레르기와 면역 기능, 우리 몸의 여러 가지 약물 반응, 비만이나 당뇨병이 생길 가능성, 그리고 고혈압, 동맥경화증, 심장병, 다발성경화증, 일부 유형의 종양 발병률에 영향을 미친다.[21] 마이크로바이옴은 전반적인 건강 및 웰빙과 매우 밀접한 관련이 있는 만큼, 홍콩 인공지능 기업 딥롱제비티Deep Longevity는 마이크로바이옴으로부터 얻은 95가지 지표를 활용해 당신의 실제 나이를 4년 내외 오차로 맞출 수 있는 '생물학적 시계'를 개발하기도 했다.[22]

마이크로바이옴과 건강이 여러모로 밀접한 관계가 있다는 점을 고려하면 신생 기업의 상당수가 마이크로바이옴만으로 건강을 진단하고 모니터링하는 기술 개발에 착수했다는 사실이 당연하게 느껴진다. 가령 바이옴Viome이나 익셀라Ixcela 같은 스타트업에서는 소량의 분변 표본으로도 저렴하게 건강 상태를 분석해 식단과 보충제를 추천해준다. 로슈Roche나 일루미나Illumina를 비롯한 검사 장비 제조사에서 개발한 더 안정성 있는 임상 기법이자 차세대 염기서열 분석 기술인 NGSNext Generation Sequencing도 있다. NGS는 마이크로바이옴 표본으로부터 DNA 정보를 얻어 질병과 연관성이 있는 특정 생체지표를 확인한다.

마이크로바이옴 진단에서 우리가 얻는 정보는 아직 원시적인 수준이다. 하지만 데이터가 더 많이 수집되면 진단 기법으로서의 마이크로바이옴 분석은 접근성과 정확도에서 큰 이점을 발휘할 것이다. 마이크로바이옴의 영향을 받는 질병을 연구하는 기업들도 치료법을 하나씩 개발하는 단계다. 가령 파리에 있는 생명공학기업 엔테롬Enterome은 도쿄에 있는 다케다 제약 및 하버드대학교와 연계된 데이나파버 암센터와 협업하여 염증성 소화기질환인 크론병과 암 중에서도 사망률이 높은 교모세포종 치료법을 마이크로바이옴 기반으로 개발하고 있다. 세레스테라퓨틱스Seres Therapeutics는 궤양성 대장염과 전이성 피부암까지 치료할 수 있는 마이크로바이옴 기반 치료법을 찾기 위해 임상시험을 진행 중이다.[23]

마이크로바이옴 진단법이 직면한 과제 중 하나는 마이크로바이옴이 계절별로 편차가 심해 의미 있는 결과를 얻으려면 꾸준한 검사가 필요하다는 점이다. 이 문제는 어떻게 해결해야 할까? 분변을 티스푼만큼 떠서 분기마다 실험실에 보내야 한다면 실패작이나 다름없다. 건강 관리에 푹 빠진 사람이 아니고서야 아무도 그렇게 하지 않을 것이다. 앞서 언급한 다른 마이크로바이옴 기반의 새로운 검사법들도 사정은 마찬가지다.

개인이 정기적으로 병원을 방문하거나 체액을 검사 기관에 보내리라 기대해서는 안 된다. 조기 진단으로 생명을 살릴 가능성을 높이려면 '진단이 우리 곁에 오도록' 만들어야 한다.

언제 어디서나 모니터링할 수 있는 착용형 진단 기기

집에 디지털 온도계나 혈압측정기가 있다면 당신은 이미 기본적인 가정용 진단 기술을 보유한 셈이다. 아마 러닝 마니아들이 착용하는 심박수 모니터용 체스트스트랩이나 핏빗 트래커, 애플워치, 오라링 등 심박수, 수면의 질, 기타 개인 건강 정보를 모니터링하는 착용형 장비에도 익숙하리라 생각한다. 체지방률과 체내 수분량을 재는 화장실 저울, 콜레스테롤[24]과 혈당을 측정하는 가정용 혈액 검사 기기, 심지어 성병, 알레르기, 음식 불내증을 검사하는 장비도 있다.

UM스킨체크UM SkinCheck나 미스킨Miiskin, 몰매퍼MoleMapper와 같은 스마트폰 애플리케이션은 스마트폰에 탑재된 카메라와 컴퓨터 비전 인공지능을 통해 피부암을 일찌감치 찾아낸다. 이러한 자가 진단 기기는 점점 휴대용, 착용형, 이식형, 섭취형으로 변화하고 부담 없는 가격이 될 것이다. 기능 또한 훨씬 더 복잡해진다. 2018년 FDA는 애플워치의 일부 기능을 승인했고, 애플워치는 현재 혈중 산소포화도와 심전도 모니터링 기능을 탑재하여 흔한 심장박동 질환인 심방세동의 진단에 도움을 주고 있다(여행을 자주 다니는 한 의사 친구는 2019년 한 해 동안 5번이나 비행 중 응급상황을 만나 치료에 나섰고, 그때마다 애플워치로 심전도를 측정했다).[25] 삼성 갤럭시워치나 의료기기 제조회사 오므론Omron에서 만든 하트가이드HeartGuide 시계도 혈압 측정 기능을 탑재했다.

하지만 이런 장비의 등장은 이제 겨우 시작 단계일 뿐이다. FDA 승인을 받은 세레브로텍 바이저Cerebrotech Visor라는 제품은 모자처럼 쓰는 형태로, 라디오파를 이용해 93퍼센트의 정확도로 뇌졸중 초기 증상을 감지한다.[26] 고도로 발달한 개의 후각이 암 탐지에 활용될 수 있다는 연구 결과가 나오자,[27] 영국 기업 아울스톤Owlstone은 혈중 휘발성 유기화합물이 호흡에 섞여 나오는 양을 측정하는 휴대용 진단 마스크를 생산했다. 이 '호흡생검'은 염증, 감염성 질환, 심혈관 질환, 대사성 질환 외 여덟 가지 암을 진단할 수 있다. 흡연자와 비흡연자 2,500명을 대상으로 한 2016년 연구에서 아울스톤의 호흡생검은 폐암 환자 42명을 정확히 구분해냈다. 그중 90퍼센트는 완치가 가능한 초기 단계였다.[28]

파킨슨병과 알츠하이머병처럼 진단이 어려운 질병도 조만간 스마트폰과 착용형 진단 기기로 손쉽게 진단할 수 있게 될 것이다. 과학자들은 걸음걸이 속도나 섬세한 운동을 조절하는 능력, 말하는 패턴, 안구 움직임, 기타 측정 가능한 미세한 지표들을 통해 질환을 판별하는 방법을 연구 중이다. 초기 연구에 따르면 이러한 진단법들은 매우 성공적이었다.[29]

샌프란시스코에 위치한 아이리듬iRhythm은 지오Zio라는 심전도 패치를 만드는 기업이다. 이 패치는 심장병 환자가 수술이나 검진을 받은 후 며칠 동안 붙이고 다닐 수 있다(나도 샌디에이고에 있는 휴먼롱제비티에서 매년 건강 검진을 받으면서 이 제품을 사용했다). 환자와 의사가 원격으로 연결돼 환자의 상태에 변화가 생기면 의사에게 알려주는 이 패치는 '지속 모니터링'이라는 새로운 방식의 진단 기법이다.

이미 우리 곁에 존재하는 지속 모니터링 사례 중 하나는 바로 미국 기업 덱스컴Dexcomm과 에버센스Eversense에서 출시한 이식형 혈당 모니터링 기기인 연속혈당측정기CGM다. 이 기계가 FDA 승인을 받기 전까지는 손가락을 찔러 짜낸 피 한 방울을 검사용 스틱에 묻혀 혈당 측정기로 스캔하는 당뇨 검사를 하루에도 몇 번씩 되풀이해야 정확한 인슐린 투여량을 결정할 수 있었다. 그러나 CGM을 사용하면 사용자의 피부 아래에 심은 센서가 혈중 인슐린 정보를 5분 간격으로 스마트폰에 전송하므로 본인도 모르게 혈당이 높아지거나 너무 떨어지는 사태가 절대 일어나지 않는다. 기기 사용료는 현재 월 350달러지만 점차 가격이 떨어질 전망이다. 하지만 전 세계적으로 4억 명에 달하는 당뇨병 환자 중 절반이 70세 이전에 사망한다는 점을 감안한다면, 그 효과에 비해 저렴한 비용이라고 볼 수 있다.[30]

태아나 유아를 위한 지속 모니터링 착용형 기기도 이미 나와 있다. 모니카헬스케어Monica Healthcare와 블룸라이프Bloomlife에서 출시한 기기들은 태아의 움직임과 심박수를 모니터링하며, 오울렛Owlet의 '스마트삭스'는 유아의 심박수, 혈중 산소포화도, 수면의 질을 추적한다. 이런 기기들은 매년 수천 건씩 발생하는 태아 사망이나 영아돌연사증후군SIDS과 싸울 수 있다는 희망을 준다.[31] 한 스마트삭스 사용자는 다음과 같은 평을 남겼다.

"어느 날 아침 아들의 호흡이 완전히 멎었는데, 오울렛 제품 덕분에 바로 대처할 수 있었어요."

혁신적인 신형 기기가 몇 달 간격으로 계속 출시되고 업그레이드도 빠르게 이뤄지는 등 자가 진단 기기 산업은 지속적인 성장세에 있다. 실제로 가정용 헬스케어 기기 시장 규모는 2027년까지 5,000억 달러에 이를 것으로 추정된다.[32] 개인적으로 이 분야에서 가장 놀라운 부분은 새로운 기기들의 휴대성과 가격이라고 본다. 엑소이미징EXO Imaging은 병원용 장비보다 훨씬 저렴한 휴대용 초음파 기기를 개발했다.[33] 옥스퍼드나노포어테크놀로지Oxford Nanopore Technologies에서 만든 민아이언MinION 염기서열 분석기는 가격이 1,000달러, 무게는 100g 이하로 컴퓨터에 꽂는 USB형이며, DNA 및 RNA의 염기서열을 10분 만에 분석한다. 앞서 언급했지만 20년 전 인간 게놈 프로젝트에는 13년 동안 30억 달러가 들어갔다.

휴대성과 가격 측면에서 차원이 다르게 발전한 진단 기기는 아프리카와 아시아 지역의 수많은 시골 지역에 새로운 희망을 제시한다. 나는 비슷한 환경에 처한 몇몇 지역에서 여러 달 근무하면서 진단 기기의 발전상을 직접 목격한 바 있다. 말라리아, 에볼라, 에이즈 같은 전염병을 잡아낼, 저렴하고 조작이 쉬우며 현장에서 바로 쓸 수 있는 진단 장비가 빈곤한 시골 지역에 점점 보급되고 있다. 수만 달러의 비용과 복잡한 관계자 교육 및 유지보수가 필요한 대형 장비가 아닌, 스마트폰처럼 간편하게 조작할 수 있는 장비가 차세대 진단 기기다. 그에 앞서, 전 세계 30억 명이나 되는 사람들이 여전히 인터넷 접속이 되지 않는 환경에서 살아가고 있는 상황을 이른 시일 내에 타개하기 위해 스페이스X, 아마존, 페이스북(현재의 메타-옮긴이) 등 여러 기업이 힘을 쏟고 있다.[34]

알약 하나로 대장암 검사를 할 수 있다면

전 세계적으로 대장암은 남성에게서 세 번째로, 여성에게서 두 번째로 많이 발병하는 암이다.[35] 이 암을 조기 진단하는 과정은 말 그대로 매우 침습적이고 불편하며, 검사용 기기 가격은 약 2만 달러, 검사비는 최대 4,000달러가 들어갈 정도로 비싸다. 이외에도 다른 여러 가지 이유로 검사 권고 연령대에 있는 많은 사람이 대장암 검사를 포기한다(나도 2년째 미루고 있다). 한편 미국 헬스케어 기업 메드트로닉Medtronic에서 만든 섭취형 '필캠Pillcam'은 위장관을 지나가면서 내부를 촬영하므로 의사가 암 전 단계인 용종을 진단하는 데 도움을 준다. 이스라엘 생명공학 스타트업 체크캡Check-Cap에서 만든 C스캔이라는 기기도 있는데, 원리는 같지만 저해상도 엑스레이 기능만 제공한다. 두 제품 모두 섭취형 진단 기기로, 자기 임무를 마치면 우리 몸에서 자연스럽게 빠져나온다. 훨씬 덜 침습적인 이 진단법의 비용은 얼마일까? 대략 500달러에 불과하며, 관련 암들을 효과적으로 진단하는 데에 일대 혁명을 일으킬 것이다.

2020년 소비자가전전시회에서 토론토에 위치한 직물 컴퓨팅 기업 마이앤트Myant는 심박수, 호흡수, 체내수분량, 체지방을 재는 속옷 '스마트언더웨어'를 출시했다. 타액을 분석해 월경 주기에서 에이즈 감염 여부까지 읽어내는 기능을 탑재한 칫솔은 이미 몇 년 전에 특허가 등록된 상태다.[36] 헬시아이오Healthy.io는 스마트폰 카메라로 작동되는 가정용 소변검사 키트를 만든다. 당신의 대변에서 채취한 마이크로바이옴을 분석해주는 '스마트 화장실'은 어떤가? 이미 플로리다 레이크노나Lake Nona에는 '미래형 도시'를 만들고자 하는 사람들이 고안한 여러 가지 스마트 화장실이 존재한다. 레이크노나는 나도 최근에 방문했다. 스마트 화장실뿐만 아니라 건물 곳곳에 숨어 있는 디테일 하나하나가 건강한 생활 습관을 유도하도록 설계됐다. 가령 계단을 입구 정면에 배치하고 엘리베이터는 시야에서 숨겼으며, 부엌에는 버티컬스마트팜(마치 아파트처럼 수직으로 농장을 지어 농작물을 생산하는 공장. 수직 농장으로도 불린다.-옮긴이)을 만들어 신선한 녹색 채소를 1년 내내 키워 먹을 수 있다.

우리는 이미 자가 진단 시대로 넘어왔으며, 그 발전 속도는 점점 더 빨라질 것이다. 헬스케어의 새로운 패러다임은 점점 선제적이고 편리하며 비용 대비 효과가 높은 방향으로 나아갈 것이다. 그런데 진단 기기 발전의 가까운 미래를 더욱 혁명적으로 만들어 줄 두 가지 중요한 요소가 아직 남아 있다. 바로 연결성과 인공지능이다.

데이터, 신체인터넷을 만드는 힘

이번 장의 서두에서 개인 진단 기기가 당신의 건강을 모니터링하고, 그 정보들이 일종의 신체인터넷 및 애플리케이션과 연결되어 거대한 중앙 저장소에 모이는 미래를 그렸다. 이 데이터는 강력한 머신러닝 알고리즘의 원동력이 되어 질병을 진단할 뿐 아니라 실시간으로 처방을 내리고 적절한 처치까지 수행할 것이다. 익명 처리된 당신의 데이터는 가족, 이웃, 그리고 전 세계에서 이 기술을 이용하는 다른 사용자의 데이터와 합쳐져 살아 있는 신체인터넷을 만드는 힘이 될 것이다.

정보는, 찾지 못하면 무용지물이다. 인터넷에서 원하는 정보를 찾을 때 검색 엔진의 도움을 받듯이, 그리 머지않은 미래에 넘쳐날 모든 건강 데이터를 제대로 이해하기 위해 우리는 훨씬 더 복잡한 알고리즘의 도움을 받아야 한다. 완전히 새로운 인공지능은 유전체 전체의 염기서열, 후성유전체, 마이크로바이옴, 가족 병력, 영양 상태와 생활 습관, 그 외 주어진 모든 기초 데이터를 종합할 것이다. 이렇게 얻은 당신의 정보와 전 세계 수억 명의 인구와 수십억 개의 진단 기기에서 취한 진단 데이터를 병원 및 보건소 기록, 사망 기록, 약물 정보 데이터베이스, 국립의학도서관에 등록된 수천만 건의 의학 논문과 비교 분석할 것이다. 이러한 과정을 거쳐 내린 진단의 오차 범위는 매우 작아서 통계적으로 유의미하다. 신체인터넷은 일회성 진단을 내리는 데 그치지 않는다. 알고리즘은 당신의 자가 진단 기기를 계속해서 모니터링하며 당신의 건강 데이터를 학습하고 평생 동안 최신 정보를 반영한 모니터링을 제공한다.

이런 기술이 있었다면 더그 린지의 삶은 얼마나 달라졌을까?

전 세계에 그의 희귀 질환을 아는 의사가 손에 꼽히는 상황 속에서 무려 11년 동안 병상에 누워 지내는 대신, 맞춤형 신체인터넷이 그의 병을 진단하고, 경험이 풍부한 의사와 내분비내과 전문의를 소개받고, 그의 특별한 몸 상태와 병력, 체질에 맞춘 이상적인 치료법을 추천받았을지도 모른다.

이 맞춤형 치료법이 핵심이다. 여러 진단 기기로부터 받은 생물학적 데이터를 처리하는 기술은 정확한 조기 진단만 가능하게 할 뿐 아니라, 개인 데이터를 적극적으로 활용해 당신만을 위한 최적의 치료법을 처방하는 단계까지 나아간다. 헬스케어는 근본적인 변화를 눈앞에 두고 있다. 이 변화는 뒤늦게 대응하는 의료가 아닌 예방하는 의료에, 그리고 보편성보다 개별성에 더 초점을 맞춘다. 이것이 바로 희망이 넘치는 정밀의학의 세계다.

6장

정밀의학

맞춤 헬스케어를 실현할 건강 데이터와 인공지능

"나는 우리가 단순히 치료하는 의학에서 더 과학적인 의학으로 이행하는 시대를 열었다고 믿는다."

비노드 코슬라, 코슬라 벤처스 설립자

"21세기에는 사생활과 건강을 두고 큰 논쟁이 일어날 테지만 건강이 승리할 것이다."

유발 노아 하라리, 역사학자이자 작가

"올바른 투약 용량을 체온처럼 쉽게 알 수 있다면 어떨까요?"

버락 오바마, 미국 44대 대통령

"저는 제 삶을 정리하기 시작했어요. 아이들과 남편에게는 작별의 편지를 썼죠. 하나님을 원망하는 일도 그만뒀어요. 당시에는 죽기만을 기다리는 상태였습니다. 이런 식으로 흘러갈 수밖에 없는 일이라고 받아들였으니까요."[1]

테리사 맥커운Teresa McKeown은 죽음을 준비하고 있었다. 캘리포니아주 밸리센터에 사는 세 자녀의 어머니이자 사랑하는 남편을 둔 그녀가 굳이 죽고 싶을 이유는 없었다. 아직 50대 초반인 테리사는 살날이 많이 남아 있었다. 하지만 12년 전 유방암 3기로 힘겨운 항암 치료를 받고 양쪽 유방을 모두 절제한 이후 완치된 줄로만 알았던 그녀의 병이 재발했다. 종양이 장 전체로 전이되면서 체중은 44kg까지 줄었고 하루하루 참을 수 없는 고통에 시달렸다. 추가적인 항암 치료가 몇 번이나 실패하자 암을 이기려는 테리사의 의지마저 꺾여버렸다.

담당 의사인 제이슨 시클릭Jason Sicklick은 최후의 수단으로 UC 샌디에이고 무어스 암센터에서 실험적으로 진행하는 프로그램을 소개했다. 암센터 의사들이 환자 암세포의 DNA를 검사한 후 인공지능을 활용해 현존하는 모든 약에 점수를 매긴 다음 해당 환자의 암 유형에 최적의 약을 사용하는 프로그램이었다.

당연한 소리로 들리는가? 사실 이 방법은 '획일적인 치료법'을 쓰는 의료 세계에서 다소 혁명적인 방식이다. 의대에서는 예비 의사들에게 대부분의 환자에게 안정적으로 통하는 보수적인 치료법을 쓰라고 가르친다. 하지만 테리사 맥커운은 '대부분의 환자'가 아니었다. 일반적으로는 유방절제술와 항암 치료가 가장 성공적인 치료법이겠지만 그녀에게는 통하지 않았다. 이 단계에서 일반인에게 남은 유일한 선택지는 호스피스에서 죽음을 기다리는 것이다.

무어스 암센터가 운용하는 인공지능은 맥커운의 DNA 염기서열을 분석한 결과 면역항암제 옵디보가 최적의 약물이라는 답을 내렸다. 맥커운의 담당 의사는 애초에 고려도 하지 않았던 치료제였다. 이 약은 피부암, 신장암, 일부 유형의 폐암에만 사용될 뿐 유방암이나 대장암에는 쓰이지 않는다. 하지만 옵디보 치료를 시작한 지 4개월 만에 그녀의 종양은 완전히 사라졌다.

무어스 암센터의 프로그램은 미국에서 연방 예산을 지원받는 임상 연구 과제 '아이프레딕트I-PREDICT'의 일부다. 이 임상시험에 참여한 암 환자들은 모두 기존 암 치료법이 듣지 않았던 사람들이다. 영상의학, 종양학, 동역학, 약리학, 생물정보학 전문가로 구성된 아이프레딕트 팀은 각자의 분야에서 끌어낸 지식을 한데 모아 환자 개인의 유전자 특성에 정확히 맞춘 약물 조합을 완성한다. 이렇게 약물유전학적 접근법을 적용해 치료한 73명의 환자 중 유전자 차이를 고려해 더 정확한 치료법을 적용했던 환자들은 치료 효과가 2배가량 더 높았다.[2]

이것이 바로 정밀의학이다. 맞춤의학이나 예측의학으로도 불리는 정밀의학은 헬스케어를 모든 면에서 송두리째 뒤바꿀 예정이다. 정밀의학의 핵심은 생체 데이터를 활용해 과거에는 상상도 할 수 없었던 정확도로 병을 예측하고 예방하고 치료하는 데 있다. 정밀의학 등장 이전에는 의사들이 마치 희미한 불빛 아래에서 퍼즐 조각의 모양을 더듬어가며 힘겹게 퍼즐을 맞추는 듯한 형국이었다. 하지만 정밀의학의 등장으로, 형광등 아래에서 퍼즐 조각의 모양뿐 아니라 색, 상자 겉면의 완성된 그림까지 한눈에 보면서 퍼즐을 맞출 수 있게 된 것이다.

10억 달러 규모인 코슬라 벤처스 펀드 설립자이자 여러 기업을 창업한 비노드 코슬라Vinod Khosla는 이렇게 말한다.

"저는 우리가 단순히 치료하는 의학에서 더 과학적인 의학으로 이행하는 시대를 열었다고 믿습니다. 담당 의사가 바뀔 때마다 환자들에게 다른 치료법을 추천하는 일은 사라지고 동일한 치료법을 권하게 될 것입니다. 의사 입장에서 확률적으로도 최선의 치료법이 되겠지요."[3]

오늘날 의학은 보편성을 지향하는 의학이자 반응하는 의학이며 불확실하다. 의사 개인의 역량과 경험, 그리고 그가 얼마나 주의를 기울이는지에 따라 치료 결과가 크게 달라진다. 하지만 정밀의학과 함께라면 데이터를 기반으로 선제적이고 신뢰성 높은 헬스케어로 거듭날 것이다. 의사, 병원, 보험회사, 제약회사들은 급격한 변화를 겪을 것이다. 헬스케어 서비스는 발전을 거듭할 것이며, 건강 데이터는 세상에서 가장 큰 가치를 지닌 자원이 될 것이다.

정밀의학이 테리사 맥커운처럼 중병을 앓는 사람에게 도움이 된다는 사실은 명백하다. 하지만 건강한 사람이 자신의 건강을 지키고 수명을 늘리는 데도 혁명적인 수단이다. 이번 장에서는 이 두 가지 측면을 모두 다룰 것이다.

퍼스널롬 분석으로 정교한 치료를

나는 1년에 한 번 새벽에 산타모니카를 떠나 캘리포니아 해안 고속도로를 달린다. 헌팅턴비치에서 아침 파도를 타는 서퍼들, 샌클레멘테의 길고 새하얀 백사장, 꽃밭이 펼쳐진 칼즈배드를 지난다. 도착지는 모던한 분위기를 자랑하는 휴먼롱제비티 주식회사 Human Longevity Incorporated, HLI 샌디에이고 본사로 세계 최고의 정밀의학센터 중 하나다. 직원들은 수술복 차림이지만 휴먼롱제비티의 분위기는 병원이 아닌 5성급 호텔에 가깝다. 지정된 담당자가 입구에서부터 나를 맞이해 소파, 주방기기로 가득한 부엌, 비건용 메뉴가 준비되어 있는 개인실로 안내한다.

이후 나는 6시간 동안 혈액 샘플 21개를 채취하고, 2시간짜리 전신 MRI, 심장초음파 검사, 여러 가지 신경계 검사를 받고, 균형 감각과 움직임의 특징을 섬세하게 측정하는 압력판 위를 10회 왕복하며 걷는다. 모든 검사가 종료되면 나는 혈중 호르몬 · 콜레스테롤 · 비타민 · 단백질 · 혈당 · 항생제 농도 외 여러 생체 데이터가 담긴 70쪽짜리 검사 결과지를 받는다. 검사 결과지에는 장 건강 상태, DNA, 개인적인 위험 소인까지 나온다. 지난번 방문 이후 변화가 생긴 부분을 추적하고 나의 고유한 몸 상태에 맞는 영양소, 생활 방식, 약물을 권해준다.

휴먼롱제비티는 크레이그 벤터Craig Venter와 피터 디아만디스가 설립한, 정밀의학의 미래를 보여주는 최첨단 시설이다. 정밀의학은 투자금이 끊임없이 쏟아지고 있는 분야로, 2028년이면 2,000억 달러 규모의 산업으로 성장하리라 보고 있다.[4] 수천 개의 정밀의학 스타트업이 투자금을 지원받고 있으며, 인류의 수명과 건강수명을 최대한 끌어올리는 걸 목표로 하는 연구소들이 세계 곳곳에 세워지고 있다.

휴먼롱제비티의 최고경영자 허웨이우He Wei-Wu가 내게 말했다.

"현대 기술을 어떻게 활용해야 최대한 오래 살 수 있을까요? 우선 암이나 심장마비, 뇌졸중으로 인한 사망을 피해야 합니다. 이 질병들을 80퍼센트까지 탐지해내는 기술이 거의 눈앞에 다가와 있습니다."[5]

단순히 조기 사망을 줄이자는 말이 아니다. 아페이론 퍼포먼스 센터the Apeiron Center for Performance 같은 연구시설은 전체적으로 정밀의학을 활용해 오직 한 사람만을 위한 특별한 식단, 운동, 보충제를 찾아 육체의 건강과 정신적 웰빙, 운동 능력을 개선하는 것을 목표로 한다.

이것이 어떻게 가능할까? 핵심은 '옴ome'이다. 요가 수업에 나오는 용어가 아니라(나는 매일 요가를 한다) 당신의 유전체인 게놈, 후성유전체인 에피게놈epigenome, 마이크로바이옴을 의미한다. 당신의 현재 건강 상태를 반영하는 단백질의 총집합인 프로테옴proteome, 체내 모든 RNA 분자의 집합체인 트랜스크립톰

transcriptome, 대사산물, 마이크로바이옴 부산물, 음식, 잔류 약물을 모두 포함하는 메타볼롬metabolome도 빠질 수 없다. 이 모든 것들이 합쳐진 '퍼스날롬personalome'은 놀랍도록 정교하고 풍부한 데이터를 바탕으로 그려낸 건강의 단면으로, 의학이 질병을 치료하는 양상을 바꾸고 있다.

소비자 직접의뢰Direct to consumer, DTC 유전자 검사 기업 23앤미가 시장 평가액 25억 달러라는 성과를 거둔 후 '옴'에 초점을 맞춘 진단 서비스 시장이 폭발적으로 증가하고 있다. 미리 말해두지만 안정적으로 이 기술을 사용하려면 아직 갈 길이 멀다. 빠르고 저렴한 DTC 혈액 검사라는 비전을 팔았지만 (좋게 표현하자면) 시대를 너무 앞선 탓에 비극적으로 몰락한 테라노스의 사례가 있다. 하지만 언젠가는 이 기술이 완성될 것이다. 한편 전통적인 유전자 기업들은 대형 제약사와 손을 잡고 암이나 여타 난치병에 맞춤형 치료 옵션을 제공하고 있다.

장수의 가까운 미래에서는 빠르고 저렴하며 신뢰성 높은 퍼스날롬 분석이 확실하게 일상으로 자리 잡을 것이다. 수집된 데이터는 질병 예측 및 발병 방지에 활용되고, 맞춤형 치료법의 처방에 힘을 실어준다. 제약회사는 더 빠르게 더 저렴한 비용으로 약을 개발할 수 있게 된다. 또한 우리 모두 자신의 몸을 잘 알고, 올바른 먹거리와 생활 방식을 선택하고, 최대한 오래 건강한 상태를 유지하는 데 이 지식을 활용할 수 있다. 다시 말하지만 이 모든 것들을 가능케 하는 핵심은 인공지능의 힘이다.

정밀의학을 이끄는 지속 모니터링, 딥러닝, 컴퓨터 비전

퍼스날롬 데이터를 기초로 진단과 치료를 한다는 비전에는 한 가지 문제가 있다. 인간이 세상에 존재하는 모든 건강 데이터를 받아들이고 분석하며 이해하기란 전적으로 불가능하다. 인터내셔널 데이터 코퍼레이션International Data Corporation, IDC(미국의 IT 컨설팅 및 시장 조사 기관-옮긴이)에 따르면 건강 데이터는 2020년 기준 2,000엑사바이트를 넘어섰다. UN의 정보·기술 관련 기구인 국제전기통신연합의 표현을 빌리자면 '인류가 지금까지 모든 언어로 글로 남긴 작업물의 4만 6,280배가 되는 양'이다.[6] 당신이 책을 읽을 때쯤이면 이 숫자도 6만~10만 배로 늘어나 있을 것이다.

한번 생각해보자. 기존 헬스케어에서 축적된 데이터만 해도 이미 어마어마한 양을 자랑한다. DTC 서비스로 발생할 퍼스날롬 데이터도 곧 그만큼 늘어날 것이다. 이 데이터를 효율적으로 사용하기 위해서는 셀 수 없이 많은 약물 선택지, 수술을 통한 치료법, 생활 방식에 맞춘 치료법, 기타 고려 사항 등이 반드시 함께 숙고되어야 한다. 그런데 유명 유튜브 영상의 표현을 빌리자면 '그러고 있을 시간이 없다'. 인공지능이 필요한 이유가 여기에 있다. 컴퓨터 비전, 심층신경망, 머신러닝이라는 말을 들어봤다면 이제 우리에게 어떤 일이 펼쳐질지 감이 잡힐 것이다. 인공지능은 정밀의학을 가까운 미래에 현실화할 수 있을 정도로 급속도로 발전하고 있다. 인공지능의 활용 사례를 한번 살펴보도록 하자.

1. 영국의 지속 모니터링

영국에서는 만성 폐쇄성 폐질환으로 100만 명이 넘게 고생하고 있다. 이 질환은 응급실 방문 원인 중 2위를 차지하며, 이로 인해 매년 3만 명이 사망하는데 대부분이 65세 이상이다.[7] 만성 폐쇄성 폐질환 환자들은 수면 중 호흡을 돕는 지속 양압기를 자주 사용하며, 여의치 않을 경우 심박수를 경고해줄 스마트워치를 착용하고 잔다. 하지만 아무런 신호 없이 증상이 급격하게 악화될 수 있어 그런 경우의 환자들이 응급실로 실려 온다. 시애틀에 있는 인공지능 스타트업 켄사이KenSci는 하나의 가능성을 엿보았다. 환자와 연결된 지속 양압기, 스마트워치, 환자의 활동 기록에서 수집된 데이터를 활용해 증상이 급격하게 악화되는 시점을 예상할 순 없을까? 켄사이는 3년치 환자 데이터로 인공지능 알고리즘을 훈련시켜 증상 악화 직전에 나타나는 미묘하고 복잡한 데이터 패턴을 인식하게 만들었다. 해당 알고리즘은 현재 영국 국민보건서비스에 도입되어 외래환자들이 실시간으로 전송하는 데이터를 선제적으로 분석하며 맹활약을 펼치고 있다. 켄사이의 인공지능이 급격한 증상 악화의 위험성을 감지하면 의사들에게 경보를 보내므로 응급 상황으로 발전하기 전 조치를 취할 수 있게 되었다.

2. 딥러닝과 컴퓨터 비전으로 당뇨병을 진단하다

당뇨망막병증은 당뇨병의 합병증이다. 혈당이 너무 높으면 시간이 지남에 따라 망막으로 이어지는 미세 혈관이 손상을 입는다. 몸에서 새로운 혈관을 만들어내도 쉽게 파열된다. 치료하지 않으면 완전 실명에 이르게 된다. 조기 발견 시 치료가 매우 용이하지만 초기에는 별다른 증상이 없을뿐더러 이 병을 확인할 수 있는 안과 전문의도 귀한 실정이다. 구글 소속 과학자 바룬 굴샨Varun Gulshan은 인공지능을 활용한 더 나은 진단 및 치료 방법이 있으리라 생각했다. 그의 모국 인도에서도 1,300만 명이 당뇨망막병증으로 고통받고 있었다. 그의 연구팀은 우선 안과 전문의들이 이미 단계 분류와 분석을 마친 망막 스캔 자료를 입수했다. 이후 딥러닝과 컴퓨터 비전이라는 인공지능 기술을 활용해 알고리즘으로 하여금 안과 전문의 수준으로 당뇨망막병증을 인식하도록 훈련시켰다. 덕분에 현재는 당뇨병 환자가 망막 상태를 봐줄 의사가 없어 걱정할 일이 줄어들었다.

3. 자연어 처리와 인공지능 헬스케어의 도약

정밀의학 분야에서 매우 정확하고 정교한 맞춤형 진단을 하기 위해서는 인공지능이 환자 수백만 명의 의료 기록, 수천 가지 약물의 승인 정보 및 실험 정보, 의학 학술지, 보험 청구 내역, 심지어 온갖 언어로 의사가 직접 쓴 노트나 차트까지 분류하고 이해할 수 있어야 한다. 그리고 이 자료들을 기반으로 의미 있는 분석을 하고, 환자의 상태에 근거해 확률론적 계산을 거친 후 특정 환자에 맞은 최선의 해법을 도출해내야 한다.

컴퓨터가 이런 작업을 수행하는 원리 중 하나로 손으로 적은 정보를 인지하는 인공지능인 자연어 처리natural language processing, NLP가 있다. 클라우드메드XCloudMedX 같은 의료용 인공지능 시스템은 NLP를 활용해 언어 기반 데이터를 스캔하고 환자에게 맞는 처치 방향을 결정한다. 현재는 심장 통증이나 손가락 저림 같은 개별 증상을 입력해도 진단명을 추정할 수 있다. 특히 의사가 잘 접하지 못하는 희귀 질환에 유용하게 쓰일 수 있다. 간병인 또한 환자의 데이터에 고혈압이나 크론병 같은 용어를 입력해 선택 가능한 치료법과 알려져 있는 합병증, 관련 증상들을 알 수 있다. 의료 기록을 모니터링하여 원내 감염, 심장마비 등의 사례가 발생하는 패턴도 확인할 수 있다.

앞서 설명한 것처럼 NLP는 상세한 분석을 통해 의사의 판단을 도와준다. 시간이 지나면 NLP뿐만 아니라 컴퓨터 비전, 딥러닝 등의 기술도 결합하여 매우 신뢰성 높은 진단 결과를 제공해줄 것이다. 그 결과 의료계의 일관성 없는 주먹구구식 처치는 종식되고, 후대 사람들은 '획일적인 치료법'이 야만스러운 방식이었음을 깨닫게 될 것이다. 아직 갈 길이 멀지만 장수의 가까운 미래에서 정밀의학은 완벽한 의학으로의 변신을 앞두고 있다고 해도 과언이 아니다.

단 한 사람을 위해 개발하는 약

정밀의학의 미래는 밀라센Milasen이라는 약에서 엿볼 수 있다. 밀라센은 티머시 유Timothy Yu 박사와 보스턴어린이병원에 근무하는 그의 동료들이 개발한 약이다. 현재 전 세계에 있는 밀라센은 모두 합쳐 18그램에 불과하며, 전량 보스턴의 냉동고에 보관된 채 밀라 마코벡Mila Makovec이라는 어린 소녀를 치료하는 용도로만 사용하고 있다.

밀라의 인생은 시작이 나쁘지 않다. 행복하고 건강한 아기였던 밀라는 활달하고 말 많은 여자아이로 자라났다. 머리를 묶거나 인형 놀이를 하며 놀았고 6살짜리 내 딸 폴리나와 마찬가지로 〈겨울왕국〉을 좋아했다. 그런데 3살이 되면서 점점 행동이 굼뜨고 인지에 어려움을 겪기 시작했다. 6살이 되자 하루 30번까지 발작을 했고, 피딩튜브feeding tube로만 음식을 섭취할 수 있었고, 눈은 완전히 실명됐다.

부모인 줄리아 비트랄레오와 알렉 마코벡은 하루하루가 악몽이었다. 유전체 염기서열 분석 결과 신경 퇴행성 질환인 바텐병 중에서도 극도로 보기 힘든 유형이었다. 약도 치료제도 없었다. 바텐병은 조기 발병 시 일반적으로 기대수명이 8~10세다. 예후가 좋지 않았지만 이후 밀라가 경험한 일들을 통해 우리는 유전병을 치료하는 정밀의학의 힘을 엿볼 수 있다.

바텐병과 기전이 유사한 신경 퇴행성 질환을 치료하는 완전히 다른 약이 있다는 말을 들은 티머시 유는 어쩌면 그 약을 밀라의 병을 치료하는 용도로만 별도로 개발할 수 있겠다는 생각이 들었다. 밀라의 병이 급격히 악화되고 있는 상황에서 그는 포기하고 싶지 않았다. 동료들에게 도움을 구하고 제조사에 지원을 요청하는 한편 FDA의 승인을 얻기 위해 노력했다. 몇 달 지나지 않아 그의 연구팀은 밀라의 유전체에만 있는 22개의 염기서열을 완벽하게 공략하는 약을 개발하고 투여를 시작했다. 약 이름은 밀라센이라고 붙였다. 바텐병 증상을 모두 정상으로 되돌리기에는 치료가 너무 늦었지만, 밀라는 이제 혼자서 먹고 걸으며 밀라센 투여 전보다 발작의 정도나 빈도가 훨씬 줄어들었다. 부모의 말에 따르면 밀라는 잘 웃고 인생을 즐기며 본래의 모습을 많이 되찾았다고 한다.

조만간 우리는 눈에 보이지 않는 병도 치료하게 될 것이며, 운 좋게 영혼이 아름다운 의료업체 직원을 만나길, 환자를 위해 한

발 더 나아갈 의지를 가진 티머시 유 같은 의사를 만나길 바라지 않아도 된다. 자가 진단, 유전체 염기서열 분석, 인공지능이 있다면 바텐병 같은 심각한 유전병이나 비만, 심장질환, 과민성대장증후군 같은 질병의 위험인자를 미리 파악할 수 있다. 심지어 이 방법은 자궁 내에서 비침습적으로 이루어지므로 위험한 질환을 출산 전에 파악할 수 있다. 다유전자 위험 점수가 높다고 해서 실제로 그 병에 걸린다는 의미는 아니다. 식단이나 보충제, 약물을 현명하게 선택하면 해당 질환을 피해갈 수 있다. 이론적으로는 당신의 퍼스날롬에 맞춰 제작된 약 한 알로 최상의 건강 상태를 유지하는 것도 가능하다.

이 아이디어의 선구자인 대니얼 크래프트Daniel Kraft 박사는 스탠퍼드대학교와 하버드대학교에서 수련의 과정을 거쳤다. 과학자이자 의료기기 발명가이기도 하다. 그는 인텔리메디슨Intellimedicine을 비롯한 여러 스타트업의 공동 창업자이기도 하다. 인텔리메디슨은 개인이 가진 질환, 영양소 요구량, 그날의 건강 상태에 꼭 맞춘 물질을 정확한 용량에 맞춰 넣어주는 맞춤형 3D 프린터 인텔리메드Intellimed를 개발하는 회사다. 인텔리메디슨의 3D 프린터 시제품은 16개의 저장 용기가 있어 여러 종류의 물질을 한 알의 약에 1~2밀리그램 단위까지 정교하게 혼입할 수 있다. 크래프트는 이 기계가 약국에서 약을 조제하는 데 사용되고, 궁극적으로 가정에 토스트기처럼 흔하게 보급되는 세상을 꿈꾼다. 인텔리메디슨의 미션 선언문에는 다음과 같은 말이 있다. "모든 약, 보편적인 용량이 모든 사람에게 통하는 건 아닙니다. 체중이나 나이, 활동량, 식단이 다르면 (…) 선택하는 약과 복용량도 큰 폭으로 달라집니다."[8]

장수의 가까운 미래에는 본인 의사에 따라 정밀의학으로 스스로 건강을 관리하는 것도 가능하다. 가령 보스턴과 싱가포르에 위치한 바이오포미스Biofourmis라는 기업은 이미 착용형 기기와 머신러닝으로 환자의 질병 악화를 예측 및 예방하고, 치료가 잘 되고 있는지 모니터링하는 서비스를 헬스케어 업체에게 제공하고 있다. 인사이드트래커Insidetracker.com라는 웹사이트에서는 혈액검사, DNA 염기서열 분석, 피트니스 분석기로부터 얻은 개인 퍼스널롬 데이터를 올리면 본인에게 맞는 영양 및 운동 프로그램을 알려준다. 노인 돌봄 기업 케어프레딕트Carepredict는 착용형 기기와 비콘Beacon 기술을 활용해 노인들의 넘어짐, 영양실조, 우울증, 기타 잠재적인 문제를 예측 및 감지한다. 플로Flo, 클루Clue, 오바그래프OvaGraph 같은 여러 가지 섬세한 트레이너, 식단과 다이어트 시스템, 여성의 월경주기 모니터 서비스들이 맞춤형 건강 계획을 짜고, 질병을 피하고, 자녀 출산을 계획하는 데 이미 개인의 데이터를 활용하고 있다.

정밀의학이 완성 단계에 이르면 모든 잠재적인 질병을 '0단계'에서 잡아내게 되며, 그 시점은 증상이 나타나기 수십 년 전이 될 수도 있다. 계획대로만 된다면 평생 의사를 볼 일이 없을지도 모른다.

미래 의사의 오른팔, 꼼꼼한 인공지능

영상의학과 전문의가 되려면 예리한 눈과 13~15년 동안 이어지는 수련의, 레지던트, 전문의 과정에 들어가는 약 25만 달러의 학비가 필요하다. 하지만 지금 의대에 입학한다면 졸업할 때쯤 상황이 많이 바뀌어 있을 것이다. 인공지능은 임상에서의 진료 방식과 의사 교육 방식을 붕괴시켰고, 다른 분야도 예외는 아니다.

영상의학은 이 지각 변동의 적절한 예시다. 영상의학과 전문의는 엑스레이 사진과 CT, MRI 스캔, 초음파 결과를 통해 자세한 진단을 내린다. 이는 높은 분석 기술을 요구하는 작업이며, 따라서 영상의학과 전문의는 여러 전공을 아우르는 임상 지식을 숙지해야 한다. 공교롭게도 이는 컴퓨터가 특별히 강한 능력을 발휘하는 덕목이다. 컴퓨터 비전이나 딥러닝 분석 같은 인공지능의 능력은 세계 정상급 영상의학과 전문의의 진단 능력에 견줄 만하다. 이 변화에 대해 더 자세히 이해하기 위해 나는 스탠퍼드대학교 의과대학 영상의학과 부교수로 있는 사프완 할라비Safwan Halabi에게 연락했다. 할라비는 자신의 분야에서 일어나고 있는 현상을 다음과 같이 설명했다. "컴퓨터과학자들이 영상의학에 못을 박을 망치를 들고 있는 상황으로 보면 됩니다. 인공지능을 진단에 적용하는 살벌한 경쟁이 조만간 시작될 것입니다."

헬스케어 산업이 이 분야에 이토록 관심이 많은 이유는 어렵지 않게 이해할 수 있다. 영상의학과 전문의 한 명에 매년 약 50만 달러 상당의 비용이 들어가는데,[9] 그나마도 주당 40~60시간만 근무한다. 방사선 노출에도 주의해야 하고, 병가를 내거나 휴가를 떠나 자리를 비우기도 한다. 그리고 사람이라면 실수를 하기 마련이다. 하지만 의료 이미지 분석은 언제나 신속해야 하고 언제나 분석 가능해야 하며 언제나 정확해야 한다. 인공지능이라면 이 간극을 메울 수 있다. 그리고 그 작업은 이미 진행되고 있다. 매사추세츠공과대학교MIT와 구글이 개발한 인공지능 솔루션은 유방암, 폐암, 골절, 폐렴, 알츠하이머병을 98퍼센트의 정확도로 진단할 수 있으며,[10] 때로는 인간 전문의도 잡아내지 못한 부분을 근거 지표를 활용해 정확하게 예측한다. 심지어 인공지능 스타트업의 선두주자 제브라Zebra와 AI닥AIDoc은 스캔 한 장당 약 1달러에 이미지 분석 서비스를 제공한다. 할라비는 다음과 같이 예측한다.

"초창기 GPS와 비슷한 상황입니다. 완전히 믿자니 찜찜해서 운전자가 도로명 정도는 알아야 했죠. 하지만 자동화 편향이 생기고, 어느 순간 사람을 더 못 믿거나 기계가 사람을 가르치는 때가 옵니다." 스탠퍼드대학교의 또 다른 영상의학과 전문의 커티스

랭글로츠Curtis Langlotz도 같은 부분을 지적한다. "인공지능이 영상의학과 전문의 자체를 대체하지 않습니다. 인공지능을 활용하는 전문의가 인공지능을 활용하지 않는 전문의를 대체하겠죠."[11]

영상의학과는 인공지능이 변화를 가져올 첫 번째 분야에 불과하다. 데이터 의존도가 높은 중환자실이나 응급실처럼 매우 정확하고 거의 즉각적인 판단을 내려야 하는 분야도 명백히 인공지능 발전의 영향을 받을 후보군이다. 그리고 피부과, 알레르기내과, 순환기내과, 혈액내과, 비뇨기과가 다음 차례를 기다리고 있다. 이 시스템이 잠재력을 완전히 발휘하려면 훨씬 더 많은 데이터가 필요하다. 하지만 결국 인간 의사의 능력을 급격히 증폭시킬 것이다.

간단한 의료 상담은 원격의료로

정밀의학이 가져올 또 다른 변화는 의사와 환자의 연결성 증가, 즉 원격의료의 발전이다. 처음 이 장을 집필할 때만 해도 원격의료의 개념과 필요성을 설명할 예정이었다. 그런데 코로나19가 터졌다. 중국에서는 발병 한 달 만에 원격의료 애플리케이션인 핑안굿닥터Ping An Good Doctor의 온라인 방문자 수가 10억 명 이상으로 늘었다.[12] 중국의 또 다른 기업인 텐센트의 위닥터WeDoctor나 알리헬스Ali Health, JD헬스JD Health도 비슷한 양상을 보였다. 팬데믹이 진행되면서 텔레닥Teledoc과 아이클리닉iClinic, 닥터스온디멘드Doctors on Demend 같은 서구권 의료업체 또한 신규 환자들이 밀려들었다. 미국 정부는 원격의료를 승인했고, 관련 규정도 빠르게 완화되어 의사들이 다른 주에서도 진료할 수 있게 되었다.

원격으로 진단을 하는 업체마다 애플리케이션, 웹사이트, 영상회의 링크를 통해 상담, 고화질 영상 검진, 약물 처방 등의 서비스를 제공한다. 장수의 가까운 미래에서는 간단한 의료 상담을 위해 알고리즘과 챗봇을 이용할 수도 있다. 의사를 찾거나 전화할 필요가 없다. 물론 인공지능이 당신의 퍼스날롬 데이터를 모니터링하다가 문제를 발견하면 주치의에게 경고를 보낼 것이다. 하지만 비응급 상담은 원격으로 이뤄질 가능성이 높다. 이미 중국에서는 스마트 클리닉 부스가 운영되고 있고, 환자는 인공지능의 진단을 받고 심지어 마치 자판기를 이용하듯 스마트 약물 캐비닛에서 약을 받아간다. 대형 병원에서나 구비하던 최신·최고 성능의 진단 기기도 스마트 클리닉에 탑재되리라고 어렵지 않게 상상할 수 있다.

'환자가 병원을 찾지 않는 세상'까지는 오지 않을지라도 원격의료는 사망률 감소와 병원 재방문 감소에 중요한 역할을 할 것이다. 미국에서 퇴원 환자 중 9~17퍼센트는 3일 이내에 다시 병원을 찾는다.[13] 그중 12퍼센트는 그대로 사망해 다시 퇴원하지도 못한다.[14] 하지만 연구에 따르면 환자의 경과를 하루만 더 관찰해도 사망률이 큰 폭으로 감소한다고 한다.[15] 원격 모니터링과 원격 방문이 가능해진다면 가정에 있는 환자를 편안하게 지켜볼 수 있다.

분명히 말해두지만 나는 의사가 사라지기를 바라거나, 사라질 거라고 예측하는 게 아니다. 나 자신과 내가 사랑하는 사람들의 생명은 의사에게 너무나도 많은 빚을 졌다. 역설적으로 들리겠지만 헬스케어 접근성이 물리적 공간 및 전문성을 극복할수록 의사는 환자에게 더 저렴하게, 더 신경 써서, 더 양질의 진료를 제공할 여력이 생길 것이다. 부가가치가 낮은 행정적·분석적·절차적 업무를 인공지능에게 맡긴다면 환자들을 더 총체적으로 돌보는 데 남은 시간을 쏟을 수 있다. 예전처럼 말이다. 200년 전만 해도 전공의가 존재하지 않았다. 의사는 가족의 일원과 마찬가지로 당신을 한 사람의 인간으로 대하며 깊이 이해하고자 했다. 전공의 시스템은 20세기 의학에 큰 발전을 가져다주었다. 하지만 요즘은 예약을 잡고 대기실에 앉아 있다가 결과를 기다리기까지 몇 시간을 허비하는 반면 실제로 의사와 마주 앉아 상담을 받는 시간은 극히 짧다. 오늘날 의사는 환자를 '부품'처럼 대하는 경향이 있다.

나는 정밀의학에 의사와 환자의 관계를 개선시킬 멋진 능력이 있다고 굳게 믿는다. 심장병 전문의이자 작가, 정밀의학의 선구자인 에릭 토폴Eric Topol 박사가 쓴 책 《딥메디슨》은 이 내용을 집중적으로 다루고 있다. 토폴은 다음과 같이 예측했다. "인공지능이 우리에게 안겨줄 가장 큰 기회는 오류나 업무량을 줄이는 것도,

암의 정복도 아니다. 인공지능은 환자와 의사 간의 귀중하고 전통적인 관계와 신뢰, 즉 인간미를 회복할 기회를 제공할 것이다."[16]

전 세계 인구 중 30억 명은 헬스케어 접근성이 떨어지거나 전무한 환경에 처해 있다.[17] 하지만 모바일 기기는 대부분 소지하고 있다. 스마트폰이 넘치는 시대다. 원격의료와 인공지능 기술이 있다면 이들도 비교적 잘 사는 도시 거주민들이 즐기는 헬스케어에 버금가는 서비스를 접하게 될 것이다. 비노드 코슬라는 이렇게 말했다. "소득이 적은 사람들도 개인 인공지능 의사에게 질문할 수 있습니다. 구글맵처럼 무료가 될 테니까요."[18]

건강 데이터를 어떻게 지킬 것인가

주의 깊은 독자라면 엄청나게 중요한 내용을 이번 장에서 아직 논하지 않았음을 느꼈을 것이다. 그리고 정밀의학의 성공은 이 문제에 달려 있다고 해도 과언이 아니다.

정밀의학은 데이터, 그것도 엄청나게 많은 데이터를 필요로 한다. 그리고 건강 데이터는 사생활 침해 문제와 관련해 여러 의문을 낳는다. 이번 장 초반에서 언급했듯이 건강 데이터는 현재 우리의 활용 능력보다 더 많이 쌓여 있다. 하지만 여기서 문제가 발생한다. 쓰나미처럼 넘치는 데이터를 정밀의학에 활용하려면 한 곳으로 취합해서 병원이나 의학 연구자, 제약회사, 정부 보건 부처, 기타 구성원들이 쉽게 꺼내 쓸 수 있게 해야 한다. 하지만 이것은 매우 민감하고 달성하기 어려운 문제다.

우선 건강 데이터는 여러 위치에 개별적으로 쌓여 있다. 당신이 독감이 유행할 때 기침이 끊이지 않아 찍었던 흉부 엑스레이 사진은 동네 병원에서 보유 중이다. 핏빗과 오라링에서 매일 수집한 당신의 건강 데이터는 해당 기업의 서버에 저장되어 있다. 네뷸라지노믹스에서 진행한 염기서열 분석 결과 역시 업체에서 보관한다. 연간 건강 검진으로 혈액검사를 한 결과는 당신의 담당 의사가 관리하고 있다.

다음으로 규제 문제가 있다. 미국의 의료정보보호법HIPAA 등은 헬스케어 업체들이 소비자의 개인정보를 보안 처리하여 관리하도록 규정하고 있다. 설령 업체들이 공유를 원하더라도(실제로 하지는 않는다) 고액 연봉을 받는 사내 변호사가 절대로 용납하지 않을 것이다.

상업적 경쟁 문제도 있다. 〈이코노미스트The economist〉는 2017년에 '세상에서 가장 가치 있는 자원은 이제 석유가 아니라 데이터'라고 단언했다(당시 이 말에 동의하지 않았던 사람들도 2020년 원유 가격이 폭락하면서 마음을 바꿨을 것이다).[19] 21세기에 데이터의 가치는 값을 매길 수 없다. 인공지능이 예고하는 멋진 기회들은 하나같이 데이터 기반이다. 헬스케어 업계 관계자가 아니라도 데이터가 가진 상업적 가치를 이해하고 있다. 데이터를 한데 모아 가치를 생산하는 일은 더 이상 잡일이 아니다.

건강 데이터를 사이버범죄로부터 보호하는 일 또한 중요한 과제다. 당신의 주민등록번호는 암시장에서 1달러도 못 받는다. 신용카드 데이터는 5~30달러 정도에 팔린다.[20] 하지만 의료 기록이라면 어떨까? 이름, 주소, 상세 연락처, 개인식별번호, 보험 계좌, 세부 결제 내역, 가족 구성원, 응급상황 연락 기록, 그리고 당연히 건강 이력에 대한 세부 정보까지, 완전한 의료 기록은 범죄자에게 최대 수천 달러의 가치를 지닌다(참고로 애석하게도 미국 헬스케어 기관 중 무려 75퍼센트는 이미 해킹을 당했다고 한다[21]).[22]

마지막으로 사생활 문제가 있다. 구글과 페이스북 같은 빅테크 기업들이 당신의 데이터를 상업적으로 사용할 권리가 있는지, 이 데이터는 어떤 식으로 저장되고 사용되어야 하는지, 소비자가 이 데이터를 열람하려면 어떤 조건이 필요한지 등 데이터의 소유권을 두고 이미 사회적으로 논쟁이 일어나고 있음을 우리는 이미 알고 있다. EU는 2018년 개인정보보호법GDPR을 시행했고, 100여 개국 이상에서 유사한 규정을 도입했다.[23] 이를 건강 데이터에 적용하면 고려할 점이 더욱 많아진다. 데이터에는 누가 접근해야 하는가? 데이터를 저장할 자격을 가질 수 있는 주체는 누구인가? 해커가 데이터를 훔쳐서 당신의 건강이나 재산을 해쳤다면 누구의 책임인가? 헬스케어 기업은 당신의 데이터를 활용해 새로 나온 의약품과 의료기기를 판매해도 되는가? 누군가 당신의 데이터로 협박을 할 가능성은 없는가? 아니면 영화 〈가타카〉(유전자 조작을 통해 철저한 계급사회를 구축한 암울한 미래상을 다룬 영화-옮긴이)에 나온 세계처럼 당신의 퍼스날롬 데이터가 언젠가 당신의 교육이나 직업, 배우자, 사회적 역할 선택에 영향을 주지 않을까?

우리는 이미 이런 골치 아픈 문제를 맛보기로 체험하고 있다. 2018년 캘리포니아 경찰은 조셉 제임스 디안젤로 주니어Joseph James DeAngelo Jr.를 1976~1986년에 걸쳐 여성 45명을 강간하고 12명을 살인한 혐의로 체포했다. 경찰은 일명 '골든스테이트 킬러'라 불린 범인의 DNA 샘플을 확보했지만, 용의자 수백만 명의 정보와 비교해도 일치하는 인물이 없는 상황이었다. 그렇다면 어떤 정보를 범인 검거에 활용했을까? 지이디매치GED Match는 유전자 염기서열 정보를 활용해 친척을 찾아주는 웹사이트다. 경찰이 골든스테이트 킬러로부터 확보한 DNA 정보를 입력하자 용의자가 미국인 전체에서 디안젤로의 가족으로 좁혀졌다. 용의자는 사건 현장에서 몇 킬로미터 떨어지지 않은 곳에 거주하고 있는 것으로 즉시 확인되었다. 이와 유사한 방식을 적용해 여러 주에서 수십 건의 미제 사건을 해결했다. 하지만 이 사이트가 (범죄자를 포함한) 사용자의 사생활을 보호하는 방향으로 약관을 개정하면서 더 이상 이 방법을 쓸 수 없었다.[24]

익히 알려진 사실이지만 기존 의료 기록이 공개되었을 때 보험

가입이 어려워지거나, 근무 능력이 떨어질까 봐 고용주가 채용을 꺼릴 수도 있다. 당신에게 아직 발병하지도 않은 질환에 대한 정보도 기록될까? 당신의 의료 기록에 접근할 수 있다면 어딘가에 지원할 때 불이익을 입지는 않을까?

당신의 건강이 완벽한 상태일지라도 데이터 이용 문제는 신경이 쓰일 수 있다. 당신의 소셜미디어, 검색 기록, 쇼핑 데이터를 원하는 대기업들이 이제는 당신의 건강 데이터까지 눈독을 들이고 있다. 구글은 21억 달러를 들여 파트너십 체결 및 인수 형태로 핏빗을 손에 넣으며 미국과 영국의 환자 수천만 명에 대한 건강 데이터에 접근할 권한을 손에 넣었다. 애플은 애플워치의 건강 정보 기록 기능에 거금을 투자하고 헬스테크 스타트업들을 조용히 인수하고 있다.[25] 아마존은 현재 필팩PillPack과 헬스네비게이터Health Navigator를 보유하고 있으며, 제약 영역 분야와 자체 개발한 헤일로Halo에 엄청난 관심을 기울이고 있다. 페이스북은 2018년 비밀리에 병원에서 환자 데이터를 입수하려던 계획이 무산된 이후[26] 자사의 건강 애플리케이션 사용을 유도하고 있다.[27] 기업들이 당신의 건강 데이터에 접근하려는 금전적 동기는 차고 넘치며 점점 더 심화될 것이다. 애플의 헬스케어 부문 매출은 2027년까지 3,000억 달러가 넘을 것으로 추정된다.[28] 중국 빅테크 기업들도 같은 길을 걷고 있으며 헬스케어에 큰돈을 투자하고 있다. 당연히 대형 제약사도 구경만 하고 있지는 않다. 스위스의 다국적

제약회사 로슈는 2018년 생체 데이터 기업 플랫아이언헬스Flatiron Health를 19억 달러에 인수했다. 이후 신약 개발과 임상시험 승인을 위해 암 환자 데이터를 원래 보관하던 곳에서 중앙 집중식 저장소로 옮겼다.

사실 건강 데이터의 수집·구매·판매는 새로운 현상이 아니다. 일례로 노스캐롤라이나 더럼에 있는 건강 데이터 기업 아이큐비아IQVIA는 매년 110억 달러를 벌어들이는데, 이 금액에는 익명의 환자 800만 명 이상의 기록에 접근할 수 있는 권한을 판매한 금액도 포함되어 있다. DTC 기업을 포함하는 많은 헬스케어 기업들이 익명 처리된 당신의 데이터를 제약회사, 연구 기관, 보험회사에 판매할 권리를 가지고 있다. 가령 2020년 초반 23앤미는 고객 데이터를 이용해 약을 개발할 수 있는 라이센스 계약을 스페인 제약회사 알미랄Almirall과 맺었다.[29] HIPAA 규제를 완전히 합법적으로 우회하는 방법도 있다. 가령 구글은 헬스케어 서비스 업체인 아센시온Ascension과 '비지니스 파트너' 관계에 있다고 주장하는 방식으로 환자의 건강 기록을 모두 열람할 수 있는 권한을 손에 넣었다.[30] 아무리 데이터를 익명으로 처리해도 환자를 정확하게 특정할 수 있는 경우는 발생할 수 있다.[31]

우려했던 대로 빅테크 기업들이 건강 데이터에 집착하는 이면에는 기존 헬스케어 업체들보다 기술 면에서 훨씬 더 우위에 있다는 점이 깔려 있다. 빅테크 기업은 최고 성능의 인공지능과 막강한 자금력을 지니고 있으며, 이윤을 위해서라면 산이라도 옮길 준비가 되어 있다. 다른 한편에서는 개인 건강 데이터 주도권을 일종의 인권으로 보는 움직임이 일어나고 있었다. 이 분야에서 주도적으로 움직이는 학술 연구 기관인 카운트미인Count Me In은 자발적인 데이터 제공자들에게 데이터를 통해 발견한 사항 중 질환 치료에 도움이 될 만한 부분을 알려준다. 페이션츠라이크미Patients Like Me는 2,900가지 질환을 가진 75만 명에게서 얻어낸 4,300만 개의 데이터를 보유 중이며, 마찬가지로 이 데이터를 활용한 연구 결과에 기반해 자신의 상태를 추적하고 개선할 수 있는 도구를 제공한다. 세퀴스터Seqster, 블루버튼Blue Button, 이페이션트네트워크EPatient Network처럼 자신들의 퍼스날롬 데이터 접근성과 주도권을 환자들에게 부여하는 기업들도 등장했다. 세이지바이오네트웍스Sage Bionetworks 같은 비영리단체는, 소프트웨어 분야에서 성공적이었던 오픈소스 모델에 기반을 둔 자유로운 데이터 공유 규약을 정립하려는 시도를 하고 있다.

정부 차원에서 이 문제에 적극적으로 개입한 사례도 있다. 덴마크 비영리단체 메드컴Medcom은 1994년 이후 국내에 있는 모든 병원, 약국, 연구소, 긴급 구조 기관, 소규모 의원을 하나로 연결했다. 이 시스템은 헬스케어 업계와 이들이 관리하는 환자에게 질병의 관리 및 예방에 필요한 모든 데이터에 접근 권한을 부여하며 전자보건기록시스템의 주춧돌이 되었다.[32] 미국 국립보건원의 올

오브어스All of Us 연구 프로그램은 '역사상 가장 다양성 있는 보건 데이터베이스를 구축한다'는 야심 찬 계획을 세우고 미국인 수십 만 명의 정보를 등록했다. 이 프로그램은 개인정보와 데이터 관리에 관한 규정을 구체적으로 제정해 건강 데이터가 오직 공중보건 증진에만 사용될 것을 보장하고자 했다.[33]

의학 분야의 미래학자로 유명한 베르탈란 메스코 박사Bertalan Mesko는 어떤 신기술보다도 환자의 자율권이 장수에 수백 배 더 중요하다고 여긴다. 사람들은 자신의 건강에 영향을 주는 결정과 행동에 더 많은 주도권을 가져야 하며, 이를 가능하게 하는 핵심은 바로 건강 데이터 프라이버시와 자신의 데이터에 대한 접근성이다. 메스코는 이렇게 말했다. "더 건강하고 오래 살 기회를 얻기 위해 본인의 사생활을 어디까지 포기할 의향이 있는지 각자 결정해야 합니다. 그리고 그 결정을 내리는 주체가 온전히 당신이라면 아무 문제가 없습니다." 메스코는 자율권이 보장되기만 해도 사람들의 수명이 수십 년 더 늘어난다고 믿는다.

역사학자이자 베스트셀러 저자인 유발 노아 하라리Yuval Noah Harari는 진퇴양난에 빠진 건강 데이터 프라이버시 문제가 건설적인 방향으로 저절로 해결될 것이라고 본다. "21세기에는 사생활과 건강을 두고 큰 논쟁이 일어날 테지만 건강이 승리할 것입니다."[34]

나도 이에 동의한다. 개개인의 건강 데이터 권리를 지킬 올바른 교육과 규제가 꼭 필요하다. 이 문제는 수십 년 내로 중요한 사회적 이슈가 될 것이다. 하지만 결국 가장 중요한 것은 건강하게 오래 살 권리다. 그런 의미에서 나는 우리가 이 새롭고 신비한 데이터의 바다를 성공적으로 항해할 방법을 찾으리라 낙관한다.

헬스케어의 지각변동

나는 직장 내 수명연장프로그램인 롱제비티앳워크의 일환으로 매년 뉴욕, 샌프란시스코, 로스앤젤레스, 런던에 있는 기업들을 방문한다. 이 프로그램은 사람들이 건강과 장수 친화적 라이프스타일을 유지하도록 돕는다. 나는 10억 명이 100세 혹은 그 이상까지 잘 살 수 있도록 하기 위해 이 프로그램을 무료로 진행하고 있다.

그렇다면 모든 직장, 모든 직원이 더 나은 생활 습관을 가지도록 교육하고 장려하는 일이 가능할까? 고용인 측에서 나서면 가능하다. 미국 질병통제예방센터에 따르면 미국 기업들이 직원의 질병과 부상으로 지출하는 비용이 연간 2,300억 달러에 이른다.[35] 이는 매년 근로자 한 명당 1,500달러 이상의 비용이 들어감을 의미한다. 그 결과 중견 기업에서는 건강프로그램을 기본적으로 제공하고 있다. 스마트워치와 데이터 분석을 도입해 더 건강한 라이프스타일을 추적하고 장려하는 등 그 수준이 점점 더 높아지는 추세다.

정밀의학이 변화시킬 다음 영역은 의료보험이다. 2014년 이후로 미국 보험사는 기저질환이 있다는 이유로 가입을 거부하거나, 보험비를 추가하거나, 혜택을 낮출 수 없다. 하지만 미국의 의료 비용은 여전히 천문학적이다. 앉아서 생활하는 습관과 패스트푸드 섭취, 흡연이 수십 년 동안 지속된 결과 미국인 중 절반이 비만이며 1억 명 이상이 고혈압을 앓고 있고 4분의 1은 당뇨병 환자거나 당뇨병 전단계인 상태다.[36] 보험회사로서는 이 문제로 보험금 지급에 지장이 생기기를 원치 않는다. 가령 보험회사 디스커버리Discovery는 이 문제를 일찌감치 인식하고 사람들이 더 활동적으로 생활하면 보상을 받는 '바이탈리티'라는 프로그램을 보급하는 데 힘을 썼다. 디스커버리 창업자 아드리안 고어Adrian Gore는 이렇게 말했다. "사람들은 장기적인 이득을 위해 단기적으로 올바른 결정만 내리는 존재가 아닙니다. 하지만 사람들을 건강하게 만들 인센티브를 부여하면 어떨까 하는 생각이 들었죠. 사람들의 행동이 바뀌면 보험료 청구 비용이 감소하고 그 이득을 고객들에게 돌릴 수 있습니다."

디스커버리는 애플과 협업하여 스마트워치와 데이터 분석을 활용해 기업의 건강 프로그램에 참여한 사람들의 활동을 추적하고 더 적극적으로 활동한 사람에게 보상을 줬다. 업체에 따르면 입원 비용이 40퍼센트 감소하고 입원 기간도 25퍼센트 줄었다고 한다.[37] 그런가 하면 보험회사 앤섬은 회원 4,000만 명에게 가정용 진단 기기를 제공했고, 보험회사 하버드필그림Harvard Pilgrim은 선제적·비침습적 태아 검사를 장려했다. 그 결과 비싸고 침습적인 태아 검사가 15퍼센트 감소했다.[38]

정밀의학이 영구적인 변화를 가져올 또 하나의 영역은 바로 제약 연구 개발이다. 앞서 환자의 정밀의학 데이터가 테리사 맥커운과 밀라 마코벡에게 어떤 도움을 주었는지 살펴보았다. 하지만 여기서 끝이 아니다. 2005년에서 2018년에 걸쳐 맞춤 약물의 승인은 5퍼센트에서 40퍼센트로 증가했다. 대량 생산, '획일적인 치료법'에서 맞춤형 정밀 모델로 전환됨에 따라 대형 제약사의 행보가 바뀌고 업계 양상도 달라지고 있다. 2017년에 제약회사 암젠Amgen은 콜레스테롤 치료제인 레파타 복용 중에 심장마비나 뇌졸중이 발생하면 전액 환불해주는 전례 없이 파격적인 정책을 펼쳤다.[39]

맞춤형 의학은 머지않아 건강 증진, 생산성 증대, 의료 비용 감소, GDP 상승, 정부의 사회 프로그램 지출 절감을 실현할 것이다. 그리고 제약회사에 더 많은 기회를 가져다줄 것이다.

이제 잠시 컴퓨터 화면을 벗어나 비트 단위로 생물학을 연구하는 실험실로 돌아가 보자. 애초에 테리사 맥커운과 밀라 마코벡의 유전자의 염기서열을 분석할 수 없었다면 정밀의학으로 목숨을 견질 수 없었을 것이다. 인간의 유전자를 이해하기 위해 걸어온 길은 우리 시대 과학이 일구어낸 가장 눈부신 성과 중 하나다. 하지만 장수의 가까운 미래에서 우리는 유전자를 이해하는 차원을 넘어 유전자를 바꾸는 신에 필적하는 능력을 개발할 것이다.

7장

유전공학

유전자를 바꿔 수명과 젊음 연장하기

"우리가 걸리는 모든 병은 DNA가 원인이다.
그리고 모든 질병은 DNA로 고칠 수 있다."
조지 처치, 유전학자

"우리가 과학의 진보를 받아들일 준비가 되지 않았다고 해서
그것이 실제로 일어나지 않는 것은 아니다."
제니퍼 다우드나, 생화학자이자 크리스퍼 기술의 선구자

"인간 유전체의 전체 염기서열은 유전학의 성배다."
월터 길버트, 생화학자

빅토리아 그레이Victoria Gray는 겨우 생후 3개월에 낫모양적혈구빈혈이 발병했다. 전 세계적으로 수천만 명이 낫모양적혈구빈혈을 일으키는 유전병을 가지고 있으며 사하라 이남 아프리카 인구의 무려 30퍼센트, 아프리카계 미국인 300만 명이 해당 유전자를 보유하고 있다. 낫모양적혈구빈혈에 걸리면 골수에서 비정상적인 형태를 가진 적혈구가 생성되어 전신에 산소를 운반하기가 어려

워지고 그 결과 잦은 피로와 감염이 발생하며 심한 경우 빅토리아처럼 급격하고 극심한 고통을 경험한다. 2019년 진행한 인터뷰에서 빅토리아는 이렇게 말했다.

"한 번씩 가슴에 벼락이 치는 느낌입니다. 온몸이 찌릿찌릿 아파요. 그것도 몸 깊숙한 곳에서 아픔을 느낍니다. 만질 수도 없고 진정시킬 방법도 없어요. 때로는 아무것도 할 수 없어서 몸을 웅크리고 울고만 있어요."[1]

낫모양적혈구빈혈은 조기 사망의 원인이기도 하다. 중증 빈혈을 앓는 사람의 평균수명은 54세에 불과하다. 34세인 빅토리아 그레이는 이미 증상이 너무 심해서 스스로 걷거나 먹을 수 없을 정도였다. 매년 응급실 방문, 입원, 수혈을 몇 번이나 했지만 증상은 악화되기만 했다. 몸이 불편한 정도를 넘어 거의 사형선고나 다름없었다.

그러던 어느 날 테네시 내슈빌 사라캐논연구소 소속 의사들이 빅토리아에게 생명줄을 던졌다. 그녀가 바로 최신 유전공학 기술인 CRISPR-Cas9이라는 새로운 치료법의 첫 수혜자가 된 것이다. 사라캐논연구소 의사들은 그녀의 몸에서 골수를 빼내서 세포의 유전자를 바꿔놓았다. 이 시술은 마치 책을 읽다가 오타가 난 부분이나 단어를 수정하듯이 결함이 있는 유전자를 '편집'하는 것이다. 그리고 의사들은 이렇게 고친 세포 수십억 개를 다시 그레이 몸에 넣고 제대로 작동하는지 지켜보았다.

치료를 받은 지 1년이 지났지만 빅토리아는 너무나도 잘 지냈다. 사라캐논연구소 연구팀은 해당 시술로 빅토리아의 적혈구 시스템에 20퍼센트라도 긍정적인 효과가 있기를 기대했다. 그런데 9개월 후 검사 결과 그녀의 몸속 대부분의 골수세포와 헤모글로빈 단백질이 효과적으로 기능하는 것으로 보였다. 더욱 중요한 것은 갑작스러운 고통과 그에 따른 병원 방문이 완전히 없어졌다는 점이다. 이 시술이 낫모양적혈구빈혈을 완치했다고 선언하기에는 아직 이르지만, 적어도 현재 빅토리아 그레이는 완전히 새로운 삶을 얻었다.[2]

이 사례는 유전공학 기술이 가진 잠재력을 보여준다. 현시점에서 이 기술은 일부 희귀 질환에만 적용이 가능하지만, 인간이 유전공학 덕분에 건강 분야의 일대 혁명을 눈앞에 두고 있는 건 사실이다. 이 혁명으로 과거에 손도 못 대던 유전병들을 치료하고, 어려운 종양 치료에 종지부를 찍고, 일상적으로 걸리는 감기 정도는 아예 사라지게 할 수 있을지도 모른다. 당신과 당신의 자녀, 손자들은 더 오래 살 수 있는 유전자로 업그레이드하거나, 10~20년에 한 번씩 생물학적 연령을 리셋하는 '유전자 정비'를 받을 수 있게 될 것이다. 유전자가 결정하는 부분이라면 무엇이든 유전공학으로 치료할 수 있는 대상이다. 너무나 혁명적인 발전인 만큼 그동안의 발전 과정을 돌아볼 만한 의미가 있다. 이 모든 것이 어떻게 시작되었는지 살펴보도록 하자.

유전자 염기서열 분석의 간략한 역사

먼저 한 가지 질문을 던지려 한다. 우리는 어떻게 이 단계까지 왔는가? DNA 구조가 밝혀진 지 70년도 넘었는데 유전공학은 왜 이제야 빠른 속도로 진화하고 있을까? 이 이야기를 하려면 1980년대 워싱턴D.C.로 되돌아가야 한다. 이론물리학자 찰스 델리시Charles DeLisi는 미국 에너지부의 보건환경 연구 프로그램에 참여하기 위해, 더 정확히 말하자면 핵발전소의 방사선이 인간 유전자에 미치는 영향을 조사하기 위해 그곳에 갔다.

이 과제는 〈인간의 유전성 돌연변이를 탐지하는 기술Technologies for Detecting Heritable Mutations in Human Beings〉이라는 144쪽짜리 보고서에서 시작되었다. 보고서는 인간 DNA에 대한 신뢰성 있는 지식이 부족하므로, 방사선이 일으키는 유전자 돌연변이의 위험성을 신기술로 평가하기에는 제한이 따른다고 지적했다. 인간 유전체 염기서열을 전부 분석하면 해결될 일이지만, 안타깝게도 당시에는 '여러 연구소와 수많은 과학자가 수십 년 동안 매달려야 간신히 전체 유전자의 염기서열을 분석'할 수 있었기에 그 시기 과학자들에게는 어려운 과제였다.[3]

실제로 어마어마한 과제였다. 인간 유전자는 23쌍의 염색체로 이루어져 있고, 각 염색체는 DNA의 기본적인 구조 단위인 뉴클레오타이드를 5,000만~3억 개 품고 있다. 뉴클레오타이드는 어떤 길이, 어떤 순서로도 배치할 수 있으므로 사실상 무한에 가까운 조합이 나온다. 인간 유전체를 해독하면 과학자들은 대략 2만 5,000개에 달하는 유전자 하나하나를 확인할 수 있지만, 이는 무려 뉴클리오타이드 염기쌍 30억 개의 염기서열을 분석해야 한다는 의미다. 당시에는 전체 염기서열 중 겨우 1퍼센트 정도만 밝혀진 상태였다. 그리고 당시 기술로는 한 달에 유전자 하나만 간신히 분석할 수 있었다. 이 어마어마한 프로젝트를 진행하는 데 필요한 정치적·경제적 지원을 얻어내기란 불가능해 보였다.

과연 그럴까? 델리시는 이에 의문을 품었다. 1985년 그는 저명한 유전학자와 컴퓨터과학자 50명을 뉴멕시코 산타페에 위치한 로스알라모스국립연구소로 불러들여 이 과제의 비용, 가능성, 이처럼 거대한 과제를 해결할 경우 얻을 가치를 추산했다. 어느 정도 논의가 진행되자 하버드대학교 생화학과 교수이자 노벨상 수상자인 월터 길버트Walter Gilbert가 단상 위에 올라가 흑판에 굵은 글씨로 300억 달러라고 썼다. 환상으로만 여겨지던 인간 유전자 염기서열 분석이 분필과 흑판을 거치자 마치 연금술처럼 눈에 보이는 목표로 바뀌었다.

이후 델리시가 에너지부와 의회, 대통령 로널드 레이건의 승인을 지속적으로 요청한 결과, 1990년 인간 게놈 프로젝트는 예산을 전액 지원받으며 시작된다. 미국 국립인간유전체연구소National Human Genome Research Institute가 발족되어 이 과제를 감독했고, 제임스 왓슨James Watson(프랜시스 크릭과 함께 DNA를 발견한 것으로 유명한 인물이다)이 초대 소장을 역임한 후 프랜시스 콜린스Francis S. Collins가 그 자리를 물려받았다. 그리고 6개국 20개 대학과 연구소에서 모인 유전학자들이 익명으로 기증받은 DNA를 대상으로 인간 유전체의 전체 염기서열을 십여 년에 걸쳐 분석했다. 전설적인 과학자이자 기업가 크레이그 벤터는 분석 속도와 과정을 획기적으로 개선한 샷건 시퀀싱shotgun sequencing이라는 기법을 선보였다. 2000년에 전체 유전자의 90퍼센트 가량이 공개된 염기서열 분석의 밑그림이 나왔다. 소요된 기간과 비용은 예상보다 몇 년, 몇억 달러가 줄었다.

최초로 유전체 염기서열 분석을 완료하는 데 15년 동안 30억 달러가 들어간 반면, 오늘날 한 사람의 유전자 염기서열 분석은 200달러에 반나절이면 끝난다. 유전자 염기서열 분석은 이미 질병 진단 기법의 발전, 맞춤의학, 장수와 관련 있는 유전자 확인, 더 빠르고 저렴하며 효과적인 신약 개발을 돕고 있다. 가장 최근 사례는 코로나19 바이러스의 염기서열을 분석한 일이다. 2020년 1월 12일, 중국 당국은 허베이성 우한에서 집단 폐렴이 발생했다고 우한 보건위원회로부터 보고를 받은 지 불과 12일 후에 코로나바이러스의 유전자 염기서열을 공개했다. 10년, 15년 전만 해도 상상도 못한 일이다. 하지만 장수 혁명 관점에서 유전자 염기서열 분석이 가져온 가장 고무적인 결과는 유전공학으로 온갖 종류의 실험과 시도가 가능해졌다는 점이다.

크리스퍼 기술, 유전자 편집으로 질병을 고치다

인간 게놈 프로젝트의 성공으로 인간은 유전자로 놀라운 일을 할 수 있는 힘을 손에 넣었다. 특정 유전자의 위치와 특징, 담당하는 기능만 알면 빅토리아 그레이의 낫모양적혈구빈혈 사례처럼 잘못 기능하는 유전자를 찾아내서 고칠 수 있다. 그야말로 공상과학 소설에서나 접할 수 있었던 일이 실현되는 것이다. 이 모든 것은 CRISPR-Cas9이라는, 세균이 갖고 있는 일종의 면역체계에서 시작되었다.

세균은 왜 면역체계가 필요할까? 당연히 바이러스로부터 스스로를 보호하기 위해서다. 바이러스는 세포벽을 부수고 들어오는 능력이 있으며 세균의 세포벽도 예외가 아니다. 바이러스는 해커가 소프트웨어 프로그램에 코드를 주입하듯이 세균 세포를 '해로운 명령'으로 감염시킨다. 그렇게 되면 컴퓨터든 세균이든 바이러스가 달라붙는 시한폭탄 숙주가 되고 만다. 하지만 세균은 기억력이 좋다. 자신의 감염 기록을 꼼꼼히 간직한다. 비슷한 바이러스가 다가와 문제를 일으키려고 하면 세균은 크리스퍼CRISPR, 즉 규칙적인 간격으로 등장하는 짧은 회문 구조의 반복 서열Clustered

Regularly Interspaced Short Palindromic Repeats이라는 일련의 DNA 염기서열을 준비한다. 이 CRISPR는 침입자가 있음을 세균에 경고하고 방어 체계를 가동한다. Cas9이라는 단백질은 할리우드 액션 영화 속 주인공처럼 등장해 바이러스를 물리친다. 바이러스가 세균을 해치기 전에 바이러스 DNA의 특정 부위를 찾아 잘라버리는 것이다. 마치 폭탄 분해 전문가가 특정 전선을 잘라 폭발을 막는 것과 같은 원리다.

세균이 가진 이 멋진 방어 수단을 연구하던 UC 버클리대학교 분자생물학과 교수 제니퍼 다우드나Jennifer Doudna는 베를린 막스플랑크연구소 에마뉘엘 샤르팡티에Emmanuelle Charpentier와 함께 한 가지 아이디어를 냈다(두 사람은 이 연구로 2020년 노벨화학상을 수상했다). 이 메커니즘이 인간에게 해로운 바이러스를 파괴하는 데도 사용될 수 있을까? 좋은 의도로 인간의 DNA를 바꾸는 또 다른 일도 가능할까? 대답은 '확실히 가능하다'로 밝혀졌다.

2012년 다우드나와 샤르팡티에는 특정 DNA 염기서열을 자르도록 Cas9을 프로그래밍할 수 있다는 혁명적인 논문을 〈사이언스Science〉에 발표하며 이 내용을 세상에 알렸다. 과학계는 이 기술이 일대 혁명을 불러올 가능성이 있음을 즉시 알아차렸다. 2013년 젊은 중국계 미국인 생화학자 펑 장Feng Zhang은 페트리접시에서 실험용 쥐와 인간 세포에 CRISPR를 적용하는 실험을 했다. 유전학에 기여한 업적을 일일이 나열하기 어려울 정도로 대단한 권위자이자 하버드대학교 교수인 조지 처치는 CRISPR-Cas9을 이용해 인간 줄기세포를 편집했다. 얼마 지나지 않아 과학자들은 악보에 음표를 넣었다 빼듯이 인간 유전자를 잘라내고, 집어넣고, 교체하기 시작했다. 그중에는 어둠 속에서 빛을 내는 토끼, 개구리, 개, 돼지 등을 만드는, 얼핏 보면 하찮은 연구도 있었다. 그 외에도 지극히 현실적인 목적으로 디카페인 커피 원두, 매운 토마토, 조류 독감에 걸리지 않는 닭, 돼지열병에 걸리지 않는 돼지[4] 등을 만들어내기도 했다. 아직 많은 프로젝트들이 상상력을 발휘 중이다. 하버드대학교의 조지 처치 연구실이 시베리아에서 발견한 4만 년 된 털북숭이 매머드 유전자를 현대를 살고 있는 아시아코끼리의 DNA에 집어넣은 연구는 어떤 할리우드 영화 시리즈를 연상시킨다. 만약 성공한다면 이 프로젝트는 멸종 생물을 복원하는 길을 열고 다른 종의 숫자도 조절할 수 있을 것이다.

그리고 유전자 편집 기술이 인간의 건강과 장수에 확실하게 기여할 새로운 응용 분야가 있다. 인간 세포의 DNA를 연구하는 과학자들은 근이영양증[5] 및 치료가 불가능했던 유형의 심장병[6]을 일으키는 유전자를 고쳤다. 감염된 DNA로부터 에이즈 바이러스를 잘라냈고 암세포의 성장 속도를 줄였다. 전 세계 연구실에서 유전자 편집은 헌팅턴병, 라임병, 선천성 실명, 그 외 여러 질환을 연구하는 데 활용되고 있다. 전 세계 연구소에서 진행 중인 프로젝트 목록만으로도 이번 장을 채울 수 있다. 유전자 편집 기술이 완성된다면 지금까지 알려진 인간 유전병의 89퍼센트를 고칠 수 있다.

하지만 거의 모든 가까운 미래의 기술들이 그렇듯, 유전자 편집은 아직 완전히 준비되지 않았다. 예를 들어 Cas9 단백질은 원래 목표로 한 DNA와 유사한 다른 염기서열에 붙는 실수를 범하기도 한다. 유전자를 집에 비유해보면 이해가 된다. 초대형 주택단지에 비슷비슷한 집들이 붙어 있는 풍경을 떠올려보라. 비슷하다 보니 그 동네가 익숙한 사람도 길을 잃거나 다른 집에 차를 세우기 일쑤다. 그렇지만 거기에 동일한 집은 없다. 이렇게 원래 목표물에서 빗나가는 오프타겟 효과off target effect가 발생하는 빈도와 이를 방지할 방법은 명확히 밝혀지지 않았다. 동네 병원에서 간단히 유전자를 편집할 날이 금방이라도 오리라 기대하면 좀 곤란하다. 하지만 이 기술은 지금도 발전 중이며, 놀랍게도 170달러 정도면 자가 진단 CRISPR 키트를 구매할 수 있는 실정이다. 그런데 이 멋진 유전자 편집 기술은 유전공학이 품은 여러 가능성 중 첫 번째 주자에 불과하다.

희귀 질환 환자의 희망, 유전자 치료

데이비드 필립 베터David Phillip Vetter는 1971년 텍사스 휴스턴에 위치한 텍사스어린이병원에서 태어났다. 태어난 지 20초도 되지 않아 그는 NASA 공학자들이 우주 비행사용으로 제작한 버블이라는 멸균·밀폐 공간으로 옮겨졌다. 버블은 공기압축기가 요란한 소리를 내며 끊임없이 공기를 주입하는 공간이다. 의사와 간호사들은 플라스틱 버블 벽에 고정된 특수 고무장갑에 손을 넣어 아기를 먹이고 씻기고 보살폈다. 아기에게 줄 음식, 기저귀, 장난감들은 일주일 동안 60℃ 산화에틸렌 가스로 1차 멸균 처리를 한 후 일주일 동안 추가로 가스를 분사해야 밀폐된 버블 속에 넣을 수 있었다. 데이비드가 걷고 말하고 놀이를 할 정도로 자라자, NASA에서는 그가 버블에서 나와 돌아다닐 수 있도록 인간이 달 착륙 때 입었던 복장과 비슷한 우주복을 제작했다. 우주복으로 갈아입으려면 52단계의 예방 조치 및 준비 과정을 거쳐야 했다. 부모는 아들과 절대로 살을 맞대는 접촉을 할 수 없었다. 1983년, 데이비드는 자신이 계속 갇혀 살아야 한다는 비극에 정신적 고통을 겪었고, 가족들은 그를 버블에서 꺼낼 새로운 방법을 찾았지만 실패했다. 1984년 2월 22일, 데이비드는 불과 12세의 나이로 세상을 떠났다.

이상은 '버블에 갇힌 소년'이라는 유명한 이야기다. 데이비드는 중증복합성면역결핍증Severe Combined Immune Deficiency, SCID이라는 유전병에 걸렸다. 이 병에 걸린 환자는 T세포가 순식간에 죽어버려 아무리 약한 외부 공격에도 면역이 작동하지 않는 연약한 몸이 된다. 데이비드가 살아 있는 동안에는 완벽한 격리만이 생명을 유지하는 유일한 길이었다. 베터 가족이 데이비드를 버블에 들여보내 미리 대처할 수 있었던 이유는 형인 데이비드 조셉 베터가 같은 병을 가진 채 태어나 일곱 달 만에 죽었기 때문이다. 참으로 끔찍한 병이다.

1989년 아샨티 데실바Ashanthi DeSilva도 강도가 약한 SCID를 가진 채 태어났다. 아샨티는 T세포 숫자를 늘려주는 인공 효소 PEG-ADA를 사용하는 치료를 받아왔지만 효과에 한계가 있었다. 치료법을 바꾸지 않는다면 고작 몇 달 혹은 1년 안에 아샨티도 데이비드 베터의 비극적인 전철을 밟게 될 예정이었다. 다행히도 아샨티가 태어난 시점은 미래의 노벨상 수상자 스탠리 코언Stanley Cohen과 허버트 보이어Herbert Boyer가 관련 연구를 한창 진행한 직후였다. 코언과 보이어는 1970년대에 토마토, 담배, 옥수수에 유전자를 주입하는 방법을 밝혀낸 인물이다. 1980년대 후반에는 초창기 유전자 주입 기술을 사람에게 적용하는 실험이 진행되었고 FDA의 승인을 받았다. 그리고 1990년대에 이르러 프렌치 앤더슨French Anderson, 마이클 블레이즈Michael Blaese, 케네스 컬버Kenneth Culver는 유전자 치료를 통해 당시 4살이던 아샨티의 SCID

를 고칠 준비를 갖췄다.

CRISPR-Cas9 같은 유전자 편집 기술이 결함이 있는 기존 유전자를 수정하는 데 초점을 맞춘다면, 유전자 치료는 건강한 유전자를 주입하여 신체가 정상적으로 작동하는 데 필요한 단백질을 만들어낼 수 있도록 한다. 의사들이 정상적으로 작동하는 유전자를 목표 세포의 핵 내부에 주입하면, 유전자가 핵 속에서 자연스럽게 세포로 하여금 부족한 단백질을 생산하게 만든다. 아샨티의 경우 정상적인 면역 기능에 필요한 효소인 아데노신 디아미네이스adenosine deaminase, ADA 유전자를 주입했다. 치료는 어느 정도 성공이었다. 신시아 커터Cynthia Cutter도 데실바와 함께 최초의 치료 대상자였는데, 두 사람 모두 현재 살아 있다. 다만 몸의 부담을 줄이기 위해 PEG-ADA 주사는 계속 맞아야 했다. 종합적으로 보면 초창기 유전자 치료는 아무리 좋게 말해도 긍정적인 효과가 제한적이었다. 가령 유전자 치료로 SCID를 고치려 했던 환자 중 절반은 백혈병이 발병해 사망했다. 문제가 있는 치료법이지만 조기 사망이 확정된 것이나 다름없었던 환자들에겐 필요한 선택지였다. 그래서 임상시험도 계속되었다.

그러한 흐름 가운데 1999년, 애리조나에 사는 10대 청년 제시 겔싱어Jesse Gelsinger가 유전자 치료 연구에 자원했다. 이 연구의 목적은 오르니틴트랜스카바밀레이스결핍증후군ornithine transcarbamylase deficiency syndrome, OTCD이라는 대사성 질환을 가진 아기들에게 참고가 될 데이터를 수집하는 것이었고, 참여자들이 실질적으로 증상을 개선시킬 수 있는 가능성은 없었다. 겔싱어는 이 질환을 약하게 앓고 있었고, 식단과 약물을 통해 잘 관리해온 경우였다. 하지만 대부분의 아기들은 중증인 상태로 태어나 뇌가 손상되고 절반이 한 달 이내에 사망한다. 그래서 겔싱어는 기꺼이 이 연구에 도움이 되고자 했다.

"그래봤자 얼마나 잘못되겠어?"

겔싱어가 그 유전자 치료 연구의 18번째 참가자로 펜실베이니아행 비행기를 타기 직전 친구에게 남긴 말이다. 제시 겔싱어는 치료법에 이상이 생겨 사망했다. 이후 수백 명의 환자를 대상으로 한 수십 건의 유전자 치료 임상시험이 중단되었다. 그렇게 유전자 치료는 실험실 구석에서 10년 넘게 먼지를 뒤집어쓴 채 방치되었다.[7]

그랬던 유전자 치료가 최근 대대적으로 부활했다. 유전체 염기서열 분석 비용의 대폭 감소로 연구의 폭이 엄청나게 확장되고, 특히 투여량과 면역체계에 대한 이해도가 높아져 안정성이 향상된 덕분이다. 과학자들은 더욱더 복잡하고 정교한 투여법을 개발했고, 인접한 세포들이 암으로 발전하지 않도록 해당 부위를 차단하는 방법을 익혔다. 2019년 가엘 헤수스 피노 알바Gael Jesus Pino Alva를 비롯한 신생아 아홉 명은 SCID로부터 완치되었다. 본인의 줄기세포를 수확한 다음 체외에서 유전자 치료 처치 후 다시 몸 안으로 집어넣는 방식이었다. 이제 해당 유형의 SCID 치료제는 유럽에서 유전자 치료 승인을 받아 오차드테라퓨틱스Orchard Therapeutics에서 출시한 스트림벨리스Strimvelis라는 이름으로 시장에서 만날 수 있다.

혹시 당신이 운 나쁘게 버블 소년이 앓던 병을 가지고 태어났더라도 운수저라면 일말의 희망이 있다. 오늘날 스트림벨리스 치료 비용은 약 65만 달러다. 스파크테라퓨틱스Spark Therapeutics가 개발한 유전성망막질환inherited retinal disease, IRD 치료제 럭스터나Luxturna는 FDA 승인을 받은 최초의 유전자 대체 치료제지만 85만 달러라는 충격적인 가격을 자랑한다. 이토록 가격이 비싼 이유는 관련 시장이 너무 작기 때문이다. 이런 희귀병, 유전병들을 유전공학에서 주로 연구하는 이유는 치료법이 거의 없고, 실험적인 방법을 시도해보지 않으면 결국 죽게 되는 경우가 많기 때문이다. 물론 희귀 질환만 유전자 치료의 혜택을 입는 것은 아니다. 과학자들은 신경 퇴행성 질환, 심혈관 질환, 근육 질환, 염증, 안질환, 감염성 질환 등 더 일반적인 질병도 목표로 삼고 있다. FDA은 2025년까지 매년 10~20건의 새로운 유전자 치료와 세포 치료가 승인을 받을 것으로 추정했다. 그 결과 유전자 치료 비용은 점점 떨어지고 치료 가능한 범위도 더 넓어질 것이다. 유전자 치료는 장수의 대표적 숙적인 종양도 물리친다. 노바티스Novartis 제약회사의 소아백혈병 치료제 킴리아Kymriah, 길리어드사이언스Gilead Sciences의 비호지킨림프종Non-Hodgkin's lymphoma 치료제 예스카타

Yescarta도 2017년에 나란히 FDA 승인을 받았다. 두 치료제 모두 CAR-T세포 치료법을 적용한 특별한 유전자 치료제다. 지금부터 이에 대해 설명하고자 한다.

암의 종말을 꿈꾸는 CAR-T세포 치료

"암을 치료하고 싶습니다. 진심으로요."

흰색 실험실 가운을 입은 한 남자가 머리를 끄덕이며 말한다. 긴 한숨을 쉬고 잠시 먼 곳을 바라보다가 그의 미소는 무거운 표정으로 바뀐다. 남자가 눈을 가늘게 뜬다.

"가끔은 제가 실제로 성공할 거라는 (…) 생각이 들지 않아요."

아카데미상 수상 감독 로스 코프먼Ross Kaufman의 210분짜리 유튜브 다큐멘터리 〈파이어 위드 파이어Fire With Fire〉의 시작 장면이다. 실험실 가운을 입은 남자는 펜실베이니아대학교 교수인 면역학자이자 종양학자 칼 준Carl June으로 CAR-T세포 치료법의 발견을 주도한 인물이다. 면역세포 중 하나인 정상적인 T세포는 침입자 세포의 세포막에 있는 항원이라는 고유의 돌출물에 결합한다. 맞춤 제작한 자물쇠처럼 T세포의 '자물쇠'는 침입자의 '열쇠'와 꼭 들어맞는다. T세포는 침입자와 결합한 후 내부에 독성 물질을 주입해 침입자를 제압한다.

하지만 암은 여러 가지 영리한 방법으로 T세포의 자물쇠가 암세포의 열쇠를 인식하는 것을 방해해 면역체계를 효과적으로 방어한다. CAR-T세포 치료법은 키메라 항원 수용체chimeric antigen receptors, CARs가 T세포 표면에 나오도록 유도한다. 키메라는 그리스 신화에서 사자의 머리, 염소의 몸통, 독사의 머리가 달린 꼬리를 가진, 불을 뿜는 짐승이다. 여러 공격 수단을 하나로 욱여넣은 만큼 공격을 피하기란 거의 불가능한 무시무시한 상대다. 마찬가지로 CARs는 암과 싸울 목적으로 유전공학이 만들어낸 효과적인 공격 무기다. CAR-T세포를 만들어 환자의 몸에 주입하면 수용체가 '적외선 유도 미사일'처럼 작동해 엄청난 효율로 암세포를 죽인다. CAR-T세포 하나당 암세포를 100개 넘게 죽일 수 있다.

〈파이어 위드 파이어〉는 불과 7살에 CAR-T세포 치료를 받은 최초의 소아 환자 에밀리 화이트헤드Emily Whitehead의 이야기를 다루고 있다. 때는 2012년, 제시 겔싱어가 운명적인 치료를 받은 지 13년이나 지났다. 두 환자는 몇 가지 눈에 띄는 차이점이 있다. 에밀리는 여성, 제시는 남성이다. 에밀리는 테네시주 출신이며 제시는 애리조나주 출신이다. 에밀리는 (백혈병과의 마지막 싸움을 치르며) 호스피스에서 간병을 받고 있었지만 제시는 자신의 병을 다스리고 있었다. 하지만 가장 중요한 차이점은 바로 이것이다. 에밀리는 아직 살아 있다. 매우 실험적인 CAR-T세포 치료를 받고 며칠 지나지 않아 치료 효과가 나타나기 시작했다. 암이 사라지는 속도가 너무 빨라서, 몇 주가 지난 후 그녀는 더 이상 말기 암환자가 아니었다. 가장 반가운 소식은 CAR-T세포가 지금까지 에밀리 몸 안에 남아 자신의 역할을 다하면서 남은 평생 암이 재발하지 않는지 지켜본다는 점이다. 가슴 벅차고 눈시울이 붉어진 채 준 박사는 말했다.

"그 아이가 살아남은 것은 정말 놀라운 사건이었습니다."

물론 에밀리에게만 놀라운 일이 아니다. 에밀리와 같은 처지에 있던 수백 명이 CAR-T세포 치료를 받았고 현재도 살아 있다. 치료를 받은 사람 중 최대 80퍼센트가 생존했으니 다른 암과 비교해도 '완치'에 가깝다. 그리고 이것은 시작에 불과하다. 오늘날 에밀리 화이트헤드가 앓던 백혈병과 비슷한 사례가 5만 건 이상 보고되고 있다. 수십만 건의 신종 비호지킨림프종이 예스카타로 치료를 받고 있다. 특이성 있는 종양 항원을 더 많이 찾아내고 이를 표적으로 하는 치료법이 개발된다면, 매년 1,700만 건이나 발생하는 새로운 타입의 종양을 막을 수 있다. 나는 대부분의 독자들이 살아 있는 동안 암이 완치되는 모습을 목격할 가능성이 매우 높다고 믿는다. 이어서 설명할, 유전공학 중에서도 가장 혁명적인 가능성, 바로 유전자를 교체하여 수명을 늘리는 방법이 밝혀진다면 나의 믿음은 기정사실이 될 것이다.

장수 유전자를 찾아서

유전자가 우리의 수명을 어느 수준까지 결정하는지 아직 논란이 남아 있다. 하지만 현재의 지식에 비춰봤을 때 노화의 공식을 푸는 데 유전자가 큰 부분을 차지하는 건 확실하다. 물론 완벽하게 입증되지는 않았지만 여러 경험적 사례를 보면 장수도 유전되는 게 아닌가 싶다. 이제 장수 유전자가 어떤 형태로 존재한다고 봐야 하지 않을까? 이제 유전자의 주입, 제거, 수정을 의도대로 할 수 있는 단계에 이른 만큼, 장수 유전자의 종류와 위치를 찾아내고 정확하게 조작할 수 있다면 생명 연장이라는 퍼즐이 깔끔하게 풀리지 않을까?

과학자들도 이 내용에 상당히 근접한 것 같다. 알파벳Alphabet Inc.이 노화 연구를 위해 세운 칼리코를 운영하는 신시아 캐년은 뛰어난 분자생물학자로, 1993년 당시 예쁜꼬마선충*Caenorhabditis elegans*을 연구하던 중 *daf*-2 유전자 돌연변이와 *daf*-16 유전자 활성화가 동시에 일어날 때 선충의 수명이 두 배로 늘어나는 현상을 발견했다.[8] 캐년과 과학자들은 이런 의문이 들었다. 인간에게도 형태와 기능이 모두 비슷한 유전자들이 존재하는데, 그렇다면 이 유전자가 인간의 장수 유전자일까? 과학자들은 북극고래(수명 200년 이상)와 백합조개(수명 500년 이상)처럼 장수하는 동물에게서 장수 유전자를 찾아 인간과 비교하고자 했다. 가령 코끼리와 인간 모두 *p53* 유전자가 있어 종양을 효과적으로 억제한다. 코끼리가 해당 유전자를 더 많이 보유하고 있다는 사실이 코끼리가 암에 거의 걸리지 않는 원인일 수도 있다. 만약 우리 몸속에 *p53* 유전자를 늘리면 인간에게도 뭔가 유리한 점이 생길지 모를 일이다. 벌거숭이두더지쥐는 털이 없고 이빨이 튀어나와 있고 시력이 거의 없으며 성기를 연상케 하는 외모의 소유자다. 이 짐승은 연구자들이 아는 설치류 중에서도 가장 볼품이 없지만 30년이나 장수하는 동물로 일반적인 실험용 쥐보다 10~15배 오래 사는 친구다. 벌거숭이두더지쥐가 장수하는 비결은 히알루로난hyaluronan, HA이라는 물질의 세포질 내 농도가 매우 높기 때문이며, 인간도 이 물질을 가지고 있다. 만약 인간이 히알루로난을 생성하는 유전자를 만들어내 이 쥐처럼 히알루로난 농도를 높일 수 있다면 이론적으로 암을 물리칠 막강한 힘을 가지게 되는 셈이다.[9]

이러한 잠재적 장수 유전자 중에는 조기 사망을 막아주는 유전자만 있는 것이 아니다. 병으로 일찍 죽지만 않으면 실제로 오래 살게 해주는 유전자가 있는 것으로 여겨진다. 2019년 로체스터대학교 연구팀은 수명이 3~32년인 다양한 설치류 18종을 대상으로 연구를 진행했다. 연구팀은 비버나 벌거숭이두더지쥐처럼 오래 사는 설치류일수록 수명이 짧은 실험용 쥐보다 DNA 수리에 관여하는 *SIRT6* 유전자가 더 활성화되어 있음을 발견했다. 실험용 쥐에게 *SIRT6* 유전자를 추가로 주입했더니 한배에서 태어난

새끼들보다 더 오래 살았다는 연구도 있다. 이 실험 결과는 데이비드 싱클레어가 주장한 '상처 난 DVD' 이론에 더욱 힘을 실어 준다.[10]

하지만 *SIRT*와 *daf* 유전자가 건강과 수명을 전적으로 결정하지는 않는다. 더 자세한 내용을 위해 이스라엘 유전학자이자 노화 연구의 선두주자, 《노화를 미뤄라: 건강수명, 기대수명, 그리고 장수의 새로운 과학*Age Later: Health Span, Life Span, and the New Science of Longevity*》(국내 미출간)의 저자인 니르 바르질라이Nir Barzilai를 만나 보자. 니르는 당뇨병 치료제 메트포르민 연구의 최전선에 있으며 이 내용은 다음 장에서 더 알아볼 예정이다. 그는 뉴욕 알베르트 아인슈타인 의과대학에서 진행하는 장수 유전자 프로젝트의 수장이기도 하다. 이 프로젝트는 건강과 수명을 증대시키는 장수 유전자를 밝혀내기 위해 95~112세에 해당하는 성인 500명 이상과 이들의 자녀 700명 이상을 대상으로 연구를 진행해왔다. 바르질라이에게 물었다.

"장수 여부에 유전이 차지하는 비율이 어느 정도입니까?"

그는 다음과 같이 대답했다.

"유전이 20퍼센트 정도, 환경이 80퍼센트라는 사람도 있습니다. 하지만 일부 예외를 제외하면 이 비율은 완전 반대로 나타났습니다. 센티네리언centenarian(100세 이상 생존한 사람-옮긴이)의 자녀는 센티네리언이 아닌 부모를 둔 동년배와 비교했을 때 고혈압

이 30퍼센트, 뇌졸중이 65퍼센트, 심혈관계 질환이 35퍼센트 적었습니다."

장수 유전자 프로젝트의 결과로 심혈관계 질환, 알츠하이머병, 제2형 당뇨병, 종양 등 노화와 관련된 질환에 강한 것으로 추정되는 유전자들이 여럿 발견되었다. 가령 일부 센티네리언은 '착한 콜레스테롤'인 HDL 생산과 관련이 있다고 보는 *CETP* 유전자를 가지고 있었다. 이는 심장병, 뇌졸중, 알츠하이머병 발생률을 낮추는 효과가 있다.[11]

여러 연구에서 더 많은 장수 유전자를 발견했다. 혈액형을 결정짓는 *ABO* 유전자도 장수 유전자일 가능성이 있다. 스탠퍼드대학교의 명예교수 스튜어트 킴Stuart Kim은 100세 이상 800명, 90세 이상 4,400명을 대상으로 의료 기록을 연구하고, 추가로 1,000명이 넘는 센티네리언을 대상으로 후속 연구를 진행했다. 연구 결과 O형에서 심혈관계 질환의 발생률이 낮았다.[12] 이와 유사한 연구에서 센티네리언 중 무려 70퍼센트가 O형으로 밝혀졌다.[13]

이처럼 장수 유전자의 비밀을 풀겠다는 희망을 품고 전 세계에서 진행 중인 유전자 연구 프로젝트는 수십 건이 넘고 연구 대상인 센티네리언은 모두 합하면 2만 5,000명에 이른다. 오래 살고 싶다면 장수의 비밀이 풀리기 전까지는 '부모를 잘 만나야 한다'는 옛말을 믿을 수밖에 없을 것 같다.

폭발적으로 성장 중인 유전공학

유전공학은 매우 '젊은' 학문이다. 유전자 편집, 유전자 치료, CAR-T세포 치료가 완전히 실용화되고 장수 유전자를 주입하는 현실이 오기까지 수십 년이 더 걸릴 수 있다. 하지만 이 과정만 완벽히 완성된다면 150세, 200세까지 사는 일이 백신 접종만큼이나 간단해지리라 믿는다. 내가 확신하는 이유는 과학계과 산업계의 역량이 유전공학을 엄청난 속도로 발전시키고 있기 때문이다. 2017~2020년 사이 대형 제약사들이 유전자 치료와 세포 치료 기업을 인수하기 위해 쏟아부은 돈은 수백억 달러에 달하며, 그들은 향후 추가 투자를 위해 수십억 달러를 더 장전해놓았다.[14] 2016년 문을 연 중국의 첫 번째 국립유전자은행은 세계 최대 규모를 자처하며, 선전深圳 시에 보유 중인 수억 개의 유전자 샘플 연구를 목표로 하고 있다.

미국 FDA의 입장도 유전공학 발전의 한 요인이다. FDA가 세계적으로 새로운 치료법의 대중적인 성공을 가늠하는 척도가 된 이유는 세계 최대 시장인 미국으로 들어가는 관문이라는 점도 있지만 엄격하기로 악명 높은 승인 기준도 한몫한다. 2018년 85만 달러짜리 유전성망막질환의 유전자 치료제 럭스터나가 승인을 받은 이후, 추가로 시장에 진입한 유전자 치료제 숫자는 손에 꼽힌다. 하지만 2019년에 FDA는 2025년까지 매년 10~20건의 새로운 유전자 치료제와 세포 치료제가 승인을 받을 것으로 기대한다고 발표했다. 야심 찬 목표처럼 보이지만 다 이유가 있다. 이 책을 쓰는 지금도 미국에서 진행 중인 유전자 치료 임상시험이 320건이며, 추가로 600건이 임상시험을 앞두고 지원자를 받고 있다.[15] 시간이 지날수록 더 많은 노력과 투자, 임상시험을 거쳐 훨씬 저렴하면서도 수준 높은 치료제가 나올 것이다.

유전공학의 폭발적인 성장에는 과학적 발견, 벤처 투자, 정부 규제보다 훨씬 중요한 요인이 있으니 바로 돈이다. 지금까지는 유전자 치료법 개발에 수십만에서 수백만 달러의 비용이 든다는 점이 부담으로 작용했다. 하지만 기술과 과학자들의 역량이 발전을 거듭하면서 유전공학 연구에 드는 비용도 유전자 염기서열 분석처럼 큰 폭으로 떨어질 것이다. 이미 인공지능을 활용해 유전자 치료에 필요한 운반체를 개량하고,[16] 유전자 편집의 부작용을 예측하고 (사전에 예방할 수) 있다.[17] 미래에는 유전공학으로 단숨에 병을 고치는 비용이 한 사람을 평생 치료하는 비용보다 더 저렴해질 것이다. 따라서 치료법이 발전할수록 시장 원리에 따라 유전공학을 선호하는 흐름이 점점 빨라지게 될 것이다.

유전공학 혁명에서 또 다른 중요한 발전은 여러 유전자를 동시에 바꾸는 기술이다. 유전학자 조지 처치는 다음과 같이 말했다.

“이 기술은 유전공학의 판도를 뒤집을 것입니다. (CAR-T세포 치료법과 같은 원리지만) 복수의 유전자를 편집하게 된다면 대상 생명체도 유전자와 후성유전체가 한꺼번에 변하게 됩니다. 유전자를 한 번에 1~3개만 다뤄서는 결코 도달할 수 없는 영역입니다."

달리 말하면 지금까지 등장한 유전자 편집은 빙산의 일각에 불과하다.

유전공학의 대상은 SCID나 헌터증후군 같은 희귀 질환에서 수억 명이 경험하는 보편적인 질환으로 바뀌어갈 것이다. 가령 메디신컴퍼니The Medicines Company에서 개발한 인클리시란inclisiran이라는 새로운 유전자 치료법은 2020년 말에 승인을 받았다. 이 치료법은 과발현 시 고콜레스테롤혈증을 일으키는 유전자를 평균 56퍼센트 가량 억제시켜 소위 '나쁜 콜레스테롤LDL'을 성공적으로 감소시킨다. 이는 혈중 콜레스테롤이 높은 전 세계 성인 39퍼센트의 건강을 증진시키는 효력이 있다. 이 치료법은 비교적 가격 부담이 적고 매년 두 번만 주사를 맞으면 충분하므로 스타틴 계열 약물을 매일 복용해야 하는 기존 치료법과는 완전히 다르게 작용한다. 스타틴 계열 약물은 '물이 샐 때 바닥을 닦는 약'에 비유할 수 있다. 바닥을 마른 상태로 유지할 수야 있겠지만 지나치게 번거롭다. 인클리시란처럼 유전자를 침묵시키는 약물을 써야 물이 새는 수도꼭지를 완전히 잠글 수 있다.

유전공학적 치료의 가능성이라는 작은 물방울이 모여 가느다란 물줄기를 이루고, 더 나아가 지속적인 흐름을 이루는 날이 수십 년 내로 다가온다. 한때 요원하게만 여겨졌던 일들이 제한적으로나마 현실이 되었고, 이제는 앞으로 전진하고 발전할 일만 남아 있다.

어디에 한계선을 그어야 할까

중국의 과학자 허 젠쿠이He Jiankui는 2018년 유튜브에 올린 5분짜리 영상을 통해 하나의 유전공학 프로젝트를 공개했다. 허 젠쿠이는 단세포 단계일 때 DNA를 편집해 에이즈 저항성을 부여한 세계 최초의 유전자 편집 아기 루루와 나나가 태어났다고 발표했다(둘 다 별명이다). 허는 두 소녀 모두 매우 건강하고 시술에 따른 아무 부작용이 없다고 했지만 문제는 다른 곳에 있었다. 이 발표는 과학자와 윤리학자들로부터 거센 비난을 받았다. 선전시 법원은 허가 생화학 연구 및 의료 윤리 규정을 고의로 위반하고, 유전자 편집 기술을 인간의 생식의학에 성급하게 적용했다고 판결을 내리고 3년형 실형을 선고했다.

장수의 가까운 미래에는 유전공학 기술로 인간 유전자를 손쉽게 다루게 될 것이다. 하지만 이 기술은 숱한 질문을 던진다. 유전자는 마음대로 다뤄도 되는 대상인가? 동물을 대상으로 한 유전공학은 허용되어야 할까? 인간 유전자 편집은 어디까지 제한해야 할까? 유전 질환을 제거하기 위해 문제가 있는 배아의 유전자 염기서열을 분석해도 괜찮을까? 전염병이나 암처럼 목숨을 위협하는 질병에 저항성을 가지도록 모든 인간의 유전자를 편집하면 어떨까? 아니면 관절염, 대상 포진, 노화에 따른 시력 감소 등 가벼운 질환만 대상으로 한다면 어떨까? 실명 예방 수술과 정상 시력을 회복시키는 교정 시술의 경계는 어딜까? 조기 인지기능 저하를 예방하는 것과 천재 수준으로 지능지수를 향상시키는 것 사이에 경계선이 존재할까? 이왕 방법을 알았다면 '음악적 재능'이나 '사업가 기질', '스포츠 능력' 유전자를 발현시키면 안 될까? 2100년 올림픽 경기장은 유전자 편집을 받은 억만장자를 위해 뛰는, 유전자 편집을 받은 운동선수로만 가득하게 될까?

실제로 그렇게 된다면 어떤 눈에 보이지 않는 결과들이 나타날까? 미래의 올림픽 금메달리스트에게 1킬로미터를 2분 만에 뛰는 능력을 부여하고, 우리 자녀들을 모두 큰 키에 멋지고 똑똑한 사람으로 디자인해버리면 어떻게 될까? 혹시 그렇게 태어난 아이들이 모조리 35세에 심장마비가 오거나 생식 능력을 잃어버리는 저주를 받게 되진 않을까? 컴퓨터 프로그램을 다루듯 모든 아기의 유전자 염기서열을 짜고, 분석하고, 편집한다면 영화 〈가타카〉에 나오는 삶이 재현되는 것 아닐까?

더 나아가 누가 이 데이터를 소유하고 어떻게 사용하게 될까? 외국 정부가 우리나라 국민들의 유전자를 손에 넣어서 우리를 상대하는 특별한 무기를 개발하기라도 하면 어떻게 해야 할까? 유전적 불평등은 어떻게 될까? 이 능력이 빈부 격차를 걷잡을 수 없이 악화시키지 않는다는 보장이 있는가? 오히려 유전적으로 강화된 인간과 평범한 인간 사이에 디스토피아 계급 전쟁이 일어나지는 않을까?

장수를 둘러싼 생물학적·윤리적·경제학적·정치적 의문들은 유전공학에만 국한되지 않으며, 이 주제는 11장에서 다시 다룰 예정이다. 하지만 유전공학으로 '신을 흉내낸다'면 그야말로 파멸로 가는 지름길이다. 나는 이 판도라의 상자 같은 모든 이슈에 대한 정답을 알지 못한다. 제니퍼 다우드나, 에마뉘엘 샤르팡티에, 니르 바르질라이, 조지 처치도 마찬가지다. 누구 하나 천재가 아닌 사람이 없지만, 유전공학이라는 새로운 세상에 대한 답을 가진 사람은 아무도 없다. 이 의문들은 수년간의 발명, 논쟁, 그리고 시행착오를 거쳐야 해결될 매우 난해한 과제다.

하지만 한 가지는 확신한다. 아샨티 데실바는 이 기술 덕분에 더 나은 삶을 살고 있다. 에밀리 화이트헤드, 가엘 헤수스 피노 알바, 그 외 유전공학으로 목숨을 건진 수천 명의 사람도 마찬가지다. 전 세계에서 4억 명이 희귀 질환으로 고통받고 있다. 심혈관계 질환과 암으로만 매년 2,500만 명이 사망한다. 무려 20명 중 1명은 생명을 위협할 수도 있는 알레르기를 가지고 있다.[18] 그리고 우리는 해결책을 손에 넣었다.

이 윤리적 난제들은 다시 고민할 기회가 있을 것이다. 한편 유전공학이 안겨준 온갖 약속과 고민 덕분에, 인간이 일정 기간 이상 살면 고쳐야 할 부분이 생긴다는 점을 잠시 잊고 있었다. 인간의 몸이 수십 년 넘게 작동하려면 자동차처럼 지속적인 모니터링과 정비가 필요하다. 타이어도 갈고 오일도 정기적으로 갈아주듯이 말이다. 아무리 차를 잘 관리해도 가끔씩 '엔진 점검' 표시등에 불이 들어오곤 한다. 교체가 필요한 부품이 있음을 알리는 것이다. 다음 장에서는 나이가 들면서 고장 나는 인간의 장기와 차량 정비하듯 손쉽게 새로운 장기를 당신 몸에 장착할 수 있게 될 가까운 미래에 대해 이야기하려 한다.

8장

재생의학

줄기세포 치료, 장기 교체, 생체 강화를 통해 얻는 인체 2.0

"낡은 장기를 새로 키워서 생명을 연장한다고? 싫을 이유가 뭔가?"
미치오 가쿠, 미래학자

"인간은 이를테면 보철물을 장착한 신과 비슷해졌다.
모두 보조 장기를 장착한 모습은 놀랍기 그지없다.
하지만 이 장기는 인간과 함께 자란 것이 아닌 탓에 때때로 많은 문제를 일으킨다."
지그문트 프로이트, 정신과 의사

"내게 심장만 있었어도!"
《오즈의 마법사》 중 양철 나무꾼의 대사

데이브 아스프리는 2019년 유타주 파크시티에 있는 도세어클리닉Docere Clinics을 찾았다. 해리 애덜슨Harry Adelson 박사는 아스프리에게 진정제를 놓은 후 그의 골반뼈 양쪽 뒷면에 긴 바늘을 꽂아 골수 0.5리터를 추출했다. 두 번째로 아스프리의 배에서 지방을 제거했다. 추출이 완료되자 애덜슨은 뽑아낸 줄기세포를 그대로 발목, 무릎, 엉덩이, 척추에 30곳 이상, 목, 팔꿈치, 손목, 그 외 아스프리 몸에 있는 모든 관절에 재주입했다. 그다음으로 척추의 신경초와 뇌의 뇌척수액에도 줄기세포를 주입했다. 남은 줄기세포는 얼굴과 머리카락에 주사하고, 마지막으로 성기에 주입함으로써 마무리했다.

혹시 이런 생각이 들지도 모르겠다. '너무 끔찍하다. 불쌍하게도 어떤 무서운 병에 걸린 걸까?' 사실은 그는 아무 병에도 걸리지 않았다. 데이브 아스프리는 그 연령대의 남성에게 기대할 수 있는 가장 완벽한 건강의 소유자다. 사실 그는 작가이자 불렛프루프 커피의 창업자이며 자칭 '바이오해킹의 아버지'다. 아스프리는 가장 최신 기술이자 최고의 기술, 그리고 가장 희한한 기술인 장수 치료를 받는 '인간 기니피그'다. 그는 이러한 줄기세포 치료법이 관절을 튼튼하게 만들고 관절염을 예방하며 건강 및 운동성을 증진하고 수명을 늘려주는 잠재력이 있다고 믿는다. 필자가 그의 팟캐스트에 게스트로 참석하기 위해 베벌리힐스에 위치한 첨단 실험실을 방문했을 때, 아스프리는 '자신이 180세가 될 때까지 매년 2회' 이 시술을 받을 것이라고 말했다.[1]

아스프리 혼자만의 생각이 아니다. 대부분의 줄기세포 치료법에 실험적인 측면이 분명히 있음에도 불구하고 찰리 쉰Charlie Sheen, 멜 깁슨Mel Gibson, 킴 카다시안Kim Kardashian, 페이턴 매닝Peyton Manning, 라파엘 나달Rafael Nadal, 이제는 고인이 된 코비 브라이언트Kobe Bryant, 전 텍사스 주지사 릭 페리Rick Perry 등 점점 더 많은 연예인, 프로 운동선수, 정치인들이 줄기세포 치료를 받았다. 이 치료는 여러 종류의 체액과 조직, 장기를 보호·회춘·재생하는 데 좋다고 호평이 자자했다. 줄기세포 치료법은 아직 논란이 남아 있지만 조금씩 과학적으로 확립되면서 그 가능성이 커지는 중이다.

줄기세포 치료는 재생의학 분야를 구성하는 수많은 치료법 중 하나에 불과하다. 아이디어 자체는 매우 간단하다. 우리 몸도 자동차처럼 시간이 지날수록 손상을 입는다는 개념이다. 설령 장수 과학의 도움으로 10년, 20년, 50년을 더 살지라도 중요한 조직과 장기는 늘어난 기간을 사는 동안 힘겹게 작동할 것이다. 현대 의학이 아무리 노력하고 발전해도 열역학 법칙을 거스르기란 쉽지 않다. 결국 만물은 엔트로피가 낮은 상태에서 높은 상태로 이행하게 마련이다. 우리 몸도 이 법칙에서 예외가 아닌 탓에 쇠약해질 수밖에 없다. 그런 이유로 재생의학 분야 과학자들은 인간의 신체나 조직, 기관이 그 기능을 다하는 자연스러운 현상을 막으려 애쓰기보다는 가급적 복구·강화·교체하는 방안을 강구한다.

재생의학의 가까운 미래에서는 체내의 부식되거나 손상된 어떤 조직이라도 원상복구하거나 교체할 수 있게 될 예정이다. 당신은 자신의 교체용 손가락·발가락·신장·간·치아·심장을 실험실에서 키울 수 있게 될 것이다. 손상된 신경을 복구하고 뇌에서 새로운 뉴런과 시냅스를 자라게 하는 등 신경계까지도 다시 젊게 만들 수 있다. 생물학적인 방법으로 실패하게 되더라도 로봇 분야에 가능성이 남아 있다. 더욱 발전된 기계 보철물과 강화 로봇이 시력, 청력, 운동 능력을 원래대로 되돌려줄 것이다. 이러한 재생 치료 결과가 한데 모이면 우리 몸은 원래의 장기, 새로 고쳐진 장기, 교체된 장기로 이루어진 '인체 2.0'로 재탄생한다.

줄기세포 치료의 현주소

줄기세포는 신체의 모든 세포 · 조직 · 기관으로 성장할 수 있는 '만능 세포'다. 줄기세포 하나하나가 다른 줄기세포 혹은 피부, 뇌, 뼈, 근육, 기타 체내 어떤 유형의 세포로도 분화할 수 있는 능력을 가지고 있다. 지방, 골수, 혈액, 근육, 심지어 치아에도 수십만 개의 줄기세포가 있다. 하지만 줄기세포의 역할은 자궁에서 당신을 만드는 데에 그치지 않는다. 줄기세포는 평생 동안 몸을 재생하는 역할을 수행한다. 신체가 어떤 형태로든 손상을 입으면 줄기세포가 출동해 염증을 조절하는 단백질을 분비해 감염과 맞서 싸우는 백혈구 생산을 유도하고, 수리가 필요한 부위의 세포로 분화되어 손상된 조직을 재생한다.

하지만 전능한 줄기세포도 무적은 아니다. 나이가 들수록 줄기세포는 죽어서 없어지거나 기능을 상실해버린다. 시간이 지남에 따라 건강한 신체를 유지하기 위해 필요한 복구 작업과 새로운 세포를 만드는 작업을 할 수 없다. 그 결과 노화가 진행되면 손상되는 부위도 늘어날 뿐만 아니라 세포 복구 능력도 떨어진다. 두 가지 타격을 동시에 받는 셈이다. 관절은 덜덜 떨리기 시작한다. 장벽이 손상되면서 장누수증후군이 생긴다. 간세포는 제대로 일을 하지 않는다. 근육과 인대를 다치면 회복이 더디다. 그리고 면역체계가 가장 큰 타격을 받아 나이가 들수록 급격히 쇠약해진다.

줄기세포 치료라는 발상은 여기서 나왔다. 이 치료법을 지지하는 사람들은 우리 몸에서 가장 필요로 하는 곳에 분화 능력이 있는 줄기세포를 주입하면 앞서 언급한 모든 망가진 부위가 다시 젊어지는 놀라운 효과가 있다고 믿는다. 심지어 일부 과학자들은 줄기세포 치료가 제1형 및 제2형 당뇨병, 심장병, 뇌졸중, 알츠하이머병, 파킨슨병, 크론병, 루게릭병, 자폐증, 다발성경화증, 뇌성마비, 호흡기 질환, 자가 면역 질환, 척추나 피부·뼈·눈 손상, 관절염, 백혈병, 낫모양적혈구빈혈, 그 외 수많은 질병의 증상을 경감시키는 효과가 있다고 믿는다.

비교적 최근까지도, 줄기세포를 사용한 연구와 치료는 논쟁의 대상이었을 뿐 실제로 진행되지는 않았다. 과거에는 배아줄기세포(배아에서 채취한 줄기세포)만 시술에 사용되던 실정이었다. 지금으로부터 10여 년 전, 체외수정 시술에 사용되지 않고 남은 배아줄기세포를 수확하는 것이 윤리적인지를 둘러싸고 뜨거운 논쟁이 오갔던 때를 기억하는 독자들이 많을 것이다. 그 여파로 줄기세포 치료 연구는 몇 년이나 답보 상태였다. 그리고 야마나카 신야가 세포를 본래의 만능 상태로 되돌리는 방법을 발견하면서 배아줄기세포의 필요성이 사라지고 줄기세포 연구가 재조명받았다. 오늘날 과학자들은 성체줄기세포가 데이브 아스프리의 지방과 골수처럼 원래 뽑아낸 부위가 아닌 다른 부위의 세포로도 분화할 수 있다고 믿는다. 이것이 가능하다면 재생 치료의 적용 범위는 굉장히 넓어진다.

야마나카의 연구 이후 줄기세포 치료의 잠재력을 두고 말 그대로 관심이 폭발했다. 독일 제약회사 바이엘Bayer은 2019년 6억 달러를 들여 미국의 생명공학 기업 블루록테라퓨틱스BlueRock Therapeutics를 인수했다.[2] 블루록테라퓨틱스는 유전공학과 만능줄기세포를 활용해 신경계 질환, 심장 질환을 연구하는 기업이다. 메이요클리닉Mayo Clinic과 스탠퍼드대학교 메디컬센터 등 의학 연구를 선도하는 기관에서는 줄기세포를 활용해 외상성 손상을 입은 환자의 척수와 퇴행성 관절염 환자의 연골을 재생하는 연구를 수행 중이다. 미국에서만 줄기세포를 활용한 수천 건의 임상시험이 진행 중이다.[3] 책을 쓰는 현시점 기준, 스타트업 투자 정보 사이트 크런치베이스Crunchbase에서 조회되는 줄기세포와 줄기세포 치료를 주제로 하는 기업은 400개가 넘는다.

천천히, 하지만 확실하게 줄기세포 연구는 이제 열매를 맺고 있다. 크리스 바Chris Barr의 사례를 살펴보자. 그는 캘리포니아주에 살던 중년의 남성으로 2017년 서핑 사고로 목의 일곱 부위가 골절되었다. 그 결과 목 아래로 전신 마비 판정을 받아 두 번 다시 걸을 수 없는 몸이 되었다. 이제 그는 평생 사지마비 상태로 살아가야 한다. 사고 후 아내 데비가 병원에 도착했을 때, 엎드린 자세로 호흡기를 낀 크리스는 입 모양으로 말했다.

"플러그를 뽑아줘."

데비는 크리스가 더 버티면서 물리 치료를 받도록 설득하는 데 성공했지만, 6개월이 지나도 별다른 차도가 없었다. 크리스가 모든 것을 포기하려 했던 순간 메이요클리닉 신경외과의사 모하맛 바이돈Mohamad Bydon으로부터 전화가 왔다. 바이돈은 심각한 손상을 입은 척수 재생에 줄기세포가 사용될 수 있는지를 확인하는 1단계 임상시험을 진행하고 있었는데 사지마비 환자 10명이 그 대상이었다. 비극적인 사고가 일어난 지 1년도 채 지나지 않았을 무렵 크리스 바는 바이돈 연구의 '1번 환자'로 지명되었다. 크리스는 2019년 ABC 뉴스에 출연해 자신의 경험을 이야기했다.

"잃을 것이 없는 몸이었습니다. 그래서 끝까지 포기하지 않았습니다."

크리스의 복부 지방에서 채취한 줄기세포를 요추에 주입하자 2주 만에 빠르게 증상 개선이 나타났다. 얼마 지나지 않아 그는 앉았고, 다음에는 섰고, 이후에는 걸었다. 기적에 가까운 결과였다.[4] 크리스는 활짝 웃으며 말했다.

"몇 번이라도 말할 수 있습니다. 줄기세포 치료법은 희망입니다."[5]

크리스 같은 환자를 돕는 줄기세포 치료는 이 이야기의 일면에 불과하다. 다른 한편으로는 피부 잡티나 탈모, 다발성경화증, 알츠하이머병, 류마티스 관절염까지 뭐든지 고쳐준다고 장담하는 줄기세포 클리닉이 우후죽순 생겨나고 있다. 2016년 미국에서만 351곳이었던 이런 클리닉들이, 글을 쓰는 현재는 1,000개를 넘어섰다. 황반변성, 관절염, 인지기능 저하, 기력 저하, 심장병, 늘어진 피부, 심지어 발기부전에도 좋다고 광고하는 실정이다. 얼마나 관심을 끌었는지 미국 슈퍼마켓 체인 하이비Hy-Vee는 직원 복지의 일환으로, 무릎 관절 질환 치료법으로 지원해주던 무릎 인공 관절 수술 대신 줄기세포 치료를 제공하기 위해 적격 여부를 심사받도록 하고 있다.[6] 이유는 명확하다. 무릎 인공 관절 수술에 비해 줄기세포 치료는 비용이 훨씬 더 싸다.

분명히 말하지만 나는 장수나 질병 치료를 위해 줄기세포 치료를 권장하고 있는 게 아니다. 짐작이 가겠지만 나 자신도 여러 가지 줄기세포 치료를 해주겠다는 제안을 많이 받았다. 하지만 한 번도 한 적이 없고 가까운 미래에도 그럴 생각이 없다. 글을 쓰는 시점 기준으로 미국에서 FDA 승인을 받은 줄기세포 치료 업체는 10개 미만이며, 그나마도 특정 상황에서 매우 제한된 치료만 수행하는 조건으로 승인된 것이다.[7] 앞서 말한 1,000개 이상의 클리닉 중 일부는 법적으로 회색지대에 있다. FDA 승인을 받은 것은 아니지만 '재량에 따른 규제 대상'이며, 당신이 이 글을 읽을 때쯤에는 그마저도 해당되지 않을 수 있다. 참고로 FDA는 이 서부시대 같은 '생체 실험 현장'에서 질이 나쁜 업체들을 솎아내고 있다. 줄기세포 재생을 둘러싼 대중의 열풍을 이용하려는 장사꾼이 적지 않으며, 줄기세포 치료 중 큰 문제가 생겨 감염이나 종양, 실명, 사망을 일으킨 사례가 수십 건 보고된 바 있다. 특별히 나쁜 효과는 없지만 딱히 좋은 효과도 없는 사례 역시 꽤 있다. 줄기세포는 약해서 주입 과정에서 많이 죽는다. 어딘가에 고이거나 폐에서 파괴되기도 한다. 목적지까지 도착하더라도 목표 부위에 붙지 않기도 한다. 그나마 소량이 붙어도 오래가지 못한다.[8]

줄기세포 치료법이 발달한다면 혁명적인 기술이 될 것이다. 의사이자 재생의학 전문가로 《영원히 사는 법》 등 여러 노화 관련 책을 저술한 테리 그로스만은 미국에서 승인을 받은 소수의 줄기세포 치료센터 중 하나를 운영한다.

"줄기세포 치료는 아직 임상시험 단계입니다. 하지만 척수 손상, 심장마비 이후 심근 개선, 노화로 인한 황반변성, 당뇨병, 그 외 파킨슨병이나 알츠하이머병 같은 심각한 신경 질환에 효과적인 줄기세포 치료가 많이 나올 것입니다. 이 질병들은 5년이나 10년 내로 치료법이 나오리라 생각합니다."[9]

어린 줄기세포를 모아서 저장했다가 훗날 사용하는 방법도 정식 치료법으로 자리 잡으리라 믿는다. 장래를 대비하고 싶은 부모나 젊은이라면 지금 시작할 수 있다. 출생 시 수천 달러를 지불한 뒤 보관비로 매년 200달러 정도를 내면 자녀의 제대혈을 안전하게 보관할 수 있다. 내가 방문한 미국 최대 규모의 혈액은행에는 당신의 혈액, 골수, 지방을 (조금이라도 어릴 때) 저장해두었다가 훗날 성체줄기세포가 필요할 때 이용할 수 있는 서비스가 있다.

한편 인체 2.0 시대가 제시하는 해답에는 줄기세포 치료만 있는 것이 아니다. 줄기세포 치료법에 중요 장기들을 최상의 상태로 되돌릴 힘이 있다지만, 상황에 따라서는 완전히 새로운 장기가 필요할 때도 있다.

장기 이식을 넘어 장기 재생으로

미국만 해도 9분에 한 명씩 장기 이식 대기 명단에 새로운 이름이 추가된다. 이중 약 84퍼센트는 신장을, 12퍼센트는 간을 간절히 필요로 한다. 그 외에 심장이나 폐, 췌장을 원하는 사람도 있다. 오늘날 이 숫자는 무려 11만 3,000명인데, 세계로 눈을 돌리면 장기 이식 대기자는 훨씬 늘어나 20배는 넘을 것으로 추정된다.[10] 인간 간 이식 분야는 20세기에 장족의 발전을 이루었지만 아직 여러 문제가 남아 있다. 가장 큰 문제는 가용성으로, 이식용으로 쓰려면 반드시 온전하고 병이 없으며 기능적으로도 문제없는 젊은 장기가 필요하다. 애초에 이런 고민도 기증자가 있을 때 할 수 있다. 미국에서는 적합한 기증자 중 58퍼센트만이 장기기증을 신청했으며 이마저도 다른 국가보다 양호한 수치다. 전 세계에서 장기를 원하는 사람은 200만 명에 달하지만 연간 이식 횟수는 14만 건에 불과하다.[11]

또 다른 문제로 적합성이 있다. 장기 이식이 성공하려면 혈액형과 기타 조건들이 반드시 일치해야 한다. 그렇지 않으면 이식된 장기가 침입자로 인식되어 거부 반응이 일어난다. 안타깝게도 전체 장기 이식 중 10~50퍼센트에서 실제로 거부 반응이 일어난다. 성공하더라도 수혜자는 평생 면역 억제제를 복용해야 하고, 이에 따른 부작용과 감염 가능성을 감수해야 한다.

마지막으로 운반 문제가 있다. 원하는 장기가 기능을 잃지 않도록 보존 및 운반이 시간 내에 무사히 이루어져야 한다. 장기는 보통 활어처럼 얼음에 싸서 운반되므로 조직이 손상되고 합병증 위험이 증가한다. 산소가 충분한 피가 지속적으로 돌지 않으면 장기의 보존 기간은 매우 짧다. 신장은 약 30시간, 췌장과 간은 12시간이며 심장과 폐는 6시간에 불과하다.[12] 작두 위에서 춤을 추는 것마냥 아슬아슬한 상황이다. 운반 과정이 절묘하게 맞아떨어져야만 성공할 수 있다.

현재 몇몇 기업들이 기존의 장기 운송을 더 안전하게 만들 방법을 연구 중이다. 가령 매사추세츠주 앤도버에 위치한 기업 트랜스메딕스Transmedics는 인간의 몸속 환경과 유사하고, 산소가 충분하면서도 혈액을 공급하는 특수 운반 카트를 고안하고 있다. 기증받은 장기가 이동하는 중에도 카트가 실시간 모니터링을 통해 산소와 영양소 요구 수치를 맞출 수 있다. 그 결과 수혜자는 반쯤 얼어서 기능이 온전치 못한 상태의 장기를 받아야 하는 현실에서 벗어날 수 있다. 심장은 뛰고, 폐는 숨을 쉬고, 간은 담즙을 생산하는 상태로 기증받을 수 있다.

기증받은 장기를 보존하는 또 다른 해결책으로 장기를 냉동 보관하는 방법이 있다. 냉동 보관 자체가 새로운 개념은 아니다. 보스턴 레드삭스의 위대한 타자 테드 윌리엄스Ted Williams 선수 등 몇몇 사람들은 미래에 과학이 발전하면 되살아나길 기대하며 몸 전체를 냉동 보관한 상태다(윌리엄스의 경우 머리는 별도로 냉동처리를 했다).

하지만 가까운 미래에 실현될 장기의 냉동 보관은 이러한 황당한 꿈보다는 정자나 난자를 성공적으로 냉동하는 과정과 공통점이 훨씬 더 많다. 캘리포니아 스타트업 X서머X-Therma와 아리고바이오메디컬Arigo Biomedical은 나노 소재를 활용해 기존 냉동 방식보다 훨씬 장기에 적은 손상을 주며 냉동해서 보존하는 방법을 개발 중이다. 미국 국방부도 2004년 이래로 동결 보존 프로그램을 진행 중이다.

하지만 만약 장기 이식처럼 험난한 과정을 거칠 필요 없이 병에 걸리거나 노화된 장기를 우리 몸속에서, 그것도 최소한의 침습만 거쳐 재생하게 만든다면 어떨까? 사실 장기 재생은 최첨단 기술이 없어도 어느 정도 가능하다. 피부는 인체에서 가장 큰 장기로, 찢어지고 벗겨지거나 경미한 화상을 입을 때마다 스스로 재생 및 복구 과정을 거친다. 간은 60퍼센트까지 손상돼 짧으면 30일 내에 스스로 재생된다. 하지만 장수의 가까운 미래에서는 실험실, 자신의 몸 안 혹은 다른 동물의 몸 안에서, 그리고 3D 바이오프린터에서 완전히 새로운 장기를 만들어낼 수 있다. 심지어 이 장기는 본인의 세포로 만든 것이므로 거부 반응이 일어날 리 없다. 장기 이식 순서를 기다리느라 걱정할 필요도 없다. 자동차에 쓸 타이어나 교체용 라디에이터을 주문하는 것처럼 쉽게 새로운 신장, 폐, 췌장을 주문한 후 약속한 날짜에 병원에 가 새로운 장기를 내 몸에 설치하면 그만이다.

믿어지지 않는가? 이 분야에서 현실로 일어나고 있는 일을 한번 살펴보자. 2019년 생명공학 기업 스트라타텍Stratatech은 영국 제약회사 말린크로트Mallinckrodt의 자회사로 사람의 실제 진피 세포와 표피 세포로만 구성된 피부대체요법 제품인 스트라타그래프트StrataGraft의 제3상 임상시험을 성공적으로 마쳤다. 스트라타그래프트는 원래 피부와 완전히 동일한 기능을 가지며, 화상이 너무 심해 기존 피부 이식 방법을 적용하기 어려운 환자를 위해 개발되었다. 대체용 피부는 실험실에서 먼저 키운 후 수혜자의 몸 위에 이식하므로 환자의 피부를 몸의 다른 부위에서 확보할 필요가 없다. 이 혁신적인 치료법의 성공률은 이미 83퍼센트에 달하며, 이는 기존 피부 이식 치료법의 성공률인 86퍼센트에 살짝 못 미치는 수준이다.[13] 이 기술은 무릎 교체용 연골, 유방 재건을 위한 지방세포 조직 등을 만들기 위해 조직 재생 분야에서 실험 중인 한 가지 예시에 불과하다.

샤미카 버라지Shamika Burrage의 사례도 있다. 이등병인 그녀는 사고로 귀를 잃었다. 의사는 흉곽에서 취한 연골로 새로운 귀를 하나 만들어주었다. 머리에 붙이기 전까지 귀가 살아 있으려면 혈관이 필요하다. 그래서 의사들은 귀를 그녀의 팔뚝에 이식하고, 수술 때가 되자 귀를 떼어서 원래 위치로 옮겨 붙였다. 다소 희한하게 들린다면 영국의 정비공 말콤 맥도날드Malcolm Macdonald의 사례도 한번 들어보자. 내가 책을 쓰는 동안 교체용 성기는 그의 팔에 붙은 채 4년 동안 자랐다.[14]

마지막으로 소개할 펜실베이니아주 소재의 스타트업 라이제네시스LyGenesis는 생명공학 기업 주브네센스Juvenesence와 장수비전펀드의 지원을 받아 새로운 장기를 당신 몸 안에서 키우도록 도와준다. 라이제네시스는 환자 본인의 장간막림프절(장을 복벽에 연결하는 조직에 존재하는 면역체계의 분비선)을 바이오리액터처럼 활용해 간 세포가 여러 개의 미니 간으로 자라게 만든다. 이렇게 자라게 한 간은 이소성 간, 즉 정상적인 위치에 있지 않은 간이다. 하지만 장기 이식 외에 답이 없는 말기 간 질환 환자들에게, 새로운 간은 원래 간과 같은 기능을 최대 75퍼센트까지 수행한다. 생명과학계의 베테랑인 기업가인 마이클 허포드Michael Hufford가 이끄는 라이제네시스는 글을 쓰는 현재 후기 임상시험을 진행하고 있다.

장기 문제를 해결하는 또 다른 접근법으로 동물의 장기를 사람에게 이식하는 이종 간 장기 이식이 있다. 개념 자체는 오래되었지만 면역 반응 문제로 20년 전 폐기되었다가, 현재 새로운 접근법의 발견으로 다시금 떠오르고 있다. 이 연구 분야에서 두각을 나타내는 기업 중 하나로 매사추세츠주 케임브리지에 위치한 e제네시스eGenesis가 있다. 이 기업은 앞서 소개한 하버드대학교의 유전학자 조지 처치의 아이디어로 세워졌다. e제네시스는 유전공학을 활용해 질병이나 면역 거부 반응이 없는 돼지의 신장, 심장, 폐, 간을 개발해 인간 수혜자가 평생 면역 억제제를 먹지 않도록 하는 데 주력하고 있다. 돼지가 연구 대상인 이유는 이들의 장기 크기가 인간과 비슷하기 때문이다.

유나이티드테라퓨틱스United Therapeutics, UT의 자회사 렁바이오테크놀로지Lung Biotechnology도 돼지의 장기를 사람에게 이식하는 이종 간 장기 이식을 연구한다. 메릴랜드주 실버스프링에 위치한 이 기업은 먼저 돼지 폐를 인간 이식에 적합하도록 만든다. 다음으로 폐 조직을 콜라겐 뼈대만 남을 때까지 벗겨낸 후 실험실에서 인간의 폐 조직을 덧입혀 키운다. 렁바이오테크놀로지는 약 53만 4,000제곱미터의 대지 위에 세워진 2만 5,548제곱미터 규모의 실험실에서 향후 수십 년 동안 자국 내 폐 이식 수요의 대부분을 소화할 만큼 충분한 양의 유전자 변형 돼지를 키울 계획이다.[15] 유나이티드테라퓨틱스의 창업자인 마틴 로스블랫은 나와의 통화에서 이렇게 말했다.

"우리는 모든 방법의 개발을 병행해야 합니다. 특정 장기나 질병에 효과적인 접근법이 다른 장기나 질병에는 통하지 않을 수 있어요. 가장 중요한 것은 다양한 선택지입니다."[16]

나는 그를 세상에서 가장 아이디어가 번뜩이는 사람들이 모이는 서밋 LASUMMIT LA 행사에서 만났다. 시간이 있다면 그의 놀라운 인생 스토리를 찾아보기 바란다.

마지막으로 소개하는 장기 재생 기술은 3D 바이오프린팅이다. 3D 바이오프린팅은 산업과 생활에서 우리에게 이미 친숙한 3D 프린팅과 원리가 동일하다. 다만 이 기술은 플라스틱 레진 대신 '바이오잉크'를 주로 사용한다. 바이오잉크는 특수 제작된 살아 있는 단백질 혼합물, 그리고 원하는 장기나 조직에 맞게 분화된 만능줄기세포로 구성되어 있다. 바이오잉크는 원하는 장기의 모양을 닮은 콜라겐 뼈대에 직접 프린팅된다. 말만 들으면 엄청나게 미래의 이야기 같은데 실제로도 그렇다. 현재 3D 바이오프린팅은 연구 목적과 화장품 시험에 쓰이는 연골, 뼈, 피부 조직 등을 만드는 용도로만 사용할 수 있다. 더 복잡한 구조물을 제작할 수 있는 단계를 목표로 한 걸음씩 발전하고 있다.

일례로 2017년 직후, 뉴캐슬대학교 기술자들은 줄기세포, 콜라겐, 그리고 알긴산이라는 겔을 사용해 기능적으로나 해부학적으로나 완전한 사람의 각막을 3D 바이오프린터로 출력하는 데 성공했다.[17] 멤버 전원이 여성인 노스웨스턴대학교 연구팀은 콜라겐 하이드로겔로 난소를 3D 바이오프린팅했고, 무균 환경의 실험용 쥐에 이식했다. 실험용 쥐는 실제로 배란을 했고, 건강한 새끼도 낳았다.[18] 혈액을 담는 혈관 조직의 3D 바이오프린팅도 상당히 발전해 기능성 장기 제조에 한 발짝 더 다가가게 되었다.[19] 전 세계에서 연구팀들이 신장과 간, 췌장, 기타 장기의 3D 바이오프린팅 연구에 매진하고 있다. 그중 첫 번째 결과물로 텔아비브대학교 연구팀은 혈관, 2심방, 2심실이 모두 갖춰진 완전한 심장을 3D 바이오프린터로 출력했다.[20] 기능을 수행하거나 실제 인간의 심장과 같은 재질을 갖고 있는 건 아니지만, 심장을 만들어냈다는 점에서 어떤 대체용 장기도 생산해내겠다는 바이오프린팅 기술의 궁극적인 목표를 다시금 일깨우는 중요한 한 걸음이었다.

이 분야는 아직 풀어야 할 숙제가 많다. 하지만 장기 재생이 과감하고 미래의 이야기처럼 들릴지라도 개인적으로는 조만간 현실이 될 것이라고 본다. 과학자들은 수십 년 내에 이 개념을 간단히 구현하면서 대중 앞에 거의 완벽하게 선보일 것이다. 그리고 5년, 10년이 더 지나면 폐, 심장, 신장을 직접 재생하는 방향으로 문제를 해결할 것이다. 먼 미래의 이야기로만 들리겠지만, 결국에는 오래되고 손상된 부위를 업그레이드나 교체하는 것이 오늘날 시험관 아기 시술처럼 일반적인 시술로 자리 잡을 것이다. 하지만 그때가 되더라도 노화가 물리적으로 야기하는 문제는 일부 남아 있다. 다행히 인체 2.0 시대에는 한 가지 방법이 더 가능해질 예정이다. 바로 생체강화다.

당신도 600만 달러의 사나이

생체공학물이 TV에서 인기를 끌기 훨씬 전부터 인체 강화는 인류의 염원이었다. 기원전 이집트에서 발견된 나무와 가죽으로 만든 발가락, 고대 투스카니 지방에서 발견된 기초적인 형태의 틀니가 그 예시다. 16세기 프랑스에서는 에나멜 처리를 한 황금 의안이 쓰였고, 1800년대에는 최초의 전자식 보청기가 발명되었다. 관류 펌프로 불렸던 초창기 인공 심폐기는 비행사 찰스 린드버그Charles Lindbergh가 1930년대에 발명한 물건이다.[21] 그리고 1970년대에 유명했던 미국 TV 드라마 〈600만 달러의 사나이〉의 주인공 스티브 오스틴이 생체공학으로 증강된 힘과 스피드, 시력을 자랑

할 때도 이미 병원에서는 현대적인 무릎 인공 관절 수술이 이루어지고 있었다. 몇 년 뒤에는 로버트 자빅Robert Jarvik 박사의 인공 심장이 등장한다.

본래 신체 부위를 기계 장비로 교체하거나 보완하는 것은 전혀 새로운 일이 아니다. 당신 주위에도 인공 고관절, 의수나 의족을 사용하거나 인공 신장 투석을 받는 사람이 있을지도 모르겠다. 여기까지 발전한 것도 놀랍지만, 장수의 가까운 미래에 이를 때쯤이면 인간을 기계로 강화하는 능력이 훨씬 더 놀라운 형태로 발전할 것이다. 인공 장기는 당신이 태어날 때 가지고 있던 것보다 훨씬 가혹한 상황에서도 버티고 더 오래 쓸 수 있도록 만들어질 것이다. 인체 2.0에서 교체되는 부위는 사용 기간만 길어지는 것이 아니라 원래 장기가 갖지 못한 능력도 겸비하게 될 것이다.

심혈관 및 호흡 기능, 심부 체온, 혈액 구성 성분 등 신체 전반에 관한 정보를 당신에게 알려줄 다수의 센서가 심장과 폐에 장착된 모습을 상상해보자. 감염을 탐지했거나, 중요한 영양소와 비타민이 부족할 때, 심지어 외부 오염이 너무 심해서 마스크를 써야 할 때도 알람을 받게 된다. 신장과 간은 독성 물질을 처리할 뿐만 아니라 식사 및 음주 습관을 추적하며 건강한 선택을 돕는 역할도 하게 된다. 시력이나 청력을 잃을 걱정은 전혀 없다. 오히려 수십 미터 멀리 떨어진 간판을 쉽게 확대해서 읽거나, 옆방에서 핀이 떨어지는 소리까지 듣게 된다. 향상된 안면 인식 기술로 사람이 붐비는 공간에서도 친구를 쉽게 찾을 수 있게 된다. 이러한 발전이 시각장애인들에게 어떤 의미가 있을지 상상이 가는가? 열 감지 카메라, 거리 감지 카메라, 라이다LiDar, GPS 등 자율주행차 분야에서 빌려온 여러 기술로, 지금 우리 눈으로 보는 것보다 훨씬 더 세상을 잘 인식할 수 있게 될 것이다.

이 중 한 가지라도 아득한 미래의 일로 느껴진다면 이미 우리 곁에 있는 기술을 한번 살펴보자. 캘리포니아주에 위치한 기업 세컨드사이트Second Sight은 완전히 실명한 사람에게 시야를 되찾아 주는 생체공학 눈을 만든다. 세상이 흑백으로 보이는 원시적인 단계이긴 하지만, 특수 카메라 안경과 컴퓨터 프로세서가 한 세트로 이루어진 세컨드사이트의 기기는 시신경에 전기 신호를 보내 사용자의 기본 시력을 80퍼센트까지 회복시킨다.[22] 하지만 과학자들은 이 신호를 뇌의 시각피질로 직접 전달하는 훨씬 더 원대한 방법을 연구 중이다. 실제로 스페인 과학자 에두아르도 페르난데스Eduardo Fernandez는 16년 동안 완전 실명 상태였던 베르나데타 고메스Bernardeta Gomez에게 이 방법을 써보았다. 그녀의 시신경은 손상이 너무 심해 시력을 회복할 가능성이 전혀 없었다. 페르난데스 연구팀은 뇌의 전기 신호를 관장하는 부위에 미세한 전극을 심었다. 이 전극 덕분에 베르나데타 고메스는 천장의 불빛, 출입구, 프린터에서 출력한 글자와 모양, 사람들의 실루엣을 인식할 수 있었다. 심지어 전극의 효과를 테스트하기 위해 만든 간단한 비디오

게임도 할 수 있었다.[23]

청력 분야도 발전했다. 현대적인 인공 와우 수술을 받은 사람이 처음 전원을 켰을 때 반응을 본 적이 없다면 꼭 찾아보기 바란다. 정말 감동적이다. 실제로 사라 처먼Sarah Churman이 자신이 인공 와우를 처음 경험하는 영상을 유튜브에 올렸을 때 이 영상은 약 3,200만 회라는 조회수를 기록했다.[24] 29세 사라는 사랑하는 사람과 결혼해 두 자녀를 두었고 커리어도 성공적으로 쌓아가고 있었다. 하지만 그녀가 갖지 못한 것이 한 가지 있었다. 사라는 태어날 때부터 귀가 거의 들리지 않아 자신의 목소리는 물론 아이들의 목소리도 들은 적이 없었다. 그랬던 사라가 양쪽 귀에 전자식 와우 기기를 이식받았다. 외부 마이크에서 보낸 신호를 중간에서 전극이 감지해 뇌로 전달하는 원리다. 고성능 인공 와우는 스위치를 켜자마자 진가를 발휘했다. 사라의 청력이 돌아온 것이다. 사라는 '평생 동안 기다린 기적이 일어났다'[25]고 말했다.

생체공학 팔은 어떨까? 존스홉킨스대학교 응용물리연구소에서 개발 중인 한 의수는 실제 팔과 크기가 동일한 '터미네이터 팔'로 26개의 관절이 작동하며, 그중 17개는 독립적으로 움직인다. 미국 방위고등연구계획국DARPA의 지원을 받아 제작된 이 신형 의수의 첫 번째 주인공은 2005년에 종양으로 팔을 잃은 조니 머시니Johnny Matheny였다. 2017년 조니에게 장착한 새 의수는 낼 수 있는 힘과 관절의 가동 범위까지 실제 팔과 매우 비슷했다. 조니는 물건을 집거나 옮길 수 있었고, 요리, 운전, 피아노 연주까지 가능했다. 조니는 이렇게 말한다.

"이건 의수가 아닙니다. 이제 제 팔입니다."[26]

하지만 조니 머시니의 의수가 특히 놀라운 이유는 팔이 보여준 능력이 아니라 그 작동 원리에 있다. 착용자가 원하는 의수의 움직임을 떠올리기만 하면 신경 신호가 생성되어 그 움직임을 수행한다.[27] 비교적 가까운 미래에는 뇌에서 손가락으로 근전도 신호Myoelectric Signal만을 일방적으로 보내는 것이 아니라, 손가락에서도 촉각, 재질, 온도, 압력, 습도, 기타 감각 데이터를 수집해 뇌에 전달하는 양방향 소통이 가능해질 것이다.[28]

생체공학 신장 개발에도 점점 가까워지고 있다. 현재의 투석 기계는 일종의 '인공 신장' 역할을 하지만 덩치가 크고 투박하며, 환자의 혈액을 씻어내는 데 대량의 물을 소비한다. 현재 세계 곳곳에서 연구팀들이 실리콘 막, 여과 기술, 빛으로 혈액에서 독소를 제거하는 기술 등을 적용한 소형·경량 투석 기계를 최초로 출시하기 위해 경쟁하고 있다. 샌프란시스코대학교와 밴더빌트대학교의 공동 연구팀이 개발 중인 모델은 환자의 동맥에 직접 연결하는 것으로, 진정한 의미의 이식용 신장에 가까우며 초기 제품을 돼지에 적용했을 때의 결과는 성공적이었다.[29]

마지막으로 심장이 있다. 1940년대 이래 여러 형태의 인공 심장이 나왔지만, 인공 심장의 역사에서 기념비적인 사건은 1982년 최초로 임상에 적용한 자빅의 심장이다. 오늘날 우리가 완전 인공 심장Total Artificial Heart이라고 부르는 것은 자빅의 심장에서 파생된 모델이다. 본디 인공 심장은 생명에 위협을 받을 정도로 아픈 환자가 새로운 심장 기증자를 기다리는 동안 '임시로 사용할' 목적으로 만들어졌다. 하지만 대기 기간이 길어지면 몇 년이 되기도 하므로 인공 심장도 늘어난 기간만큼 버틸 수 있어야 한다.

25세 스탠 라킨Stan Larkin이 그런 경우라고 볼 수 있다. 젊은 라킨 형제는 선천적으로 심장병이 있어 전조 증상 없이 심장이 갑자기 멈출 수 있는 위험성이 있었다. 형 도미니크는 새로운 심장을 이식받았지만 스탠은 아직 대기자 명단에 있었다. 라킨의 심장 수술을 담당하는 미시간대학교 의과대학 교수 조너선 해프트Jonathan Haft는 이렇게 말했다.

"심장 이식을 해주고 싶었지만 시간이 여의치 않았습니다. 두 형제에게는 다른 기술로는 해결할 수 없는 독특한 해부학적 문제가 있었습니다."[30]

해프트의 의료진은 스탠의 심장이 완전히 멈춰버리기 전에 병든 심장을 제거하고 그 자리에 인공 심장 제조사인 신카디아Syncardia의 인공 심장 제품을 넣어 이식 전까지 임시로 살 수 있도록 조치했다. 덕분에 그는 늘 6킬로그램짜리 가방을 메고 다녀야 했다. 배터리가 든 그 가방은 스탠의 흉강으로부터 튀어나온 튜브에 공기를 밀어 넣어 인공 심장이 계속 펌프질하도록 만들어서 스탠의 생명을 유지한다. 그런 상태로 몇 주가 지나고 몇 달이 지나 1년이 넘었다. 스탠이 새로운 심장을 이식받을 때까지 그가 완전 인공 심장을 달고 생존한 기간은 555일이었다.[31] 스탠은 비교적 정상적인 일상을 영위했는데, 가방과 인공 심장을 몸에 지닌 채로 그가 좋아하는 농구도 할 수 있었다. 이 용감한 청년에게 그 시간은 생존 이상의 의미를 가졌다.

'젊은 피 수혈'

이 분야에는 실현되려면 아직 '한참 멀었지만' 왠지 생소하지 않은 아이디어가 하나 있다. HBO 드라마 〈실리콘밸리〉를 좋아하는 시청자라면 2017년도 에피소드 중 악당인 억만장자 개빈 벨슨이 사업 프레젠테이션 도중 건강한 젊은이로부터 수혈을 받는 장면을 기억할 것이다. 이 장면은 흔히 '젊은 피 수혈'로 알려진 '서로 다른 발달 단계 개체들의 접합heterochronic parabiosis'을 풍자하고 있다. 이론대로라면 나이 든 사람이 젊고 건강한 사람의 혈장을 정기적으로 수혈받으면 염증 감소, 줄기세포 증식, 알츠하이머병과 관련된 아밀로이드 플라크amyloid plaques 감소, 그 외 암과 심장병 예방 등 여러 가지 효과를 볼 수 있다고 한다.

이 요법은 지난 몇 년 동안 부유한 사업가들, 일명 '실리콘밸리

뱀파이어들' 사이에서 꽤나 인기를 끌어 암브로시아Ambrosia라는 스타트업에서는 젊은이의 피를 1리터에 8,000달러, 2리터는 할인가인 1만 2,000달러에 판매했다. 두 생물의 순환계를 연결하는 개체 결합parabiosis이 최근에 등장한 새로운 개념은 아니다. 이 아이디어는 동물들끼리 순환계를 공유할 수 있는지 확인하기 위해 의학에서 실험용 쥐끼리 연결시켰던 1800년대 중반의 의학 실험에서도 찾아볼 수 있다. 과학자들은 수혈 시 헌혈자의 건강 상태가 수혈자에게 일부 옮겨간다는 사실을 발견했다. 최근 연구에 따르면 어린 쥐의 혈장을 나이 많은 쥐에게 수혈했을 때 뇌의 시냅스 형성이 극적으로 늘어났으며,[32] 근육,[33] 줄기세포,[34] 염증,[35] 기타 조직과 장기의 재생 효과도 있는 것으로 확인되었다. 또한 나이 든 쥐의 신체를 어린 쥐의 신체와 연결conjoined했을 때 대조군보다 4~5개월 더 오래 살았다.[36] 이는 쥐의 세계에서는 엄청나게 긴 시간이다.

그렇다면 인간에게도 개체 결합이 젊음을 되찾고 노화를 되돌리며 수명을 연장하는 마법이 될까? 암브로시아에서 자체적으로 진행한 연구에 따르면 성인이 개체 결합 요법을 받았을 때 (신생아에게서 높은 수치로 발견될 경우 암과 관련 있는 것으로 알려져 있는 단백질인) 암종배아항원carcinoembryonic antigen은 20퍼센트, 혈중 콜레스테롤은 10퍼센트, 아밀로이드 플라크는 20퍼센트 각각 감소하는 효과가 있었다고 한다.[37] 암브로시아의 최고경영자 제시 카마진Jesse

Karmazin은 〈뉴사이언티스트New Scientist〉와의 인터뷰에서 다음과 같이 말했다.

"만병통치약이라는 표현을 좋아하지는 않지만 10대의 피에는 뭔가 다른 점이 있습니다. 젊은 피에 포함된 어떤 물질에 노화를 되돌리는 효과가 있는 겁니다."[38]

FDA는 이를 단호하게 부인했다. FDA은 2019년, 개체 결합의 위험성에 대해 입장문을 발표했고, 그 해를 넘기기 전에 암브로시아는 영업 정지를 당했다. 기업에서 자체적으로 진행한 연구는 대조군이 없었고, 암브로시아 측은 지금까지도 실험 결과를 공개하지 않고 있다. 결국 젊은 피에 들어 있는 유익한 단백질과 호르몬이 재생, 나이 역행, 수명 연장에 도움을 줄지는 몰라도 그것이 명확히 입증된 바는 없다. 한편 현재 알카헤스트Alkahest나 엘리비안Elevian 같은 스타트업에서는 젊은 피로부터 장수에 효능이 있다고 생각되는 특별한 물질들을 과학적으로 분리하려고 시도 중이다.

완전히 새로워진 당신

2장에서 우리는 실험용 쥐에 야마나카 인자를 활용해 노화의 모든 육체적·인지적 징후를 되돌린 소크연구소 소속 후안 카를로스 이즈피수아 벨몬테를 만났다. 이 분야는 데이비드 싱클레어,

스티브 호바스, 조지 처치 등 장수 분야의 거물들이 주도한 추가 연구에서 매우 흥미로운 결과를 보여준다. 가령 2019년 실험용 쥐를 대상으로 한 실험에서 야마나카 인자로 시각 세포를 재프로그래밍하자 시력 상실, 시신경 손상, 녹내장이 개선되었다.[39] 이 내용이 중요한 이유는 이런 기술을 최초로 적용할 가능성이 가장 큰 분야가 사람의 녹내장 치료이기 때문이다. 현재까지 사람 세포를 재프로그래밍하는 건 페트리 접시 위에서만 가능한 것으로 한정되어 있다. 하지만 (데이비드 싱클레어, 이즈피수아 벨몬테, 스티브 호바스, 마누엘 세라노Manuel Serrano도 뜻을 함께하는) 이두나테라퓨틱스Iduna Therapeutics 같은 기업들은 가까운 미래에 사람을 대상으로 한 임상시험을 시작하려 하고 있다.

데이비드 싱클레어는 그리 머지않은 미래에 우리 몸을 우리가 원하는 생물학적 연령으로 되돌릴 수 있는 그림을 그린다. 가령 누군가는 25세에 장수 유전자가 포함된 유전자 치료를 받을 수 있다. 이 유전자는 45세까지 아무 변화가 없다가 항생제를 복용하면 신호를 받아 활성화된다. 싱클레어는 이렇게 기술한다.

"손상된 장기는 회복되고, 당뇨병과 심장병이 생기기 전으로 돌아가며, 허연 머리카락이 사라지고, 주름이 펴질 수도 있다. 프랜시스 스콧 피츠제럴드Francis Scott Fitzgerald의 소설 《벤자민 버튼의 시간은 거꾸로 간다》의 주인공 벤자민 버튼이 나이를 거꾸로 먹는 것처럼, 다시 35세로 돌아간 기분을 느낄 것이다. 30세도, 25

세도 가능하다. 벤자민 버튼과 다른 점이 있다면 우리는 중간에 멈출 수 있다. 항생제를 먹지 않으면 재프로그래밍 요소가 활성화되지 않으므로 해당 유전자의 스위치가 꺼진다."[40]

이러한 수명 연장 방식이 건강에 관심 있는 일반인이 접근할 수 있는 수준이 되려면 가까운 미래의 다른 재생 치료법처럼 더 많은 연구가 진행되어야 한다. 나는 당신이 지금 당장 줄기세포 주사를 맞고, 젊은 피 혈장을 수혈받고, 야마나카 인자를 찾아 본인의 세포를 재프로그래밍하는 걸 추천하지 않는다. 이 요법들이 효용성을 넘어서 신뢰성까지 확보하려면 아직 갈 길이 멀다. 하지만 재생의학은 빠른 속도로 발전하고 있으며 우리는 수년 내로 혁신의 물결을 목도하게 될 것이다. 메이요클리닉을 비롯해 이 분야를 주도하는 연구소의 연구팀들은 이미 실험용 쥐의 뇌를 대상으로 한 줄기세포 재생 실험에서 알츠하이머병, 파킨슨병, 기타 신경 질환을 치료하는 등 괄목할 만한 성과를 내기 시작했다.[41] 현재의 재생의학은 우주 여행과 일부 닮은 점이 있다. 이론적으로는 잘 다듬어져 있어 분명히 실현 가능하겠지만 이를 현실에서 구현할 기술적 역량이 아직 부족하다.

지금까지 우리는 병의 근본 원인을 찾아내 우리에게 건강과 장수를 안겨줄 유전공학에 대해 이야기했다. 질병이 문제를 일으키기도 전에 예측하고 사전에 대처하는 '자가 진단'의 중요성도 돌아보았다. 앞으로의 헬스케어를 더 효과적으로 만들어줄 정밀의학에 대해서도 다뤘다. 그리고 인체 2.0이 낳을 재생 기술의 가능성에 관해서도 논의했다. 이 분야들은 의학의 여러 영역과 기술적 가능성이 얽히고설켜, 인간 생리학이 얼마나 복잡한지 여실히 보여준다.

하지만 우리는 과학자가 아니므로 손을 들고 '그냥 약 한 알로 어떻게 안 되나요?'라는 질문을 던질 수 있다.

사실 과학자라고 생각이 다르지 않다. 여러 장수 분야를 선도하는 과학자와 투자자들도 같은 고민을 하고 있다. 그리고 그들 중 일부는 어쩌면 이 분야를 통틀어 가장 대담하고 원대한 시도를 하고 있다. 그것은 바로 '장수를 담은 알약'을 만드는 것이다.

9장

장수를 담은 알약

늙어서 죽는 게 이상한 이유

"환자가 먹지 않으면 약도 소용이 없다."
에버렛 쿱, 전 미국 의무총감

"우리는 뛰어난 연구 인력에 대형 제약사 · 생명공학 업계의 자본을
꾸준히 투자한 결과 암과의 싸움에서 성과를 거뒀다.
노화 분야도 다르지 않을 것이다."
세르게이 영, 장수비전펀드 설립자

"NAD+로 우리는 젊음의 샘에 그 어느 때보다 가까워졌다."
데이비드 싱클레어, 생물학자

1950년대 이후 노환으로 죽은 사람은 아무도 없다. 말도 안 되는 소리라고 생각하겠지만 사실이다. 참고로 이 급격한 변화는 위대한 의학의 발전 덕분이 아니라 미국 국립보건통계센터의 숫자놀음에 가깝다. 미국 국립보건통계센터는 1900년 이후로 미국 사망자 수를 기록해왔고 10년마다 심의회를 소집해 사망 원인 통계 결과를 발표한다. 1980년대에는 에이즈가, 1990년대에는 알츠하

이머병이 이런 방식을 거쳐 사망 원인으로 추가됐다.

하지만 1951년 심의회가 내린 결정이 오늘날 노화를 치료하는 약 개발에 걸림돌이 되고 있다. 공식 사망 원인을 조사하는 데 가장 유용한 통계적 기준을 '사망을 직접적으로 유발하는 일련의 병태의 원인이 되는 질병 및 손상, 또는 치명적 손상을 일으킨 사고 또는 폭력이 벌어진 상황'이라고 정했기 때문이다.[1] 특정 질병이나 부상이 반드시 명시돼야 하고 '고령'은 사망 원인으로 간주하지 않는다는 말이다. WHO도 이를 훌륭한 발상이라고 여겼는지 얼마 지나지 않아 동일한 기준을 채택했다.

이 전제의 문제점은 그 범위가 매우 제한적이라는 데 있다. 이 정의는 명시된 질병이나 부상을 유일한 사망 원인으로 상정한다. 실제로는 여러 생리적 현상이 뒤얽힌 연쇄 작용을 거치면서 몸이 쇠약해져 사망에 이르는 경우가 대부분이며, 이러한 작용들의 유일한 공통점은 바로 나이다. 사실상 나이 자체가 사망의 가장 큰 위험 요소다. 15세나 20세에 뇌졸중, 알츠하이머병, 당뇨병, 심지어 암(백혈병은 제외다)으로 죽는 사람은 극소수다. 서른이 넘으면 사망률이 해를 거듭할수록 기하급수적으로 높아진다.[2] 생명을 위협하는 이 질병들이 처음으로 발병하는 중위연령은 65세 이상이다. 그렇지만 오늘날 노화가 죽음의 원인 중 하나라고 진단을 내리는 의사는 없다. 이를 진단받는 환자도 없다. 노화 치료제를 개발 중인 제약회사도 거의 없다. 내 말을 못 믿겠다면 월그린

Walgreens이나 CVS(미국의 거대 약국 체인-옮긴이)를 찾아가 노화를 멈추는 약을 사러 왔다고 말해보라. 보조제나 미용제품 코너로 안내하면 다행이다(대부분은 미친 사람 취급을 할 것이다).

좋은 소식도 있다.

상황이 달라지고 있다. 노화를 치료할 알약이 등장할 미래는 생각만큼 멀지 않다. 이 분야의 발전 양상도 흥미롭다. 장수를 연구하는 과학자들은 노화의 일부 특징에 직접적인 효과를 보일 약이나 보조제, 그 밖의 '불로장생 약'에 초점을 맞추고 있다. 과학자들이 내놓을 약들은 노화를 대하는 관점과 대처법을 급격하게 바꿔놓을 것이다. 그 과정에서 약의 개발·처방·복용의 패러다임도 뿌리째 흔들릴 것이다.

약을 체내에 주입하는 새로운 방법들이 등장하면서 약리학적 해법이 사실상 노화를 해결할 만병통치약에 가장 가깝다고 보는 기대감이 커지고 있으며, 인공지능은 이 개발 주기를 급격히 가속화하고 있다. 노화를 공식적인 사망 원인으로 재분류해야 한다는 움직임도 나타나고 있다. 이 문제가 왜 중요하냐고? 노화가 사망 원인에 포함되면 제약회사들이 코로나19 치료제를 경쟁적으로 개발했듯 노화를 해결하기 위해 모든 역량을 쏟을 가능성이 크다. 불로장생 약을 개발하기 위한 연구는 근 200년간 헬스케어 업계가 취해온 제한적이고 전문적인 접근법에서 벗어나 근본 원인 치료를 중시하는 개별 맞춤형 전인적 접근법에 초점을 두게 될 것이다. 우리가 아는 '알약'의 의미도 달라질 것이다. 이 약리학적 해법부터 살펴보자.

투약법의 혁신

전 미국 의무총감 에버렛 쿱C.Everett Koop은 '환자가 먹지 않으면 약도 소용이 없다'는 명언을 남겼다. 환자가 처방받은 약을 먹지 않는 이유는 다양하다. 게을러져서, 잊어버려서, 약통을 다른 곳에 둬서, 부작용이 싫어서, 몸이 좋아져 약이 더 이상 필요 없다고 생각해서, 처방전을 받으러 가지 못할 만큼 바빠서, 약 살 돈이 없어서 등 가지각색이다. 좋아서 약을 먹는 사람은 없다. 그렇다 보니 처방약의 20~30퍼센트는 조제조차 되지 않는다. 조제된 약 중 무려 50퍼센트는 처방대로 복용되지 않는다. 미국에서는 '처방약을 복용하지 않아' 입원한 경우가 입원 사유의 10퍼센트를 차지한다. 그리고 그중 매년 12만 5,000명이 사망한다. 뜻하지 않은 이 같은 문제들로 미국의 헬스케어 체계에 지출되는 비용만 연간 1,000억~2,890억 달러다.[3]

약을 복용한 사람 중 일부는 부작용에 시달리기도 한다. 당뇨병 환자의 경우 인슐린 투여량이 잘못됐거나 정량이라도 시간을 맞춰 투여하지 못할 수 있다. 과식, 과음, 과한 운동을 하기도 한다. 인슐린 펜이나 인슐린 펌프가 제대로 작동하지 않거나 제대로 사용하지 못할 수도 있다. 이중 한 가지라도 인슐린 쇼크, 당뇨성 혼수상태, 또는 그보다 심한 부작용을 일으킬 수 있다. 미국에서는 매년 약 10만 명이 당뇨병 합병증으로 응급실을 찾는다.[4]

현재 우리가 약을 복용하는 방식에는 문제가 있다. 알약과 주사제는 인간 생리와 행동의 일관성을 전제로 한다. 하지만 현실은 그렇지 않다. 알약은 위 내벽을 손상시킬 수 있다. 알약은 표적 부위에 잘 운반되지 않는 경우가 많다. 대게는 사용기한도 짧다. 매년 11만 톤 상당의 약이 유효기간 만료·과다처방·불필요한 처방을 이유로 변기에 버려진다.[5] 약에 쏟아 붓는 비용과 낭비되는 의약품 규모 때문에 '미국인의 소변이 세상에서 제일 비싸다'는 우스갯소리가 나올 정도다.

약 복용이 더 쉬워지면 어떨까? 매일 복용할 필요 없이 한 알만 먹으면 몸속에 남아 몇 주, 몇 달, 심지어 몇 년에 걸쳐 천천히 유효성분을 방출한다면 어떨까? 장수비전펀드가 투자한 포트폴리오 기업 중 하나인 시길론테라퓨틱스Sigilon Therapeutics는 해당 기술로 유전병 치료를 꿈꾸는 기업이다. 시길론의 기술은 MIT의 로버트 랭어와 대니얼 앤더슨Daniel Anderson의 획기적인 연구를 토대로 한 것이다. '의학계의 에디슨'으로 불리는 랭어는 1,000건이 넘는 특허를 보유하고 있으며, 가장 많이 인용되고 있는 논문의 저자다. 그가 이끄는 MIT 연구실에서만 40개 회사가 창업했다. 또한 최초의 코로나19 백신 중 하나를 개발한 최첨단 제약회사 모더나의 공동창업자이기도 하다. 시길론의 약물에는 인체에 필요하지만 유전적 결함으로 체내에서 생성되지 않는 단백질과 효소를 만들어내도록 특수하게 조작한 세포가 들어 있다. 이 세포들은 매우 작은 구슬 모양의 캡슐에 들어 있어 면역체계의 공격을 받지 않으면서도 산소와 영양소를 흡수하고 치료용 단백질을 내보낸다. 이 구슬을 환자 몸속에 한 번만 주입하면 체내에서 필요로 하는 정량만 지속적으로 자동 분비한다. 매일 약을 복용하지 않아도 된다. 이 단백질은 유통기한도 없고 기존 약보다 비용도 훨씬 저렴하다. 시길론의 구슬은 궁극적으로 단백질·호르몬·항체를 만들어낼 뿐 아니라 나아가 우리 몸이 필요로 할 때마다 기타 모든 치유 물질까지 생산해내는 살아 있는 세포공장이 될지도 모른다. 하버드대학교 의과대학 교수 지오반니 트래버소Giovanni Traverso와 공동 개발한 랭어의 또 다른 약물은 작은 바늘 모양으로 동결 건조한 인슐린을 내장한 캡슐로, 당뇨병 환자가 이 캡슐을 삼키면 장내벽에 저절로 부착된다. 인슐린은 바늘에서 한 번에 방출되지 않고 몇 시간에 걸쳐 천천히 분비된다. 이후 캡슐은 신체에 아무런 해도 입히지 않고 소화기 계통을 빠져나온다.

6장에서 개개인의 고유한 퍼스날롬에 따라 그에 맞는 의약품을 정량만 투여하게 해주는 인텔리메드 기술에 대해 살펴본 바 있다. 이와 비슷한 새로운 약물 전달 기술이 매년 수십 건씩 FDA

의 승인을 받고 있다.[6] 이 같은 기술 중 일부는 첫눈에 알약인지 알 수 없을 만큼 혁신적이다. 이 기술들은 우리가 건강하게 장수할 수 있도록 획기적인 방식으로 약물이 전달되게 해줄 것이다.

그렇다면 노화를 늦추거나 역전시키는 약은 어떨까? 실제로 효과가 있을까? 어떻게 작용하는 걸까? 듣던 중 반가운 질문이다. 답을 찾고 싶다면 적포도주 한 잔(적포도주여야 하는 이유는 곧 알려주겠다)을 곁들이며 노화를 단번에 해결해줄 물질을 찾아 나선 현대 의학의 야심 찬 탐구 과정을 살펴보는 게 좋겠다. 우선 4장에서 알아본 노화의 주요 특징 중 한 가지, 즉 미토콘드리아 기능 이상에 대해 알아보자.

미토콘드리아의 활력을 위하여

데이비드 싱클레어는 호주 출신의 생물학자이자 하버드대학교 유전학과 종신교수다. 베스트셀러 《노화의 종말》로 유명 인사가 되었지만 그가 유명한 이유는 또 있다. 바로 칼로리 제한 효과가 있어 신진대사에 영향을 끼치는 물질인 레스베라트롤resveratrol을 발견한 인물이기 때문이다.

이 발견이 왜 중요할까?

싱클레어는 세포 기능을 조절하는 시르투인 유전자 분야에서 아마도 세계 최고의 권위자일 것이다. 시르투인은 미토콘드리아(에너지 생산을 담당하는 세포 속 소기관) 내부에서 섭취한 칼로리에 시시각각 반응하며 신진대사의 속도를 조절한다. 음식을 많이 섭취하면 세포의 분열과 성장 속도가 빨라진다. (가령 단식으로) 칼로리가 부족하면 세포는 절약 모드로 들어가 세포 내 불필요한 단백질을 분해하고 흡수하여 재활용한다. 이 현상을 '자가포식autophagy'이라고 하며 '스스로auto'와 '먹다phagy'를 뜻하는 라틴어에서 유래한 말이다. 온갖 의견과 이견이 난무하는 장수 분야지만 칼로리 제한이 젊음과 건강을 유지하거나 되찾는 데 도움을 준다는 점은 모든 전문가들이 동의하고 있다. 초파리에서 인간에 이르는 여러 생물을 대상으로 한 실험에서도 칼로리 제한은 노화의 특징을 다수 완화시켜 더 건강하게 장수하게 한다는 결과가 나타났다. 정신과의사 대니얼 에이먼Daniel Amen에 따르면 칼로리 제한은 뇌 건강도 증진시킨다. "칼로리 제한은 신체에 긍정적인 스트레스로 작용해 뇌 내 베타 아밀로이드 축적을 줄이고 여러 가지 항노화 메커니즘을 작동시킵니다."

그렇다고 일부러 굶으라고 할 수는 없는 노릇이다. 싱클레어는 허기에 시달리지 않고도 칼로리를 제한할 때와 마찬가지로 건강에 이로운 미토콘드리아의 기능을 촉진시켜줄 물질을 찾기 시작했고, 마침내 프랑스에서 영감을 받았다. 프랑스인은 포화지방을 많이 섭취하면서도 관상동맥 질환 발생률이 매우 낮다. 이를 '프렌치 패러독스French Paradox'라고 한다. 싱클레어는 프랑스 식단을 구성하는 한 가지 요소, 즉 적포도주가 심장 건강을 지켜준다고 추정했다. 그는 적포도주에 함유된 '레스베라트롤'이라는 물질에 주목했다. 레스베라트롤은 거친 환경에서 재배하는 피노 누아pinot noir나 쁘띠 시라petite sirah 같은 검붉은 포도품종에 많다. 싱클레어의 이론에 따르면 레스베라트롤이 포도의 생존에 유익하듯 인체 내에서도 미토콘드리아를 활성화시키는 시르투인의 활동을 촉진시킨다.

싱클레어는 레스베라트롤을 먹인 효모가 그렇지 않은 효모보다 사람 수명으로 치면 50년 더 오래 산다는 사실을 알아냈다.[7] 이 실험은 벌레, 쥐, 인간을 대상으로도 진행됐다. 싱클레어는 이렇게 쓰고 있다. "너무 뜻밖이라 믿기지 않았다. 칼로리 제한 효과가 있어 굶지 않고도 장수하게 해준다는 물질을 찾았는데, 하필이면 그게 적포도주에 있었다."[8]

적포도주를 마음껏 마실까 봐 미리 얘기하자면 이 같은 효과는 레스베라트롤을 고농도로 섭취했을 때만 기대할 수 있다. 적당량의 적포도주는 건강에 좋다는 통념이 있지만 수명에 영향을 줄 정도로 마시려면 사람들이 생각하는 적당량으론 어림도 없다.

바위 밑에서 찾은 장수의 비밀

이스터섬은 칠레 육지에서 서쪽으로 3,000킬로미터 이상 떨어진 곳에 위치해 있으며, 폴리네시아계 원주민들 사이에서는 라파누이로 알려져 있다. 사람 얼굴을 한 모아이 석상 약 1,000개가 푸른 언덕 곳곳에 흩어져 있는 이 섬은 유네스코 세계 유산에 등재되었다. 다공성 화산암 덩어리를 하나하나 깎아 만들어진 모아이의 무게는 무려 80톤에 달한다. 라파누이인이 섬의 유일한 채석장에서 석상이 있는 지점까지 어떻게 돌을 운반했는지는 현재까지도 미스터리로 남아 있다(라파누이에 대해 더 알고 싶다면 제레드 다이아몬드가 쓴 《문명의 붕괴》를 읽어보라).

그런데 미스터리는 이뿐만이 아니다. 1964년 의사 스탠리 스코리나Stanley Skoryna와 세균학자 조지 노그래디Georges Nógrády는 식물학자·인류학자·역학자를 비롯해 38명의 과학자로 이루어진 팀을 이끌고 라파누이에서 대규모 조사를 진행했다. 노그래디는 섬에 있는 모든 바위 밑 토양에서 채취한 샘플 5,000개를 가지고 돌아왔다. 그는 토양에서 발견한 세균 중 하나가 분비하는 물질에 라파누이의 이름을 따서 라파마이신rapamycin이라고 이름을 붙였다. 연구 결과 라파마이신은 면역 억제 작용을 하는 것으로 밝혀졌다. 과학자들은 장기 이식 거부 반응 감소에 라파마이신이 효과가 있을 것으로 내다봤다. 하지만 이 물질을 효모, 초파리, 쥐, 개에 소량 투여했을 때 생각지도 못한 효과를 보였다. 실험 대상들의 수명이 38퍼센트나 늘어난 것이다.[9] 라파마이신은 현대 과학이 찾아 헤매던 기적의 불로장생 약이 될 수 있을까?

알고 보니 시르투인에는 세포 성장에 적합한 환경인지를 알려주는 또 하나의 메커니즘이 있었다. '여기가 세포가 자라기에 딱 좋아!'라고 말해주는 메커니즘인 셈이다. 라파마이신은 이 성장 메커니즘을 일시적으로 늦추거나 중단시켜 레스베라트롤과 유사한 칼로리 제한 효과를 낸다. 그런 이유로 이 성장 매커니즘을 포유류 라파마이신 표적mammalian target of rapamycin, 줄여서 mTOR라고 부른다.

라파마이신(또는 라파마이신 유사체)으로 mTOR을 조절하면 세포 분열과 증식을 막아 유방암, 신장암을 비롯한 여러 종양의 성장을 막는 데 도움을 준다.[10] 또한 염증 감소, 심장 건강 개선, 인지기능 저하 예방 효과도 있다. 현재 라파마이신의 효능이 어디까지인지 확인하기 위해 약 1,500건의 임상시험[11]이 진행 중이다. 안타깝게도 라파마이신은 인슐린 저항성, 신장병, 이외에 여러 종양을 일으킬 수 있다는 연구도 나와 있다. 아직은 특정 장기 이식에서 면역 억제제로만 승인을 받았을 뿐 노화와 관련된 질환 치료에는 사용할 수 없다.[12] 현재로서는 라파마이신을 노화 치료제로 쓰기에는 역부족이다.

중세의 달콤한 발견

유럽에서 언덕이 많은 특정 지역과 아시아 일부 지역은 갈레가*Galega officinalis*, 일명 '프렌치 라일락' 혹은 '고트스루goat's rue('염소의 후회'라는 뜻-옮긴이)'의 자생지다. 고트스루는 독성이 있어 이를 먹은 염소가 죽는 경우가 많다는 데서 유래한 이름으로, 강력한 화학 물질을 함유하고 있어 중세 이래 약초 치료법에 들어가는 단골 재료였다. 그 효과를 알 수 없음에도 모유 분비 유도, 이뇨 작용, 체온 조절 이외에 온갖 용도로 사용돼왔다. 영국의 약초의藥草醫 존 파킨슨John Parkinson이 1640년에 발간한 저서 《식물극장*Theatrum Botanicum*》(국내 미출간)에는 "역병", "요충 감염", "괴저·궤양·종기", "심계항진", "우울증"에 쓸 수 있다고 기록돼 있다.[13] 고트스루는 20세기에 들어서도 독감과 말라리아 예방에 사용됐다.

1956년 프랑스 의사 장 스테른Jean Sterne은 고트스루에 또 다른 뜻밖의 효과가 있다는 것을 발견했다. 바로 혈당 감소였다. 그는 고트스루에서 혈당 조절 유효성분을 추출해 만든 약물에 '글루코파지'라는 이름을 붙였다.[14] 이 물질이 오늘날 우리가 아는 메트포르민으로, 당뇨병 치료제로 널리 쓰이고 있다. 하지만 이게 끝이 아니다. 의사들은 메트포르민을 복용한 당뇨병 환자들에서 나타난 특이한 현상에 주목했다. 메트포르민은 심혈관 건강· 당뇨병 개선, 암·알츠하이머병·염증 감소 외에도 여러 가지 효능을 보였다. 이게 도대체 어떻게 된 일일까? 그리고 혈당이 노화와 무슨 상관이 있는 걸까?

해답은 대사 경로에 있었다. 시르투인과 mTOR 외에도 미토콘드리아에는 장수를 촉진하는 AMPK라는 메커니즘이 있다. 운동으로 활성화되는 AMPK는 혈중 포도당을 제거해 에너지원으로 쓴다. 그 결과 혈당 조절에 필요한 세포 내 인슐린의 양이 줄어든다. AMPK 메커니즘은 젊을수록 활발하고 나이가 들수록 점점 약해진다. 도넛, 피자, 맥주를 마구 먹어도 살이 찌지 않던 젊은 시절을 떠올리면 이 대사 메커니즘이 이해가 될 것이다. 현대인의 식단은 고에너지 탄수화물로 가득해 만성적인 혈당 증가를 일으키고 혈당을 낮추기 위한 인슐린은 더 많이 필요로 하게 된다. 그 결과 인슐린 저항성이 유발되는데, 이에 대해서는 보너스 장에서 자세히 다룰 예정이다. 인슐린 저항성은 결국 당뇨병, 심혈관 질환, 기타 노화로 인한 건강 문제로 이어진다.

메트포르민이 등장하는 것도 그래서다. 싱클레어와 국립노화연구소의 노화학자 라파엘 데 카보Rafael de Cabo가 쥐를 대상으로 수행한 메트포르민 실험에서 놀랄 만한 결과가 나왔다. 메트포르민이 함유된 먹이를 먹은 성체 쥐는 그렇지 않은 쥐보다 훨씬 더 오래 살았고 어느 모로 보나 더 건강했다. 두 사람의 연구는 물론 여타 연구에서도 메트포르민을 먹인 쥐는 더 날씬하고 체력이 좋았으며, 염증이나 세포 손상이 적었다. 인슐린 저항성도

개선됐고 혈중 콜레스테롤도 감소했으며 노화로 인한 백내장도 늦게 찾아왔다.[15]

쥐에게는 메트포르민이 의심의 여지 없는 불로장생 약인 셈이다. 하지만 사람에게도 통할까? 과학자들은 이를 밝혀내기 위해 FDA 승인을 받은 2,000건 이상의 메트포르민 관련 임상시험을 진행 중이다. 그중 하나가 호바스와 그레그 파히Greg Fahy가 2015~2017년에 실시한 '가슴샘 재생, 면역 복구, 인슐린 경감Thymus Regeneration Immuno-restoration and Insulin Mitigation, TRIIM' 시험이다. 가슴샘은 면역에 관여하는 장기로, 사춘기 전까지 T세포라는 면역세포를 생성하는데, 이는 체내에 침입한 외부 물질을 인식하는 역할을 한다. 하지만 가슴샘은 사춘기 이후 작아져 예전과 같은 기능을 하지 못한다. TRIIM 실험에서 51~65세 남성 9명을 대상으로 메트포르민과 기타 보조 약물을 1년 동안 투여한 결과 해당 기간 동안 9명 중 7명의 가슴샘이 상당 부분 재생됐다. 뿐만 아니라 4장에서 살펴본 호바스의 후성유전체 시계에 따르면 임상시험 전보다 2.5년 더 젊어졌다. 호바스는 내게 이렇게 말했다.[16] "참가자 중 한 명은 흰머리가 원래 머리카락 색으로 돌아올 정도였죠." 이 치료법이 참가자의 생물학적 시간을 되돌린 것만 같았다.

이 TRIIM 실험은 전도유망해 보였으나 실험 참여자 수가 적어 일반화하기에 한계가 있었다. 우리는 더 많은 연구가 필요하다. 가장 애타게 기다리는 연구로는 메트포르민 노화 표적화

Treating Aging with Metformin, TAME가 있다. 바르질라이의 구상에서 출발한 TAME은 미국노화연구연맹American Federation for Aging Research의 지원을 받아 6년간 3,000명의 피실험자를 대상으로 7,500만 달러 규모의 임상시험을 진행해 메트포르민이 장수에 미치는 영향을 분석한다. 런던에서 바르질라이를 처음 만났을 때 그는 내게 이렇게 설명했다.

"메트포르민이 수명과 건강수명을 늘린다는 사실이 여러 동물 실험을 통해 밝혀졌습니다. 사실상 모든 노화의 특징을 표적으로 삼죠. 당뇨병 환자가 메트포르민을 복용하면 심혈관 질환·암·알츠하이머 발병률과 조기 사망률이 감소합니다. 메트포르민을 복용하지 않은 당뇨병 환자뿐만 아니라 당뇨가 없는 사람들과 비교해봐도 결과는 마찬가지였습니다."[17]

메트포르민이 불로장생 약 후보로 유력한 이유는 수명과 건강수명을 개선하기 때문만은 아니다. 지난 수십 년간 인간에게 광범위하게 사용됐지만 중대한 부작용이 관찰되지 않았다는 이유도 있다. 메트포르민은 FDA의 승인을 받았으며 복제약을 쉽게 구할 수 있고 매우 저렴하다. TAME 시험에서 사용된 위약placebo의 가격이 실제 메트포르민보다 더 비쌀 정도였다. 메트포르민은 많은 나라에서 아스피린이나 감기약과 함께 비처방 약으로 판매 중이다.

그럼에도 메트포르민은 강력한 약인 만큼 가볍게 취급해서는 안 된다. 당뇨병 환자나 부동 환자immobile, 고도 비만 환자인 경우 메트포르민이 효과를 보일 수 있다. 내 경우 규칙적인 운동으로 AMPK 경로를 활성화시키는데, 그렇게 할 수 있으면 메트포르민을 복용할 필요가 없다. 실제로 여러 연구에서 메트포르민은 운동 효과를 상쇄했다. 나는 칼로리 제한과 (신경학자이자 베스트셀러 《그레인 브레인》, 《클린 브레인》의 저자 데이비드 펄머터가 제안한) 건강한 저탄수화물 식단을 지키며 신진대사도 관리하고 있다. 적어도 TAME 시험이 완료되기 전까지는 그럴 생각이다.

'좀비 세포'를 잡아라

레스베라트롤, 라파마이신, 메트포르민 모두 노화의 중요한 특징인 미토콘드리아 기능 이상을 표적으로 삼는다. 하지만 장수에 영향을 미치는 요인은 미토콘드리아 기능 이상만이 아니다. 세포 노화 같은 다른 특징도 고려해야 한다.

4장에서 살펴봤듯 세포 노화는 세포가 더 이상 분열하지 못하고 기능을 다하는 자연스러운 과정이다. 노화가 원활히 진행되면 수명을 다한 세포는 체내에 흡수되고 이로운 물질은 재활용하는데, 이를 '세포사멸apoptosis'이라고 한다. 하지만 벅노화연구소의 주디스 캠피시Judith Campisi에 따르면 나이를 먹을수록 세포들도 완강해진다. 자연스러운 생명 주기가 끝난 뒤에도 일부 세포는 재흡수되지 않고 일종의 '좀비 상태'로 남는다. 좀비 세포는 염증을 일으키고 화학 물질을 분비해 주변 세포들 역시 좀비 상태로 유도한다. 이런 연쇄 효과가 끝없이 반복된다. 체내에 좀비 세포가 많아지면 심장병·당뇨병·치매·골다공증·신장병·간부전·폐 질환을 유발한다.

캠피시와 동료 과학자들은 수명을 다한 좀비 세포를 표적으로 삼아 파괴하는 불로장생 약인 '세놀리틱senolytics'을 최초 개발했다. 이들은 쥐를 대상으로 한 실험에서 다사티닙dasatinib이나 퀘세틴quercetin 같은 세놀리틱 물질들이 쥐의 좀비 세포를 성공적으로 파괴했고 폐·심혈관계·뼈·신장의 노화로 야기된 질환들을 치료하거나 예방한다는 사실을 발견했다. 또한 세놀리틱을 투여한 쥐는 그렇지 않은 쥐보다 36퍼센트 더 오래 살았다.[18] 네덜란드 위트레흐트대학교 의료센터의 피터 드 카이저Peter de Keizer의 연구에 따르면 FOXO-4라는 또 다른 세놀리틱 약물은 좀비 세포의 활성을 제어했을 뿐만 아니라 나이 든 쥐의 털이 다시 자라게 하고 신체 건강과 체력을 회복시켰으며 손상된 신장을 재생시켰다.[19]

쥐에게서 놀라운 효과를 보인 세놀리틱이 인간의 노화를 늦추거나 역전시킬 수 있을까? 어쩌면 가능할지도 모른다. 2019년 메이요클리닉의 노화 세포 전문가 제임스 커클랜드James Kirkland는 노화가 유발하는 질병 치료에 세놀리틱을 적용하는 임상시험을 최초로 실시해 그 결과를 발표한 바 있다.[20] 폐섬유증 환자 14명만을 대상으로 한 소규모 연구에서는 다사티닙과 퀘세틴을 투여하자 3주 만에 피험자들의 증상이 개선됐다. 그해 말에 발표한 다른 연구에 따르면 세놀리틱 약물이 실제로 인간의 노화 세포를 상당수 감소시키는 효과를 보인 것으로 나타났다.[21] 현재 세놀리틱 성분이 함유된 더 많은 약들을 대상으로 연구가 진행 중이다.

세놀리틱은 분명 불로장생 약으로 주목할 만하다. 하지만 노화는 비정상 세포의 증식을 감소시켜 암을 억제하는 중요한 역할도 담당하기도 한다. 또한 노화를 방지하려고 세놀리틱 약물을 예방적으로 복용할 경우 부작용이 나타날 수도 있다. 다른 불로장생 약들과 마찬가지로 세놀리틱이 노화를 물리치는 데 중요한 역할을 한다고 말하기에는 아직 시기상조다.

펩타이드, 비타민, 건강보조제

의약품 수준의 불로장생 약 외에도 수명 연장에 도움이 될, 실험실에서 만들어낸 물질이나 천연 보조제도 많다. 생화학 물질인 니코틴아마이드 리보시드nicotinamide riboside, NR와 니코틴아미드 모노뉴클레오타이드nicotinamide mononucleotide, NMN를 예로 들어보자. 두 물질 모두 체내 모든 세포에서 발견되는 조효소인 NAD+를 생산하는 데 필요한 물질이다. NAD+는 시르투인을 활성화하는 비법이다. NAD+가 없으면 우리는 1분 안에 사망한다. 그런데 나이가 들면 NAD+ 공급이 자연스레 줄어드는 것으로 밝혀졌다.

싱클레어는 2019년 일련의 실험을 통해 이 두 니코틴산 전구물질을 이용해 NAD+를 인공적으로 공급할 수 있는지 알아봤다. 일주일간 나이 든 쥐에게 NMN을 투여하자 금세 미토콘드리아 기능이 어린 쥐 수준으로 되돌아왔다. 운동부하검사에서도 NMN을 투여한 쥐는 운동 능력이 높아졌다. 기억력 및 문제해결 능력 평가 검사에서 NMN을 투여한 쥐는 인지 능력과 반응 속도가 향상됐다. 또한 피부에도 탄력이 생기고 흰털이 줄어드는 등 대조군보다 더 젊어 보이는 회춘 효과가 나타났다.[22]

이론대로라면 NAD+ 수준을 높이면 시르투인이 활성화돼 미토콘드리아 기능이 개선되고 젊은 시절처럼 신진대사가 활발해질 것이다. 그래서인지 NR과 NMN은 시중에서 가장 인기가 많은 보조제 중 하나다. 디아만디스도 두어 달 NMN을 복용한 뒤로 평소보다 팔굽혀펴기 횟수가 1.5배 늘었다고 말하기도 했다.

장수를 촉진시켜주는 또 다른 물질은 펩타이드Peptide로, 옥시토신 및 콜라겐과 같은 중요한 물질들과 세포, 조직, 호르몬을 구성하는 요소다. 세놀리틱 약물인 FOXO-4도 펩타이드의 일종이다. 펩타이드를 쥐에 투여한 한 실험에 따르면 쥐의 수명이 2,040퍼센트 증가하고 노화가 지연된 것으로 나타났다.[23] 티말린thymalin이나 에피탈라민epithalamin 같은 펩타이드는 "심혈관, 내분비, 면역체계, 신경계, 항상성, 신진대사"를 개선시키는 것으로 밝혀졌다. "대조군에 비해 실험군 환자의 사망률이 4.1배 감소"한 연구 결과도 있었다.[24] 그 외에도 여러 가지 펩타이드가 인지기능, 피부 상태, 면역체계에 회춘 효과를 낸다고 한다.

일부 보조제는 건강수명과 장수에 긍정적으로 작용할 수 있다. UC 버클리대학교 교수이자 생화학자인 91세의 브루스 에임스Bruce Ames는 〈인버스Inverse〉와의 인터뷰에서 이렇게 말했다. "조기 노화는 대체로 비타민과 무기질 부족 때문이라는 증거가 늘고 있습니다. 우리는 두 가지 연구로 이를 증명했죠. 비타민과 무기질 결핍이 건강수명을 감소시키는 것으로 봐야 합니다." 그는 자신의 이론을 통해 우리 몸에 가장 중요한 기능에 필요한 영양소 목록을 제시했다. 충분한 영양소가 전신에 공급되면 인체 노화를 막는다. 부족하면 손상된 세포를 재생하는 일보다 당장의 생존과 번식을 우선시하게 된다. 에임스는 이 목록에 오른 41가지 영양소 중 비타민 D, 오메가-3, 마그네슘, 퀴논, 카로티노이드를 포함한 열 가지를 핵심으로 꼽는다.[25]

다른 과학자들도 이에 동의한다. 크리스 페르부르흐Kris Verburgh는 의사이자 브뤼셀 자유대학교 생물노인학과 연구원이자 장수 비전펀드의 벤처 파트너다. 그는 영양소가 노화에 미치는 영향을 집중 탐구하는 영양노인학nutrigerontology의 창시자다. 그는 2018년 큰 인기를 얻은 저서 《장수의 비밀*The Longevity Code*》(국내 미출간)에서 비타민 B·D·K와 무기질인 셀레늄·마그네슘·칼륨·요오드가 포함된 건강한 식단이 노화 방지에 유용하다는 증거를 산더미처럼 제시하며 이렇게 쓰고 있다. "주요 미량영양소를 충분히 섭취하면 나이가 들어도 건강을 유지할 수 있고 노화와 관련된 질병의 위험도 줄어든다. 많은 사람들이 즐기는 서구식 식단이 주요 미량영양소 결핍을 유발해 노화가 가속되고 있다."[26]

물론 장수에 도움이 된다는 커큐민, 콜라겐, 녹차 추출물, 황기, 아세틸-L-카르니틴, 항산화 성분이 함유된 기타 다양한 보조제가 시중에 나와 있다. 퀘세틴과 그 자매격인 세놀리틱 물질 피세틴fisetin 또한 과일에 함유된 천연 플라보노이드로, 처방전 없이 구입하는 보조제로 섭취할 수 있다. 문제는 대부분의 보조제가 임상시험을 거치지 않는다는 것이다(포장지에 'FDA의 승인을 받지 않았다'고 쓰면 그만인데 뭐 하러 수백만 달러를 들여 효능을 입증하겠는가?). 주의해야 할 이유는 또 있다. 일부 보조제는 처방받은 항생제, 항바이러스제, 항암치료제, 심지어 피임약과 상호작용을 일으킬 수 있다.[27] 또한 보조제에는 강력한 흥분제·유해 색소·농약 성분·포화지방·납·수은·폴리염화비페닐 등 치명적인 원료가 포함돼 있을 수 있고 품질이 떨어지거나 성분 표시가 안 된 경우도 있다.[28]

대다수의 보조제는 장수에 도움이 된다. 나도 매일 40~50가지의 보조제를 복용하고 있다. 보조제에 관심이 많고 안전하고 효과적인 보조제를 찾고 있다면 보너스 장을 일독하고 www.

sergeyyoung.com에 게시된 보조제 가이드를 다운로드하자. 상표와 제품은 신중히 고르되 의사와 상의하는 것이 좋으며 대자연의 '천연보조제'인 건강하고 균형 잡힌 식단이야말로 대체불가라는 사실도 명심하자.

지금까지 마법의 불로장생 물질들을 찾아 나선 과정을 살펴봤으니, 이제 가까운 미래에 등장하게 될 신기술들을 알아보자.

더 빨라지고 똑똑해지는 제약업계

2020년 2월 뉴욕에 머물던 나는 샌디에이고에 있는 인실리코 메디슨의 알렉스 자보론코프와 줌zoom으로 만났다. 코로나19를 유발하는 SARS-CoV-2 바이러스로 중국이 봉쇄되고 이탈리아에서는 세 번째 확진자가 나온 때였다. 치명적인 바이러스가 전 세계를 휩쓸자 정부, 의료업계, 보건 당국은 불확실성을 우려했다. 인실리코는 투자자들의 허가가 떨어지자 코로나19 치료 후보 물질을 발굴하기 위해 전력을 다했다.

"벌써 나왔다고요?" 나는 커피를 마시면서 물었다.

"네, 가장 유망해 보이는 여섯 개에 주력하고 나머지 물질들에 대한 정보는 일반에 공개할 예정이에요. 곧 결과가 드러날 겁니다."

자보론코프가 말하는 '여섯 개'란 신종 코로나바이러스를 막을 가능성이 가장 큰 여섯 가지 후보 물질이다. 나머지 후보 물질 94개는 다른 과학자들이 연구에 활용하도록 인실리코 홈페이지에 공개됐다. 이 물질들을 모두 찾는 데 걸린 시간은 고작 3주였다. 인실리코가 그렇게 할 수 있었던 비결이 바로 수명 연장 약물들이 곧 등장하리라고 확신하는 이유다. 지금까지 유망하고 깜짝 놀랄 만한 기술들을 일부 소개했지만 이 기술이야말로 판도를 뒤집을 혁신이다. 신약 개발 과정을 알면 그 이유를 쉽게 알 수 있다. 보통은 신규 후보 물질을 발굴하는 데 최대 3년의 기간과 수백만 달러가 소요된다. 일단 후보 물질이 정해지면 여러 차례 임상시험을 거쳐야 하는데 대부분은 통과하지 못한다. 후보 물질 중 임상시험 단계를 통과하는 물질은 5,000개 중 1개에 불과하다. 성공률이 형편없이 낮다. 전체 신약 개발 과정에 20억 달러의 비용과 12년에 달하는 시간과 소요되는 이유가 이제 납득이 될 것이다.[29]

인실리코는 이 과정을 크게 단축시켰고, 성공 확률도 평균보다 훨씬 높았다. 어떻게 가능했냐고? 물론 인공지능 덕분이다. 앞선 6장에서 인공지능이 헬스케어 분야를 어떻게 변화시킬지 살펴본 바 있다. 인실리코는 자사의 인공지능 신약 개발 도구를 '텐서생성강화학습generative tensorial reinforcement learning, GENTRL'이라고 부른다. 알고리즘을 훈련시키면 원하는 특성을 지닌 새로운 분자들을 '상상'해낸다. 이 과정은 후보 물질 발굴에 걸리는 시간을 대폭 줄일 뿐만 아니라 분자 라이브러리에 존재하지 않는 분자를 새롭게 만들어낼 수도 있다. 또한 시행착오를 거쳐야 하는 기존 방식보다 성공률이 훨씬 높고 비용은 더욱 저렴하다. 인실리코는 인공지능을 활용해 기존 약물을 대체할 더 나은 물질을 찾기도 했다. '인클리니코inclinico'라는 정밀의학 시스템을 개발해 특정 약물에 어떤 환자가 가장 반응을 잘 보일지 예측하기도 한다. 인실리코는 이 기능을 제약회사에 서비스로 제공하며 이 예측력을 기준 삼아 만병의 근원인 노화를 표적으로 하는 약물의 순위를 매기기도 한다.

인공지능을 활용해 약물 치료법을 발굴·개발·최적화하는 생명공학 기업은 인실리코뿐만이 아니다. 200개가 넘는 스타트업과 여러 대형 제약사들이 조만간 제약업계의 판도를 바꿀 원대한 목표를 향해 달리는 중이다.[30] 항생제 내성균 치료제 개발 과정이 그 예다. 항생제 남용과 세균의 진화로 기존 항생제에 대한 내성은 꾸준히 증가하고 있다. 매년 무려 70만 명이 항생제 내성으로 사망하며, UN은 2050년까지 이 숫자가 1,000만 명까지 늘어날 것으로 예상한다.[31] 2020년 MIT 연구진이 머신러닝 알고리즘을 활용해 6,000개에 달하는 화합물 정보가 담긴 데이터베이스에서 전혀 새로운 형태의 항생제를 발견하면서 이 문제를 해결할 수 있으리라는 희망이 보였다. 연구진이 시대를 앞서가는 이 항생제를 흔한 세균인 대장균을 주입한 쥐에 투여하자 대장균은 30일이 넘도록 이 항생제에 대한 내성이 생기지 않았다(대장균은 기존 항생제에 대해 24시간 내로 내성이 생긴다). 이 새로운 항생제는 아서 찰스 클라크Arthur C.Clarke의 SF 소설《스페이스 오디세이》시리즈에 등장하는 인공지능 캐릭터 HAL 9000의 이름을 딴 '할리신Halicin'으로 불리며, 이 글을 쓰는 현재 임상시험을 준비 중이다.[32]

인공지능과 관련된 이러한 저간의 사정이 불로장생 약을 찾아낼 가망성과 무슨 관련이 있느냐고? 과학자들이 노화를 늦추거나 역전시켜줄 가능성이 있는 물질을 일부나마 발견하는 데 수십 년의 세월과 엄청난 비용이 소요됐다. 그중 다수는 우연의 산물이며, 그중 무엇도 노화 자체를 완벽히 치료하지 못한다. 우리는 인공지능으로 기존 물질보다 효과가 뛰어난 노화 방지 성분을 더 많이 찾아낼 것이다. 좀처럼 찾기 어려운 불로장생 약을 수년, 수십 년이 아닌 단 몇 주, 몇 달 만에 발견할 수도 있다. 이 책이 나올 때쯤이면 이 예언이 이미 현실이 됐을지도 모를 일이다. 하지만 아직 한 가지 문제가 걸려 있다. 바로 노화를 치료가 필요한 질환으로 인정해야 한다는 점이다.

노화는 질병이다

"대다수의 주요 질병을 예방·치료할 수 있는 약을 개발하는 연구가 예상보다 훨씬 더딘 이유는 노화를 질병으로 인식하지 않기 때문입니다. 노화가 치료 가능한 질환으로 인정받았다면 연구, 혁신, 신약 개발에 자금이 흘러 들어갈 겁니다. 지금 같은 상황에서 질환으로 인식되지 않는 노화 치료약을 개발하려고 힘쓸 제약회사나 생명공학 기업이 과연 있을까요?" 싱클레어는 2019년 〈MIT 테크놀로지 리뷰MIT Technology Review〉와의 인터뷰에서 이 같이 밝혔다. 이는 불로장생 약 개발이 정체되고 있는 실정을 잘 보여준다. 그는 또 이렇게 덧붙였다. "노화를 질병의 근원으로 규정하지 않는 한 수명 연장을 향한 우리의 노력은 지속되지 못할 겁니다."[33]

이는 싱클레어 혼자만의 견해가 아니다. 나와 함께 일하는 장수 분야의 선각자들 거의 모두가 비슷한 견해를 가지고 있다. 드 그레이는 이렇게 말한다. "사람들은 아프기 전에 치료하는 것이 훨씬 더 효과적이라는 사실을 깨닫게 될 겁니다. 그러면 의료업계도 이 흐름에 동참해 사람들이 지갑을 열고 싶어 할 약을 개발하겠죠."

드 그레이의 일침은 문제의 핵심을 강타한다. 노화가 질병의 근원이라는 사실을 헬스케어 업계가 외면할 리 없다고 생각한다면 업계의 관심사인 수익성 관점에서 봐야 한다. 전 세계 제약업계의 규모는 2023년까지 1.5조 달러에 이를 것으로 추산된다.[34] 약물 개발을 통해 건강 문제를 해결하는 능력은 인간의 독창성을 보여주는 증거다. 하지만 긴 시간과 많은 비용이 소요되는 복잡한 신약 개발·마케팅의 성패를 가르는 단 하나의 요소는 다름 아닌 정부의 승인이다. FDA와 기타 정부 기관이 특정 질환 치료용으로 해당 약물에 대한 사용 승인을 내리지 않으면 실격 딱지가 붙은 것이나 다름없다. 기술 특허 등록을 하고, 논문으로 발표하고, 이 기적의 약을 마음껏 생산해도 되지만 한 알도 판매할 수 없다. 따라서 아무리 향상된 인공지능의 도움을 받아 노화 치료제를 발견한다고 해도 규제가 바뀌지 않는다면 해당 약은 경기에 뛰지 못하고 벤치 신세를 못 면하는 후보 선수나 다름없는 처지가 된다. 노화 적응증 indication(특정 약이나 수술로 치료될 수 있다고 판단되는 증상이나 질병-옮긴이)을 확보하는 것이 불로장생 약 개발에 필수적인 이유다.

노화 치료약의 가능성을 가장 낙관하는 이유는 정치적 변화 때문이다. 니르 바르질라이와 그의 동료인 생물학자 스티븐 어스태드Steven Austad, 생물통계학자 제이 올샌스키Jay Olshansky는 규제당국이 노화를 질병으로 인정하게 한 기점을 마련했다. 2015년 신뢰받는 미국노화연구연맹의 공동소장이기도 한 이들은 메트포르민 효과 연구를 위해 FDA에 3,000명을 대상으로 한 야심 찬 TAME 임상시험계획 승인신청을 냈다. 이들은 한 걸음 더 나아가 메트포르민을 당뇨병이나 기타 단일 질환 치료제가 아닌 심혈관계 질환·알츠하이머병·암·당뇨병 등 복합 만성 질환을 치료하는 약물로 신청했다. 어스태드는 〈시커Seeker〉와의 인터뷰에서 이렇게 말했다.

"우리는 FDA를 설득하기 위해 수주에 걸쳐 주장과 전략을 검토했습니다. 막상 회의에 들어갔더니 15분 만에 이렇게 말하더군요. '좋아요, 내용은 문제없군요. 이제 연구를 어떻게 설계했는지 이야기해봅시다.' 우리의 논리를 그렇게 쉽게 받아들여서 깜짝 놀랐죠."[35]

이 사안에 대해 입장 변화를 보인 인증 기관은 비단 FDA만이 아니다. 2018년 영국 생물노인학연구재단Biogerontology Research Foundation과 국제장수동맹International Longevity Alliance 소속 과학자들은 공조팀을 꾸려 노화를 질병으로 분류해달라는 내용의 제안서를 제출했다. 공조팀의 청원은 성공적이었다. WHO가 국제질병분류ICD에서 노화를 '확장 코드extension code' 장에 분류한 것이다. 노화를 질병으로 공표하기에는 이르지만 '노화와 관련된 심부전'이나 '노화로 인한 폐질환' 등으로 사인을 분류하는 것을 허용한다는 의미다.

노화를 공식적으로 치료의 대상으로 분류하려는 노력은 여기서 그치지 않는다. 2019년 11월 주디스 캠피시, 조지 처치, 스튜어트 칼림포트Stuart Calimport를 비롯해 하버드대학교, 스탠퍼드대학교, MIT, 케임브리지대학교, 기타 연구 기관에 소속된 24명 이상의 학자들은 〈사이언스〉에 의견서를 제출해 WHO가 '개체노화', 즉 생물학적 노화를 2022년 1월 1일 발효 예정인 ICD에 질병으로 분류할 것을 촉구했다. 이 의견서에는 분류상 변화로 인한 이점과 더불어 "장기 및 조직의 노화, 병리적 재형성, 대사성 손상, 위축, 노화와 관련된 질병"을 ICD에 체계적으로 포함시키는 방법을 자세히 제시하고 있다.[36]

놀라운 발전이 아닐 수 없다. 규제 당국이 노화 적응증을 인정하면 노화에 맞설 연구개발 기금을 조성할 길이 열릴 것이다. 1980~1990년대에 에이즈 사태로 촉발된 행동주의가 오늘날 선진국에서 에이즈를 근절한 것에 비견될 만한 성과다. 현재 장수 관련 연구 규모는 수십억 달러지만 몇 년 내로 수백억 달러로 증가할 것이다. 80년 전만 해도 암은 치료약이 없었다. 오늘날 최소 7개의 대형 제약사들이 암 치료제를 내놓고 있으며 항암치료제는 100종이 넘는다. 시중에서 나와 있는 우수한 치료제 열 가지 중 여섯 가지가 항암제다. 지금도 7만 5,000건의 임상시험이 진행 중이다. 이 모든 노력의 결과로 암 환자의 5년 생존율은 지난 50년 동안 매년 평균 2퍼센트 가까이 증가해왔다.[37]

사람들이 선뜻 항암제 연구개발에 수백만 달러를 투자하는 이유는 약을 구매할 환자들이 시장에 대기 중이기 때문이다. 노화도 같은 양상으로 흘러갈 것이다. 사우디아라비아·아랍에미리트 왕실은 헤볼루션 재단Hevolution Foundation을 설립해 이 분야 최초로 수십억 달러 규모의 투자를 할 계획이다. 이 재단은 라이프바이오사이언스의 전 최고경영자이자 펩시코PepsiCo의 전 최고과학책임자였던 메흐무드 칸Mehmood Khan의 지휘 아래 장수를 실현시킬 기술 개발을 목표로 삼고 있다. 바르질라이를 비롯한 과학자들이 노화 적응증을 확보하기만 하면 더 많은 과학자, 학술 기관, 경제 주체, 제약회사, 투자자들이 이 '새로운 질병'의 치료제 개발에 앞다

뛰 뛰어들 것이다. 제약업계 연구원들도 노화와 관련된 모든 질병의 근원으로 관심을 돌릴 것이다. '노화는 신종 암이 될 것이다'라고 말하기에는 무리가 있지만, 제약업계의 자원을 동원할 수 있게 되면 헬스케어 업계에 지각변동이 일어날 것이다. 불로장생 약은 항생제와 혈압약, 이외의 흔한 치료제처럼 일상에 자리 잡을 것이다. 처방전에는 세포 노화, 텔로미어 단축, 미토콘드리아 기능 저하 등등 노화의 특징들이 명시될 것이다. 그 결과 우리 모두가 큰 혜택을 입게 될 것이다.

싱클레어는 말한다. "궁극적으로는 이 약들도 한 가지 질병을 치료하게 되겠지만, 기존 약들과 달리 스무 가지의 다른 질병을 예방하게 될 것입니다."[38]

조기 진단과 정밀의학, 세포·조직·장기 재생 및 강화, 노화라는 질병을 효과적으로 치유하는 알약 등 차세대 혁신 기술을 통해 지구상의 모든 이가 최대치의 수명을 누리며 살게 될 미래가 실현되리라고 믿는다. 지금으로서는 120세가량이 유력하다. 이것이 인간 수명의 한계치라 하더라도 뭐 어떠랴, 우리 모두 120세의 고령이 될 때까지 건강하게 활기차게 살아보자.

하지만 한계치가 더 높다면 어떨까? 200세 이상까지도 산다면 믿을 수 있겠는가? 나는 믿을 수 있다. 다음 장을 읽다보면 왜 그런지 이해가 될 것이다. 이제 그 놀라운 가능성이 우리를 기다리는 장수의 머나먼 미래를 향해 떠나보자.

장수의 머나먼 미래

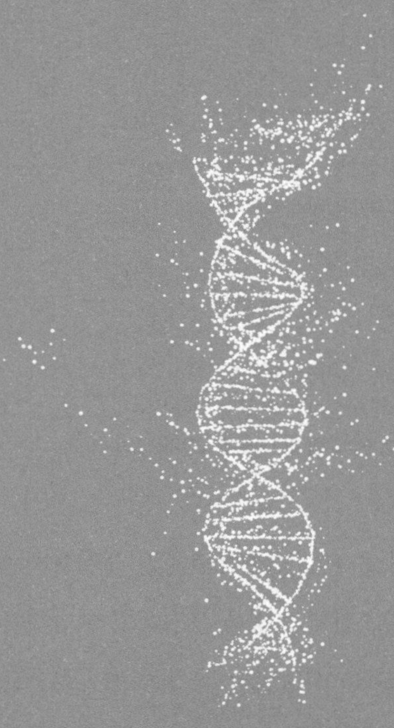

10장

200세 이후의 삶

인류에게 극한의 장수를 안겨줄 퀀텀점프

"나는 영원히 살 작정이다. 아직까지는 별 문제 없다."
스티븐 라이트, 코미디언

"2035년이면 우리 뇌는 클라우드와 접속한다."
레이 커즈와일, 미래학자

"우리를 죽이지 못하는 것은
우리를 더 이상하게 만들 뿐이다."
앤더스 샌드버그, 신경과학자이자 트랜스휴머니스트

이 책의 첫 장에서 당신의 200세 생일에 펼쳐질 세계를 상상해보았다. 나는 질병이 생기기도 전에 그것을 감지하고 예방하는 미래의 기기들과 향상된 인공지능이 당신의 건강을 지속적으로 모니터링할 것이라 장담했다. 대부분의 유전병은 자취를 감추고 장기를 자동차 부품처럼 쉽게 교체하는 세상을 장담했다. 생물학적 연령을 본인이 원하는 대로 재프로그래밍할 수 있는 세상을 장담했다. 당신이 원한다면 무엇이든지 배울 수 있으며, 인간과 기계의 경계가 희미해진 세상을 장담했다. 무엇보다 당신이 150세, 200세, 혹은 그 이상도 살 수 있다고 장담했다.

첫 장을 읽을 때는 이 모든 것들이 '말도 안 되는 망상'으로 들렸다면, 지금쯤은 그리 황당한 일이 아니라고 느꼈으면 한다. 인류는 과학과 기술의 발전을 통해 놀라운 일들을 성취해왔다. 생각해보면 오래 살겠다는 열망은 하늘을 날겠다는 열망과 크게 다르지 않다. 비행에 대한 대리만족은 이미 기원전 1000년부터 연날리기의 형태로 존재했다. 로저 베이컨Roger Bacon은 13세기에 하늘을 나는 기계에 대해 묘사했고, 레오나르도 다 빈치는 15세기에 몇 가지 비행기를 디자인했다. 윌버와 오빌 라이트 형제Wilbur and Orville Wright가 자전거 가게를 운영하며 비행을 향한 열망을 키웠을 때, 그들도 오늘날 장수를 꿈꾸는 대부분의 선구자들처럼 정신 나간 사람 취급을 받았다. 노스캐롤라이나 키티호크에서 첫 비행에 성공했을 때도 라이트 형제가 그 프로젝트를 실제로 주도했다는 걸 아무도 믿지 않았다. 하늘을 나는 꿈이 이뤄지기까지 수천 년이 걸렸고, 불가능해 보이던 꿈이 사실은 실현 가능하다고 사람들이 확신하기까지는 몇 년이 더 흘러야 했다.

지금부터 우리가 살펴볼 장수의 머나먼 미래에 등장하는 가장 진보적인 몇몇 아이디어는 대부분의 사람에게 라이트 형제 사건보다 더 받아들이기 힘든 이야기일 것이다. 하지만 나는 모두 가능하다고 확신한다. 1장에서도 언급했지만 내가 극한의 장수라는 꿈을 믿는 이유는 막연하게 달성 가능하다고 느끼거나 개인적인 신념에 부합해서가 아니라, 내 눈으로 기술을 목격하고 전문가와 직접 이야기를 나눴기 때문이다. 논리와 증거는 믿음을 더 공고히 뒷받침한다.

니르 바르질라이의 슈퍼센티네리언과 2장에 등장한 잔 칼망을 보고, 현재의 고정관념보다 수십 년 더 오래 사는 것이 실현 가능한 목표라는 걸 당신도 납득했다고 치자. 수명 연장의 가능성을 믿는 와중에도 급격한 수명 연장은 왠지 마음 한편에서 받아들이기 힘들 것이다. 현재 건강한 인간의 수명이 25~30퍼센트 증가하는 건 역사적으로 수명이 증가해온 양상과도 비슷하다. 그 정도는 가능하게 느껴진다. 그런데 진짜로 영원히 산다는 건 어떤가? 그건 힘들다고 쳐도 '200세까지' 산다면 전례가 없는 일이다. 일말의 의심을 떨칠 수 없을지도 모른다. 당신이 완전히 믿지 못할지라도 나는 이번 장에서 극한의 장수가 '실현 가능한 일'에 그치는 게 아니라 '피할 수 없는 일'임을 설명하려 한다.

양자 컴퓨터와 범용인공지능이 만나는 순간

장수의 머나먼 미래를 탐구하기에 앞서 80년 후가 아닌 80년 전의 우리 삶을 잠깐 떠올려보자. 당신이 1940년대 미국에서 태어났다면 수명은 60~65세다.[1] 아기 중 약 10퍼센트는 유아기를 채 넘기지 못하고 죽었다.[2] 항생제라는 '신비한' 약이 새로 나와 전반적으로 건강이 좋아졌지만, 소아마비나 홍역, 볼거리처럼 치료제가 없는 질병에 걸린 사람이 많았고 살아남아도 남은 평생 장애를 안고 살았으며, 미국 대통령 프랭클린 루스벨트Franklin D. Roosevelt도 그중 하나였다. 이런 소식은 라디오를 통해 당신의 귀에 들어간다. 텔레비전은 극소수만 살 수 있는 사치품이며 그나마도 조악한 흑백화면이었다. 만약 내가 그 시대로 되돌아가 30년 내 인간이 달에 간다고 말한다면 바보 취급을 받을 것이다. 스스로 운전하는 자동차, 부엌에서 눈에 보이지 않는 에너지파로 요리를 해주는 금속상자, 전 세계 어디에 있든지 서로 연락해서 바로 얼굴을 보며 대화할 수 있는, 빵보다 작은 휴대용 기계 이야기를 한다면 미친 사람 취급을 받기 딱 좋다. 더 나아가 아기들이 실험실 접시에서 탄생하는데 아들과 딸 중 선택할 수도 있고, 아픈 사람들이 죽은 이로부터 심장, 폐, 신장을 기증받을 수 있다고 한다면 옆 사람은 즉시 다이얼 전화기를 들고 전화 교환국에 연락해 이렇게 말할 것이다.

"교환원! 정신병원 좀 연결해주시겠소?"

80년 동안 참 많은 게 달라졌다. 참고로 이 기간 중 대부분은 컴퓨터가 존재하지 않았던 시간이다. 인간 유전자의 염기서열도 아직 밝혀지지 않았다. 제약회사는 아직 수백만 달러를 쓸 여력이 없는 상황이다. 80년 중 대부분의 기간은 점진적으로 일정한 속도로 발전해왔다. 그러다가 지난 20년 동안 더 빠르고, 작고, 저렴한 컴퓨터에 힘입어 모든 산업 분야에 캄브리아기 대폭발급 혁신이 휘몰아쳤다. 발전은 더 이상 천천히, 일정하게 이뤄지지 않고, 맹렬하고 기하급수적인 속도로 이뤄지고 있다. 이 변화는 2000년 동안 이뤄진 발전이 겨우 100년 만에 이루어지는 때까지 계속될 것이다. 이것이 바로 수확 가속의 법칙Law of Accelerating Returns으로, 발명가이자 사업가, 작가, 장수 혁명의 선두주자인 레이 커즈와일이 1999년에 출판한 자신의 대표 저서《영적인 기계의 시대*The Age of Spiritual Machines*》(국내 미출간)에서 제시한 개념이다(그가 이 주제를 더욱 확장해서 http://www.kurzweilai.net에 올린 글은 고등학생부터 MBA 지원자에 이르기까지 누구나 반드시 읽어야 한다). 이 글에서는 수확 가속의 법칙이 필연적으로 특이점으로 이어진다고 강조한다.

"수십 년 내로 기계의 지능이 인간의 지능을 뛰어넘어 특이점에 이를 것입니다. 기술이 너무 빠르고 심오하게 변화한 나머지 인류의 역사라는 구조물에 파열이 발생하게 됩니다. 생물과 무생물 지능의 합체, 죽지 않는 소프트웨어에 기반을 둔 인간, 우주에 빛의 속도로 퍼져나가는 초고차원적인 지능도 이 변화의 일부입니다."[3]

앞으로 2100년까지 일어날 발전이 과거 80년 동안 일어났던 발전보다 양적으로 적을 것이라 예상한다면 매우 어리석은 일이다. 장수도 마찬가지다. 장수 혁명은 구체적으로 얼마나 빠르게, 어떤 형태로 발전을 이루게 될까? 장수의 가까운 미래라는 뱃머리에 서서 먼 곳을 바라보면, 더 먼 미래로부터 그 첫 물결이 밀려오고 있음을 볼 수 있다. 이 책의 상당 부분은 그 내용을 다루고 있다. 하지만 장수의 머나먼 미래를 만나기 전에 어떤 식으로 진화가 일어날지 예상하기는 어렵다. 그 미래는 먹음직스러운 미스터리로 남게 될 것이다. 하지만 두 가지 발전만큼은 빨리 현실로 다가올 것이다. 이 두 가지는 커즈와일의 이론을 떠받치는 핵심 기둥이며, 두 가지가 무르익는 시점은 또 하나의 '키티호크(라이트 형제가 첫 비행을 성공시킨 지역-옮긴이)' 순간이 되리라 생각한다. 두 기둥은 바로 양자 컴퓨터와 범용인공지능artificial general intelligence, AGI(인간의 수준을 뛰어넘는 인공지능-옮긴이)이다.

이 책은 컴퓨터 과학자가 쓴 컴퓨터 책이 아니다. 양자 컴퓨터와 범용인공지능 모두 이 책에서 다루기에는 너무 내용이 복잡하다. 관련 주제에 관해 배우고 싶다면 유튜브 채널 와이어드 UKWired UK에서 만든 양자 컴퓨터를 주제로 한 아밋 카트왈라Amit Katwala의 영상과, 유튜브 채널 사이언스 타임Science Time에서 만든 다큐멘터리를 시청하길 권한다.[4] 내용을 최대한 단순히 요약하면 다음과 같다.

기존 컴퓨터에서 모든 정보는 0과 1로 만들어져 있다. 신호가 꺼지고 켜진 상태로 이해해도 무방하다. 그런데 양자 물리학 법칙을 기반으로 한 양자 컴퓨터에서는 정보가 꺼지고 켜진 상태 외에도 두 지점의 중간 상태인 경우도 가능하다. 그 결과 양자 컴퓨터는 기존 최신형 컴퓨터보다 몇조 배는 빠르고 훨씬 더 복잡한 작업 과정을 수행할 수 있다. 또한 현재의 인공지능은 주로 단일 작업이나 영역에 제한적으로 집중한 상태며, 해당 작업을 시키는 인간이 고도의 훈련을 받아야 하는 반면, 범용인공지능은 인간과 다름없이 관찰, 연구, 과거 경험의 적용 등의 과정을 거쳐 거의 모든 작업에 대한 해답을 찾아낼 수 있게 될 것이다. 구글, IBM을 비롯한 기업들은 이미 1세대 양자 컴퓨터를 만들어냈다. 심지어 구글은 2019년 10월 자사의 시제품이 기존 컴퓨터가 풀지 못하는 문제를 해결하는 능력을 일컫는 '양자 우월성'에 도달했다고 발표했다. 이는 '기존의 최고 성능 슈퍼컴퓨터로 족히 1만 년은 걸릴' 작업을 200초 만에 처리하는 성능이다.[5] 대부분의 전문가들이 수십 년 내로 범용인공지능이 도래할 것으로 내다보고 있다.

지금까지 세상에 태어났던 최고의 천재들을 합친 것보다 몇 배는 더 똑똑하게 사고하는 기계가 평화롭게 앉아서 현존하는 세상의 모든 문제를 해결하기 위해 작동하는 모습을 상상해보라. 이 기계는 문제의 해결 과정에서 발생할 수 있는 모든 가능성을 반영한 정교한 시뮬레이션을 설계하고 수행해 통계학적으로 오차 범위 내에 있는 최선의 답을 도출한다. 또한 그 답을 실행하기 위해 자원이 얼마나 필요할지 정확히 계산하고 실행 과정을 관리하기까지 한다. 이 모든 것이 당신이 이 문단을 읽는 데 걸리는 시간보다 빠르게 이루어진다.

이것이 바로 양자 컴퓨터와 범용인공지능이 합쳐진 미래다. 인간이 하늘을 날기 시작했을 때 그러했듯이 오늘날 대부분이 불가능하다고 여기는 기술도 머지않아 일상 속에 평범하게 자리 잡을 것이다. 영생은 이론상으로만 가능한 게 아니다. 영생은 실제로 가능하다.

극한의 장수가 가능한 논리

생물학적으로 따져도 영생(받아들이기 어렵다면 극한의 장수라고 생각하라)을 가로막는 자연의 법칙 따위는 없다. 시베리아 액티노박테리아Siberian actinobacteria 중 일부는 현재까지 50만 년 동안 산 것으로 추정된다. 스페인 이비사 섬 인근에서 발견한 어느 해초 군락은 최대 20만 년 가까이 살았다. 유타주에 광활하게 펼쳐진 포플러 나무들은 8만 년 동안 그 자리를 지켰다. 동중국해에는 1만 년 된 육방해면류가 있다. 얼음장 같은 북극의 바다는 500살 된 상어들의 보금자리다. 애드웨이타Adwaita라는 이름을 가진 알다브란 자이언트 거북은 255살까지 천수를 누리며 살았다. 최장수 포유류로 알려진 북극고래는 200살 이상 사는 경우가 흔하다. 하나같이 과학자들의 개입 없이 이뤄낸 장수의 성과다.

물론 우리가 2장에서 배운 진핵생물 중에서도 진정한 영생을 누린다고 볼 수 있는 사례가 있다. 자주 인용되는 작은보호탑해파리는 3일 만에 어린 폴립polyp 상태로 스스로 나이를 되돌려 처음부터 새로 자라는 것이 가능하다. 완보류tradigrade라는 초소형 생명체는 환경이 좋지 않을 때 일종의 동면 상태로 들어가는 능력이 있어 주변 환경이 나아질 때까지 무기한 살 수 있다. 히드라와 편충은 무한 재생이 가능해 사실상 '파괴가 불가능'하다. 바다거북과 육지거북은 '노화가 거의 일어나지 않아' 천적과 질병만 없다면 영원히 살지 모른다는 이론도 있다.

인간이 영원히 살 수도 있다는 증거는 뜻밖에도 우리 몸의 암세포다. 일반적인 세포는 노화가 진행된 후 죽고 새로운 세포에게 자리를 내어주지만 늘 그런 것은 아니다. 일부 암세포는 헤이플릭 한계Hayflick limit, 즉 세포분열 횟수의 한계를 없애버리는 돌연변이 DNA를 가지고 있다. 이런 암세포는 끝없이 분열하기만 한다. 오프라 윈프리Oprah Winfrey가 주연을 맡아 2017년 텔레비전 드라마로 제작된 헨리에타 랙스Henrietta Lacks 이야기를 들어본 적이 있을지도 모르겠다. 아프리카계 미국인으로 다섯 자녀의 어머니인 그녀는 1951년 자궁경부암 치료를 받았다. 랙스는 이듬해 겨우 31세의 나이로 세상을 떠났지만, 그녀의 암세포는 지금도 살아 있어 전 세계 실험실에서 24~48시간에 한 번씩 분열하고 있다(참고로 유가족 측은 최근에야 이에 대해 약간의 보상금을 받기 시작했다고 하니 윤리적인 차원에서 한번 생각해볼 만한 문제다).[6] 분리된 암세포를 완전한 인간으로 볼 수는 없지만, 최소한 인간의 생물학적 영생이 가능하다고 여길 이론적 토대는 확보한 셈이다.

우리는 이 책에서 조기 사망 예방, 수명 연장, 수명 역행이 얼마나 급속도로 발전하는 중인지 살펴보았다. 기대수명은 수백 년째 증가 일로에 있다. 그리고 우리는 영생이 최소한 이론적으로는 가능함을 보았다. 하지만 '오래 살기'에서 '영원히 살기'로 넘어가려면 1장에서 소개한 데이비드 고벨과 오브리 드 그레이가 제시한 장수탈출속도 모델로 회귀해야 한다. 이 개념이 생소하게 느껴진다면 아마 당신이 이 이론을 불가사의하고 괴상하다고 느꼈기 때문일 것이다. 장수의 가까운 미래에 일어날 과학의 발전상만 알아도 이 이론이 현실적으로 매우 합리적임을 깨닫게 될 것이다.

다시 한번 기억을 더듬어보자면, 장수탈출속도는 과학 기술의 발전이 기대수명을 매년 일 년씩 늘어나게 하는 수준까지 계속될 거라는 걸 알려주는 개념이었다. 그렇게 되면 인간은 이론상 생물학적으로 영생을 누리게 된다.

이 책에 등장한 장수 과학의 놀라운 발전상을 하나하나 따져보고, 그 발전 과정이 양자 컴퓨터, 범용인공지능, 수확 가속의 법칙으로 얼마나 더 빠르고 더 정확하고 훨씬 복잡해질지 생각해본다면 장수탈출속도가 처음 느꼈던 것만큼 '괴상해' 보이지는 않을 것이다. 설령 진정한 장수탈출속도에 이르지 못할지라도 기술이 인간의 평균 기대수명을 비약적으로 증가시켜줄 것은 명백하다. 그런데 그때가 오면 인간의 생활 양식이 지금과 같을까?

하나가 된 인간과 기계

인간이 생물학적 영생에 도달하는 시점을 알 수는 없지만 그때의 인간이 지금과 똑같은 상태일 거라고 생각하기는 어렵다. 정도에 다소 차이가 있겠지만 나는 인간이 기계와 하나가 되어 있을 것이라 믿는다. 이것이 기초적인 단계로 구현된 모습이 8장에 등장한 생체공학 장기다. 손상되거나 낡아 생물학적으로 재생이 힘든 장기를 기계로 만든 심장, 신장, 폐, 팔다리로 교체하면 원래 장기보다 더 좋은 성능을 낼 수 있다. 내부 장기에는 센서와 전송기가 장착되어 맞춤형 건강 알고리즘이 평생 모니터링 및 유지 활동을 한다. 의족과 의수에 추가 장비만 장착하면 어떤 작업이든 수행할 수 있고 레저 활동도 할 수 있다. 보철 콘택트렌즈로 어둠 속에서도 수십 미터 떨어진 얼굴을 선명하게 보고, 모르는 사람의 얼굴도 인식하며, 눈으로 본 것들을 영상이나 사진 형태로 저장 장치에 바로 저장할 수 있다. 마찬가지로 인공 와우는 초인적인 청력을 부여하고 어떤 언어라도 이해할 수 있게 해주며, 대화를 녹음·저장한다. 피부 속에 심은 마이크로칩은 눈에 보이지 않는 곳에서 필수 건강 상태를 기록하고 자동으로 약을 투여한다.

그런데 인간과 기계의 가장 특징적인 결합이 이렇게 뻔한 형태는 아닐 것이다. 이 아이디어는 노벨상 수상 물리학자 리처드 파인만Richard Feynman이 1959년에 구상한 것으로 필자가 이 책 초반에 비슷한 내용을 언급한 바 있다. 지금은 유명해진 강의 '바닥에는 충분한 공간이 있다Plenty of Room at the Bottom'에서 파인만은 다음과 같은 세상을 그렸다.

"우리는 의사를 삼킬 수 있다. 기계 의사를 혈관 속에 집어넣으면 심장으로 이동해 주변을 살피고, 문제가 있는 판막을 찾은 다음 작은 칼을 빼서 그 부분을 잘라낸다. 작은 기계들은 영구적으로 몸의 일부가 되어 우리 몸이 제 기능을 하지 못할 때 도와준다."[7]

오늘날 파인만의 비전은 점점 현실로 이루어지고 있다. 독일 슈투트가르트에 위치한 막스플랑크 연구소에서 마이크로로봇학자 메틴 시티Metin Sitti가 이끄는 연구팀은 2020년에 알약처럼 삼킬 수 있는 로봇을 공개했다. 위장관으로 들어간 로봇은 체내를 돌아다니며 초소형 카메라로 사진을 찍고, 필요한 장소에 약을 정확히 분비하고, 작은 칼로 조직생검까지 수행한다. 시티가 만든 로봇 의사는 3밀리미터 크기의 로봇 해파리, 적혈구 절반 크기의 회전형 마이크로로봇처럼 현재 진행 중인 여러 유사한 프로젝트 중 하나일 뿐이다. 상기 기기들 모두 체내에서 원하는 장소에 약물을 배달할 수 있다.

내 절친한 친구이자 롤모델인 피터 디아만디스에 따르면 미래에는 지름 50~100나노미터짜리 나노 로봇이 체내를 돌아다니며 모든 형태의 진단·유지·수리 기능을 수행할 것이다. 그런데 이들은 원래 우리 몸보다 훨씬 더 효율적으로 그 작업들을 해낼 것으로 예상된다. 나노는 얼마나 작은 단위일까? 머리카락 한 가닥의 폭이 8~10만 나노미터다. 1나노미터는 금 원자 3개를 나란히 세울 수 있는 길이다. 실제로 금은 나노 단위에서 크기에 따라 색이 변한다는 이유로 나노 기술에서 쓰이는 단골 소재다. 스탠퍼드 대학교 의과대학 구조생물학과 및 전자공학과 조교수인 아담 데 라 제르다Adam de la Zerda도 금 나노 기술을 활용해 연구하는 과학자 중 한 명이다. 그의 연구팀은 금 나노 입자가 뇌종양 세포에 부착되도록 프로그래밍했다. 특수 제작된 카메라로 보면 뇌 안의 암과 정상 조직을 정확하게 구분할 수 있다. 이렇게 하면 의사는 정상 조직을 다치게 하지 않고도 종양을 마지막 한 조각까지 제거할 수 있다.[8]

종양학자이자 생물공학자, 의사, MIT 교수인 상기타 바티아Sangeeta Bhatia도 체내에 나노 입자를 주입해 암을 제거하는 방식을 연구한다. 하지만 바티아 연구팀의 실험이 성공한다면 암이 생길 때까지 기다릴 필요도 없다. 연구팀이 디자인한 나노 입자는 자그마한 정찰병처럼 몸속을 돌아다니며 암세포를 찾는다. 이 나노 입자는 암세포에서만 분비하는 특정 효소를 감지한다. 암의 효소 단백질이 하나만 있어도 종양 감지 나노 입자가 매시간 반응하며 경보 체계를 작동시킨다. 오줌을 통해 몸밖으로 나온 입자들은 임신테스트기처럼 간단하게 진단 기구로 확인할 수 있다. 이런 나노 기술은 이미 실험용 쥐의 난소암, 폐암, 대장암을 극초기 단계에서 성공적으로 잡아내고 있다.[9] 장수의 머나먼 미래에는 자체 동력으로 움직이는 나노 로봇 무리가 당신의 혈액을 따라 움직이고, 살아 있는 조직에 들어가고, 미생물총 microbiota에 섞여서 살아갈 것이다. 이런 나노 기술은 든든한 동맹군이 되어 마치 우리 몸속에 원래 있었던 것처럼 순찰, 모니터링, 수리 기능을 지속적으로 수행할 것이다.

5장에서 처음 소개한 개념인 신체인터넷도 빠질 수 없다. 당신의 기계 장기는 작동 상태를 외부 모니터링 기기와 인공지능 알고리즘에 지속적으로 전송해 완벽한 수리가 이루어지도록 돕는다. 꼼꼼한 소프트웨어 업데이트와 정비 알림은 마치 21세기 최신형 자동차를 연상케 한다. 신종 전염병이 발생해도 세계적인 팬데믹으로 치닫지 않는다. 양자 컴퓨터를 등에 업은 범용인공지능이 침입자를 제거할 올바른 대처법을 찾아낼 것이다. 마치 새로운 컴퓨터 바이러스에 대처할 패치 파일이 자동으로 설치되는 것처럼 당신의 면역계에 심어놓은 무선 마이크로칩pharmacies-on-chips에 처치법이 자동으로 다운로드될 것이다. 나노 로봇과 마이크로칩이 전송한 데이터는 의학 지식 및 역학 정보들과 비교된다. 그 결과에 따라 인텔리메드가 맞춰주는 알약과 식단이 당신의 퍼스날롬 정보에 맞춰 자동으로 미세하게 수정된다. 당연히 당신 몸에서 일어나는 모든 상황은 실시간으로 사용자 친화적 애플리케이션에 도표, 그래프, 영상으로 저장된다. 신체에 연결된 기기가 해결하지 못하는 문제라면 즉시 당신과 의사에게 알림이 간다.

장수의 머나먼 미래에 인간과 기계가 결합하는 방식이 한 가지 더 있다. 조금 이상하게 들릴 수도 있겠지만 뇌-기계 인터페이스brain-machine interfaces, BMI라는, 말을 하거나 손가락 하나 까딱하지 않고도 정보를 보내고 주변 환경을 조종할 수 있는 기술이 있다. 너무 먼 미래의 기술처럼 느껴진다면 우리가 아는 뇌파에 대해서 먼저 짚고 넘어가자. 1890년 한스 베르거Hans Berger라는 독일의 젊은 사관생도가 말이 끄는 대포에 몸이 으깨질 뻔한 사고를 당했다. 수 킬로미터 떨어진 곳에 있던 그의 여동생은 즉각적으로 생생한 환상을 통해 오빠의 사고를 봤고, 아버지를 졸라 오빠가 잘 있는지 확인하는 전보를 보냈다. 그녀의 환상 체험이 진짜 텔레파시 덕분이었는지 그저 소름 돋는 우연의 결과였는지는 알 수 없지만, 그 일이 일어난 직후 한스 베르거는 의대에 지원했고 생각을 뇌 밖으로 옮길 수 있는 과학적 장치를 만드는 데 심취하게 된다. 수십 년 후 베르거는 뇌파electroencephalogram, EEG를 발견해 생각을 할 때 뇌에서 기록 가능한 전기 신호, 즉 뇌파가 발생한다는 사실을 성공적으로 증명했다. 베르거의 기념비적인 발견에 이어 뇌의 작동 원리를 더 명확히 규명하는 관점이 등장했다. 뇌에는 수십억 개의 개별 뉴런이 있다. 우리가 생각을 하거나, 자극이 있거나, 움직일 때마다 전기화학적 신호가 순식간에 뇌의 회로도처에서 생성된다. 이 전기화학적 신호는 컴퓨터나 화장실 전깃불, 차량 대시보드의 전기 신호와 비슷하다. 이에 따라 발명가들은 오직 생각만으로 기계를 조종할 수 있는 여러 가지 장치들을 고안했다.

가령 시애틀에서 활동하는 신경학자이자 발명가, 음악 교수인 토머스 듀얼Thomas Deuel은 뇌-기계 인터페이스의 원리를 이용해 합주를 한다. 듀얼의 악기는 다름 아닌 뇌파를 기계 장치와 결합한 신디사이저 '엔세팔로폰encephalophone'으로, 그는 이 악기를 통해 오직 생각의 힘으로만 멜로디를 만들어낸다. 샌프란시스코 소재 BMI 기업 이모티브Emotiv는 업그레이드된 뇌파 헤드셋을 개발했는데, 이 헤드셋을 착용하면 컴퓨터에 띄운 대상을 움직이거나 조작하고 현실 세계의 기계도 동일하게 조작할 수 있다. 현재는 뇌로 조작하는 비디오 게임과 BMI 드론 레이싱까지 나온 상태다. 이모티브의 창업자이자 《뉴로제너레이션*The NeuroGeneration*》의 저자 탠 리Tan Le는 이렇게 말한다.

"TV 또는 넷플릭스를 켜거나 불 끄는 등 모든 것이 가능합니다. 생각만으로 다 할 수 있어요."[10]

8장에서 만났던 방위고등연구계획국의 지원을 받은 '마인드 컨트롤 로봇팔'의 주인공 조니 머시니도 기억하자. BMI 기술이 일찌감치 적용될 가장 확실한 분야는 장애를 입은 사람이 다시 움직일 수 있도록 돕는 일이다. 이를 이루기 위해 CTRL 랩스CTRL Labs는 페이스북과 파트너십을 맺고 몸을 움직일 때 뇌에서 생성되는 신경 신호를 하나하나 확인하고, 실제로 어떤 물체를 움직일 때 뇌가 내리는 명령을 분석하고 있다. CTRL 랩스는 내부적으로 '마이오컨트롤myocontrol'이라고 부르는 장비를 장착한 손목 밴드를 발명했다. 이 장비는 이미 실제로 키보드를 치는 행위처럼 섬세한 운동도 생각만으로 제어할 수 있는 수준에 도달했다. 허공에서 손가락을 움직이거나 마음속으로 생각하기만 해도 키보드를 칠 수 있는 것이다. CTRL 랩스는 2019년 페이스북에 인수되었다.

지금까지 언급한 기술들은 모두 비침습적이므로 무언가를 착용해야 한다. 하지만 일론 머스크의 방식을 적용하면 뇌-기계 인터페이스는 새로운 전환점을 맞이하게 된다. 2020년 8월 머스크가 소유한 기업 뉴럴링크Neuralink는 뇌에 마이크로칩과 약 1,000개에 달하는 전극을 장착한 돼지 거트루드를 세상에 공개하며 새로운 역사를 썼다. 뉴럴링크는 외부 기기를 착용하게 하는 대신, 장비를 거트루드에 직접 장착해 기계와 생물의 완전한 통합을 시도했다. 외부 기기는 고충실도 전기 신호high-fidelity electrical signal를 잡아내는 데 한계가 있기 때문이다. 이러한 방식은 마치 자기 몸을 통제하듯 외부 환경도 쉽게 통제할 수 있게 해준다. 초기에는 뉴럴링크가 파킨슨병 같은 장애가 있는 사람들을 돕는 데 적용되겠지만, 머스크에게는 '인공지능과의 공생 달성'과 '인류의 미래가 인공지능을 활용하는 문명이 되도록 도움'이라는 또 다른 목표가 있다. 이 글을 쓰는 시점을 기준으로 이 기업은 사람을 대상으로 BMI 기기 임상시험을 하기 위해 이미 FDA에 승인 요청을 한 상태이다.[11]

아무래도 생각만으로 우리 주변 세상을 유연하게 움직이는 시대가 오는 건 시간문제인 것 같다. 하지만 그 반대는 어떨까? BMI 정보를 뇌에서 외부 장치로만 전송할 수 있을까? 아니면 외부 장치에서 뇌로도 정보 전송이 가능할 것인가? 영화 〈매트릭스〉의 키아누 리브스처럼 BMI를 통해 기술과 지식을 다운로드하고 영화 〈인셉션〉의 레오나르도 디카프리오처럼 BMI를 이용해 특정 기억을 타인에게 심는 날이 언젠가 올까? MIT 과학자 스티브 라미레스Steve Ramirez와 쉬 리우Xu Liu는 당연히 가능하다는 가설을 세웠다. 두 사람은 2014년 실험용 쥐의 뇌에서 특정 세포를 관장하는 세포를 확인한 후, 광유전학optogenetics 기술을 사용해 해당 쥐가 과거에 어떤 냄새로 충격을 받은 것처럼 생각하게 만들었다. 그리고 쥐에게 그 냄새를 맡게 했더니, 실험용 쥐는 마치 과거에 무서운 경험이라도 한 것처럼 겁에 질려 얼어붙었다. 실제로 그런 일이 없었는데도 말이다. 이는 완전히 만들어진 기억이다. 라미레스는 이렇게 설명한다.

"뇌에 가짜 기억을 인공적으로 만들어주는 것은 이견의 여지 없이 가능합니다. 더 이상 추측이 아닙니다. 현실이며, 실제로 일어나고 있는 일입니다."[12]

기억 조작의 대상은 사람으로 바뀌고 있다. 2018년 웨이크포레스트대학교에서 수행한 한 연구에서는 (간질 발작을 조절하는 것과 비슷한) 전극 임플란트로 기억력을 회복하고 개선한 사례가 있다. 과학자들이 환자 뇌의 해마를 기억저장 뉴런의 패턴과 관련 있는 전기 신호로 자극하자 장기 기억력와 단기 기억력이 35퍼센트 개선된 것이다.[13]

인간과 기계는 수십 년 내에 분명히 새로운 관계로 발전할 것이다. 하지만 새로운 관계 정도에서 끝나지 않는다면 어떨까? 더 이상 인간이 존재하지 않게 된다면?

죽음의 굴레를 초월하기

우리는 조회수 2,000만 회를 넘은 감동적인 유튜브 영상 하나를 통해 디지털 영생의 맛보기를 체험할 수 있다. 이는 여러분이 장수의 머나먼 미래에서의 삶을 재정의하는 데 도움이 될 것이다. 이 영상에서는 나연이라는 소녀가 공원에서 놀고 있다. 나연이는 주름 장식이 달린 보라색 원피스를 입고 반짝이는 머리띠를 하고 있다. 어깨에는 좋아하는 만화 캐릭터가 그려진 가방을 메고 있다. 어머니 장지성 씨가 이름을 부르자 나연이가 나무 뒤에서 뛰어나왔다.

"엄마, 어디 있었어? 내 생각 했어?"

나연이는 엄마의 팔을 앞뒤로 흔들다가 엄마를 올려다보며 웃는다.

"엄마 너무 보고 싶었어."

"엄마도 나연이가 보고 싶었어."

어머니의 목소리가 떨리고 얼굴에는 눈물이 흘러내린다.

두 사람은 테이블에 앉는다. 어머니 지성 씨가 생일 케이크에 초를 꽂으면 나연이는 스마트폰으로 사진을 찍고 미역국을 먹는다. 두 사람은 촛불을 불어서 끈다. 7개의 촛불은 나연이가 지구에서 살았던 햇수를 의미한다.

나연이가 말한다.

"엄마, 울지마. 나 이제 안 아파. 우리 항상 같이 있지?"

두 사람의 생김새, 동작, 목소리, 성격까지 모두 실제 같다. 하지만 지성 씨만 현실이고 나연이는 신기루다. 소녀는 3년 전 혈액 질환으로 겨우 일곱 살에 세상을 떠났다. 이 영상은 한국 가상현실 기업 비브스튜디오에서 나연이가 살아 있을 당시 제작한 것이다. 나연이의 신체는 3D 바디스캐너로 스캔했다. 나연이의 목소리, 버릇, 움직임, 말, 그리고 생각은 인터뷰에서 땄다. 이제 지성 씨는 너무나도 현실적인 가상현실 속에서 언제든지 나연이와 만날 수 있다. 이 만남을 보다가 너무 감정에 북받쳤던 나머지. 쉽게 울지 않는 나조차도 중간에 영상을 잠시 멈춰야 했다.

이는 기술이 어떻게 현실과 가상의 경계를 희미하게 만드는지 보여주는 하나의 예시에 불과하다. 아바타를 예로 들어보자. 아바타 기술은 인간의 지능을, 연결되지 않은 채 원격 조정 가능한 신체와 짝짓는 시도를 하고 있다. 세상 어느 곳이든 시간과 비용을 들이지 않고 언제든지 가서 무엇이든 할 수 있다고 상상해보라. 이것은 나의 또 다른 친구이자 과학자, 기업가, 공상과학 영화감독인 해리 클로어Harry Kloor가 꿈꾸는 세상이다. 그는 드라마 〈스타트렉: 넥스트 제너레이션〉의 에피소드를 여러 편 썼고, 천만 달러 규모의 아바타 로봇 경연대회인 'ANA 아바타 엑스프라이즈'의 조직을 도왔다. 또한 그는 당신이 시키는 일을 대신 해줄 수 있는, 일일 도우미로 고용할 수 있는 인간형 아바타를 만드는 기업 비욘드이매지네이션Beyond Imagination의 창립자다. 초창기 아바타는 인간이 하기에 너무 위험하거나 힘이 많이 드는 산업용, 또는 구조용에 쓰일 것이다. 하지만 클로어는 궁극적으로 아바타가 병원에서 간병인으로 쓰이는 세상을 꿈꾼다. 그는 2020년 팬데믹이 한창일 때 내게 이렇게 말했다.

"의사나 간호사, 영양사가 아바타를 활용해 환자를 돌보거나 식사를 제공할 수 있습니다. 가족들의 면회도 아바타로 가능합니다."

시가총액 800억 달러 규모의 기업 인튜이티브서지컬Intuitive Surgical이 출시한 수술 보조용 로봇은 '다빈치(현재 많이 쓰이는 수술용 로봇의 상품명-옮긴이) 수술 시스템'의 논리적 확장 형태라고도 볼 수 있다. 이미 의사들은 다빈치를 활용해 환자를 직접 만지지 않고도 고도의 정밀 수술을 수행하고 있다. 인튜이티브서지컬의 새로운 로봇은 다빈치와 비슷한 개념이지만, BMI로 조종하고 더 어려운 작업도 할 수 있다고 보면 된다.

이런 형태의 아바타는 부착된 센서 덕분에 완벽한 시야를 확보해준다. 햅틱 수트haptics suits를 통해 질감, 온도, 힘의 강도까지 사용자에게 생생하게 전달하므로 거의 모든 움직임을 수행해낼 수 있다. 인공지능 잠재의식이 있어 장애물도 알아서 피한다. 또한 냄새도 맡는다. 냄새를 생성하는 카트리지를 탑재하여 더 생생한 가상현실을 체험하게 해주는 현재의 가상현실 마스크 필리얼Feelreal이 더 발전한 형태라고 보면 된다. 로봇학자들은 인간과 똑같이 보고 느끼고 움직이고 행동하는 아바타 로봇 개발을 위해 연구에 박차를 가하고 있다. 엔지니어드아츠Engineered Arts 같은 기업은 실리콘을 사용해 촉감이 부드럽고 진짜 같은 머리카락과 눈,

그럴듯한 표정을 소유한, 실물과 똑같은 로봇을 만든다. 이 로봇은 눈을 깜빡이고, 당신의 행동이나 손짓에 따라 시선을 옮기고, 자연스러운 목소리로 노래하고 말한다. 모든 면에서 인간과 구분하기 매우 어렵다.

가상현실과 아바타 시스템 모두 원격존재라는 영역의 일부다. 이 개념은 1980년 일본 사이버네틱스 공학자이자 로봇학자인 다치 스스무 교수가 처음 창안했다. 일본의 스타트업 텔레익지스턴스Telexistance에서 개발한 모델 H는 손가락 동작이 매우 빨라 대상과 표면의 질감을 구체적으로 사용자에게 전달해 '접시 씻기, 책장 넘기기, 심지어 책상에 들러붙은 풀 떼어내기도 가능'했다. 40년 이상 원격존재로 더 나은 세상을 구상해온 다치 교수의 비전은 장애인들의 교정에서 산업 발전에의 기여, 자선 활동에 이르기까지 다양하다.

"단순히 TV를 통해 난민캠프를 보는 것과 원격존재 기술을 통해 난민캠프를 직접 방문해 둘러보고 사람들에게 질문하는 것에는 큰 차이가 있습니다. 가상 세계 인간의 이동은 더 친환경적이고 더 적은 에너지를 소비하는 사회를 만들 것입니다. 삶의 질과 건강, 편의성은 비약적으로 개선될 것입니다."

다치의 목소리에는 엄청난 열정이 담겨 있었다. 원격존재는 미래의 우리 삶에서 큰 부분을 차지할 것으로 거의 확실시되는 멋진 분야다. 하지만 로봇 아바타를 조종하거나 가상세계에 들어가는 것은 영원히 사는 것과 분명히 다르다. 영생을 다루는 장에서 원격존재를 언급하는 이유가 무엇일까? 오늘날 우리가 말하는 아바타는 피와 살을 가진 인간이 다른 육체를 조종하는 방식이다. 하지만 다치와 클로어 같은 선구자들이 꿈꾸는 범용인공지능이 적용된 아바타는 스스로 움직일 수도 있다. 여기서 한발 더 나아가 아바타를 조종하는 인공지능이 바로 당신이라면 어떨까? 당신의 본래 육신이 없더라도, 클라우드에 디지털화되어 저장된 당신의 자아가 조종하고 싶은 어떤 컴퓨터 기기나 아바타에 접속할 수 있다면?

이것이 바로 스웨덴의 신경과학자이자 미래학자, 옥스퍼드대학교 인류미래연구소 소속 연구원인 앤더스 샌드버그가 이끄는 프로젝트 '전뇌 에뮬레이션'이 그리는 미래다. 샌드버그를 비롯한 과학자들은 뇌의 모든 뉴런, 그리고 뉴런 사이의 전기화학적 신호를 디지털 방식으로 자극할 수 있다고 믿는다. BMI도 마찬가지지만 이 분야에서도 컴퓨터의 작동 원리와 신경 자극이 닮아 있다고 생각한다. 모든 생각과 행위, 감정에 동반되는 뇌의 신호 패턴을 정확하게 알 수 있다면 컴퓨터 프로그램으로 재현할 수 있다는 의미다. 양자 컴퓨터와 범용인공지능의 도움을 받아 만든 당신의 에뮬레이션은 본래의 당신과 구분이 힘들 정도로 정교해질 것이다.

샌드버그는 더 발전된 스캐닝 기술, 현미경, 수학을 활용하면

이 모든 것이 가능하다고 믿는다. 이러한 전뇌 에뮬레이션은 어디서든, 심지어 여러 장소에 동시다발적으로 적용할 수도 있다. 양자 물리학을 배우고 싶은가? 리처드 파인만이나 알베르트 아인슈타인Albert Einstein을 불러내 함께 대화할 수 있다. 당신의 기업을 한 단계 도약시키기 위해 천재적인 사업가가 필요한가? 스티브 잡스Steve Jobs나 토니 로빈스를 다운로드하자. 150세 생일 파티를 성대하게 열고 싶은가? 겉으로 보면 진짜와 똑같은 에어로스미스Aero-smith 멤버들의 공연을 내 집에서 열 수 있다. 심지어 이 에뮬레이션은 새로운 정보를 지속적으로 학습하고 발전해나간다. 샌드버그가 개발 중인 기술로 만들어질 전뇌 에뮬레이션이면 누구든지 세상을 계속해서 알아나갈 수 있다.

"세르게이, 전 가능하다고 믿어요. 다만 시간이 좀 걸릴 뿐입니다."

그런데 이런 생각이 들었다. 우리의 자아가 실제로 0과 1로 해체되면 (혹은 우리가 알지 못하는 양자 컴퓨터의 어떤 계산법으로 해체되면) 본래의 나, 그리고 컴퓨터로 완벽하게 에뮬레이션한 나는 무슨 차이가 있는 걸까? 나는 샌드버그에게 물어보았다.

"당신이 대성공을 거뒀다고 칩시다. 당신의 디지털 쌍둥이가 스스로를 어떻게 인식할 것이라 생각하나요? 이 에뮬레이션이 거의 모든 점에서 당신과 같은 존재가 될 거라 생각하시나요? 아니면 생명이 없는 시뮬레이션simulation에 불과할까요?"

샌드버그는 이렇게 대답했다.

“저는 에뮬레이션으로 만들어진 인간이 자아와 감정을 가진 실제 사람이 되리라 믿습니다. 이 또한 한 명의 사람이며 인권을 가진다고 생각합니다. 하지만 전뇌 에뮬레이션의 결과가 당신이라는 정체성과 완벽한 연속성을 지닐까요? 저는 정체성에 연속성이란 없다고 생각합니다. 어린 시절 제가 한 행동이나 생각이 기억나지만, 어린 시절의 제가 지금의 제 생각에 동의하지 않을 것입니다. 저 또한 미래의 저와 부딪히는 부분이 있겠죠. 우리 모두 어떤 식으로 존재했는지 서사가 존재하지만 연속성에는 의구심이 듭니다. 현실에서 우리 존재는 정보의 패턴에 가깝고, ‘나’라는 사람의 복제품이 여럿 돌아다닐 수 있다고 생각합니다.”[14]

샌드버그는 무언가를 깨달은 것 같다. 사람들은 하늘을 날고 싶을 때 가장 먼저 새의 날갯짓을 흉내 냈다. 라이트 형제가 비행의 개념을 재정의해 껍질을 깨트린 후에야 인간은 하늘을 날 수 있었다. 육신을 유지하면서 영원히 살겠다는 시도 자체가 현대판 날개짓일지도 모를 일이다. 어쩌면 디지털 영생은 우리가 한 번쯤 모험을 걸어볼 만한 또 다른 길이 될지도 모르겠다. 유발 노아 하라리도 샘 해리스Sam Harris와 함께한 팟캐스트에서 비슷한 말을 했다.

“모든 생명체는 40억 년 동안 자연선택을 통해 진화했고, 모든 생명체는 유기물이라는 영역에 갇혔다. (…) 이제 상황이 바뀌고 있다. 우리는 지적 디자인이 진화를 대체하는 경계에 서 있을 뿐만 아니라 (…) 또한 우리는 생명체가 처음으로 유기물의 영역을 부수고 나와 무기물로 갈아타며, 최초의 무기물 형태의 생명체가 탄생하는 경계에 서 있다."

디지털 영생을 얻기 위해 우리가 꼭 클라우드 안에만 존재해야 한다는 법은 없다. 하지만 당신의 자아 전체가 이식된 로봇 아바타는 기술이 새롭게 발전할 때마다 업그레이드를 받는 등 물리적으로 의미 있는 존재로 계속 남을 것이다. 로봇 수술의 선구자이자 증강현실의 대표주자, 매직리프Magic Leap의 창업자인 로니 아보비츠Rony Abovitz는 이 문제를 이렇게 바라본다.

"당신의 물리적 아바타는 고물차처럼 버려질 겁니다. 몇 년에 한 번씩 신형으로 바꿔야 하니까요. 하지만 디지털 아바타는 그대로 살아 있습니다. 천년이 지나도 당신의 증손자의 증손자와 대화할 수 있습니다."

어쩌면 그 아바타는 당신의 자아와 감정을 이식한 생물학적 클론일 수도 있다. 그렇다면 이 클론이 당신일까? 당신의 일란성 쌍둥이로 봐야 할까? 아바타가 범죄를 저지른다면 누구 책임일까? 아바타도 사랑에 빠지고 결혼을 할 수 있을까? 미래에 펼쳐질 이야기를 함께 고민하기 위해 나는 제임스 캐머런James Cameron의 영화 〈아바타〉 시리즈가 세상에 나오게 하는 데 큰 역할을 했던, 영화 〈반지의 제왕〉 감독이자 제작자, 각본가인 피터 잭슨에게 연락을 취했다. 그는 이런 미래가 현실이 된다는 의견에 회의적이다. 피터는 내게 이렇게 말했다.

"인간성은 인간 사이의 관계에 의존하고 있습니다. 제 애인과 사랑에 빠질 수는 있어도 애인의 아바타와 사랑에 빠질 거란 생각은 들지 않습니다. 지식이라는 형태로 당신이 살아남는다고 한들 그 지식에 당신을 인간으로 만들어주는 본질이 담겨 있지는 않습니다."

과학과 공상이 한 점으로 수렴하는 가운데, 인간의 영생을 둘러싼 흥미로운 도덕적 의문이 우후죽순 제기되고 있다. 이 중요한 주제를 바로 마지막 장에서 다루고자 한다.

11장

영생의 도덕성

다가오는 22세기를 위하여

"행복한 국가다. 적어도 모든 아이들이 영원히 살 기회라도 있으니!"
조너선 스위프트의 소설《걸리버 여행기》중에서

"이 세상은 모든 필요를 충족시키지만, 모든 탐욕을 충족시키지는 못한다."
마하트마 간디, 정치가이자 사상가

"살아남는 가장 강한 종은 똑똑한 종이 아니라 변화에 가장 잘 반응하는 종이다."
찰스 다윈, 박물학자

> 행복한 국가다. 적어도 모든 아이들이 영원히 살 기회라도 있으니! 행복한 사람들이다. 살아 있는 고대의 미덕을 늘 접할 수 있고, 과거의 모든 지혜를 간직한 대가들의 가르침을 언제든지 받을 수 있으니![1]

이 구절은 이제 고전이 된 조너선 스위프트의 소설《걸리버 여행기》 중 가상의 섬 럭낵Luggnagg에 사는 영원히 죽지 않는 사람들을 소개하는 내용이다. 아동용으로 각색된 책을 읽었다면 아마도 스위프트가 제시하는 암울한 도덕적 딜레마 내용은 보지 못했을 것이다. 하지만 원작에서 걸리버는 영원한 삶이 생각보다 '덜 행복'함을 곧 깨닫게 된다.

> 90세가 되면 그들의 치아와 머리카락은 빠져버린다. 그 나이에 이르면 맛을 느끼지 못하게 된다. 그래도 그들은 아무거나 먹고 마신다. 음식을 먹는 즐거움도 느끼지 못하는 채로 말이다. 기존에 앓던 병은 악화되지도, 호전되지도 않고 그저 지속된다. 그들은 대화 중에 사물의 이름이나 사람의 이름을 잊어버린다. 가까운 친구나 친지의 이름마저 기억하지 못한다.[2]

18세기 성직자의 시선에서 본 영생인 만큼 그리 밝은 느낌은 아니다. 스위프트가 54세에 《걸리버 여행기》를 출간했을 당시 그는 '노인' 취급을 받았다. 그는 몇 년 동안 건강 악화와 치매를 겪다가 70대에 죽었는데, 당시에는 70대도 고령이었다. 그런데 21세기인 현재에도, 심지어 이 책에서 전한 내용을 다 아는 독자들에게도 여전히 극한의 장수에 대한 근거 없는 편견이 남아 있다. 장수의 실현 여부, 지속 가능성, 윤리성을 두고 오해가 끊이지 않는 실정이다.

이러한 현상은 나이가 든다는 것에 대한 우리의 강력한 공포심을 반영한다. 많은 이들에게 긴 수명이란, 나빠진 건강 상태로 가난한 환경에서 무력하게 살아가는 날이 길어진다는 의미다. 사람들이 그렇게 생각하는 것도 이해가 간다. 사랑하는 우리 할머니도 96세에 하나님 품에 안기기 전까지 5년을 휠체어에서 지냈다. 지금까지 책에서 소개한 기술들은 대부분의 사람들에게 너무나도 생소하고 이해하기 힘든 내용들이다. 그래서 우리가 다른 모습으로 나이 들게 되면 어떨지 떠올려보는 게 쉽지 않다. 따라서 건강과 맑은 정신을 유지하면서 장수할 수 있다는 데에 의문을 품는 것도 지극히 정상이다. 물론 현실이 그렇지 못할 이유는 없다. 니르 바르질라이가 말했듯이 '늙은 나이에 젊게 죽는 것'이 장수의 개념이다.[3] 바르질라이가 쓴 책《노화를 미뤄라》에 나온 슈퍼센티네리언의 삶이 정확히 그랬다. 그들은 마지막 순간까지도 평온함과 건강을 유지했다.

사실 우리는 건강한 수명 연장이 어디까지 가능한지 아직 모른다. 데이비드 싱클레어는 이렇게 말했다. "세르게이, 노화 연구는 알렉산더 플레밍Alexander Fleming이 1928년 페니실린을 발견했던 단계와 같은 지점에 와 있어요. 그는 세균을 죽이는 물질을 우연히 발견했고 어딘가 쓸모가 있을지도 모른다는 생각을 했어요. 하지만 이 물질의 능력을 온전히 이해한 것은 한참 뒤의 일입니다."[4]

아마도 우리가 기대할 수 있는 최선은 115세까지 비교적 좋은 건강 상태를 유지하는 정도일지도 모른다. 어쩌면 당신이 살아 있는 동안에는 대부분의 150세가 꽤 건강할 수도 있다. 하지만 2100년에 태어난 당신의 손자나 증손자는 영생을 얻을지도 모른다. 이 문제의 정답을 아는 사람은 아무도 없다. 짐 멜론Jim Mellon이 즐겨 말하듯 '우리는 아직 전화로 인터넷에 접속하는 단계에 머물러 있다.'[5] 하지만 인간은 최소한 35~40세까지는 자연적으로 건강하게 산다. 따라서 육체적 한계에 다다르기 전까지는 기대수명을 끌어올릴 여유가 있다. 당신이 50세 이하고 현재 건강하다면 100세 혹은 그 이상까지 살 가능성도 꽤 있다. 30세 이하라면 거의 확실하다. 그리고 현재 걸음마를 시작한 아기는 200년 후에도 두 발로 서 있을 가능성이 크다.

우리는 역사상 최초로 수명과 건강수명을 큰 폭으로 증대시키는 능력에 다가서고 있다. 우리는 할 수 있다. 문제는 당위성이다.

지구 위의 생명체와 관련해 인류가 만들어온 역사는 그 굴곡이 심하다. 전쟁, 기근, 노예제도, 종의 파괴, 환경 착취, 그리고 빈부 격차는 인간이 끼친 해악 중에서도 심각성이 크다. 사람들은 극한의 장수 앞에 핵심을 찌르는 의문을 던진다. 이토록 수명이 긴 인간들로 이 행성을 가득 채우는 것이 과연 좋은 일인가?

나는 선천적 낙관주의자로 인간 수명의 비약적인 증가가 가져올 단점보다 장점을 크게 본다. 하지만 현실적으로 우리에게는 선택권이 없을 것이다. 영원히 살면 안 된다고 막연하게 생각하는 사람도 막상 본인이나 사랑하는 사람이 선택의 기로에 서면 '하루만 더' 살기를 원할 것이다. 건강한 모습으로 '하루만 더' 살고자 한 시간은 1년, 10년이 되고, '가급적 건강하게 오래'로 이어진다.

이것이 현실이다.

그렇다면 우리는 어떤 자세를 가져야 하는가? 지구에서 사는 삶의 새로운 패러다임을 받아들이기 위해 현재를 어떻게 보내야 하는가? 그 답을 찾으려면 '영생의 도덕성'에 대해 지속성과 윤리성 측면에서 살펴봐야 한다.

영원한 삶, 위험에 처한 지구

어느 화창한 날, 산타모니카 셔터스온더비치 호텔에서 아침을 먹던 중 친구 알렉스가 내게 말했다. "세르게이, 그런 일은 절대 일어나서 안 돼. 우리가 지구에 어떤 부담을 주는지 좀 봐. 80년만 살다가 가는데도 이 정도야! 인구 증가가 도를 넘었어. 기후 변화는 거의 되돌리기 힘든 수준이야. 아프리카 전역에서 기근과 물 부족으로 난리가 났어. 이제 쓰레기를 버릴 곳도 없어. 열대우림은 사라지고 물과 공기는 오염됐어. 저기 바다를 좀 봐."

그는 희미하게 보이는 태평양을 손으로 가리켰다. "인간이 50년씩 더 살면 얼마나 더 엉망이 될지 상상이 가? 너는 지구의 종말을 부채질하고 있어."

나는 이런 대화를 자주 하게 된다. 주변에 '하늘이 무너진다'는 둥 부정적인 소리만 하는 사람만 있어서가 아니다. 이 친구만 해도 매우 밝고 객관적인 사람이다. 그는 하버드대학교에서 MBA를 취득했다. 우리는 맥킨지에서 함께 일했다. 그는 성공한 사업가다. 호기심 많고 박식하며 독서와 사색을 즐긴다. 하지만 이 문제만 나오면 고집불통 비관주의자로 변한다. 이 친구만 그런 게 아니다. 인구 과잉이 불러올 재앙을 걱정하는 사람이 많은 이유가 있다. 최근 10년 동안 '역사상 가장 더운 해' 기록이 다섯 번이나 갱신되었다(이 책이 나올 때쯤이면 여섯 번이 될지도 모른다).[6] 개체 수와 서식지 감소로 인해 매년 수십 종의 생물이 멸종하고 있다. '태평양의 거대 쓰레기섬'은 크기가 점점 더 커져 현재 텍사스주의 두 배 넓이에 달한다. 아프리카에서는 수백만 명의 아이들이 기아에 시달리고 있다. 2020년 세계 인구의 9퍼센트는 하루 1.9달러 이하로 생활하고 있다.[7] 인구 증가는 계속되어 2050년이면 20억이 더 늘어날 것으로 추정된다.[8] '더 오래 잘 살자'고 부추길 것이 아니라 인간의 수를 줄이는 데 힘써야 한다는 비판이 나올 만도 하다.

이 비관주의자 친구 외에도 사람들은 노화가 극복될 때 찾아오는 실질적이고 윤리적인 파멸에 대해 지적하기 바쁘다. 이들은 노화 극복이 기술적으로 불가능하고(실은 가능하다), 처참한 결과를 초래한다고(실은 그렇지 않다) 열을 올린다. 오브리 드 그레이는 이런 관점을 '최면에 걸린 노화pro-aging trance'라고 부르며 이렇게 덧붙인다. "너무나도 이성적이고 그 어떤 담론에도 열려 있는 사람들이 유독 노화 극복이라는 주제만 나오면 반대 의견을 듣지 않고 사실상 토론을 거부합니다."[9]

그들의 논리에는 빈틈이 있다. 우리는 어떤 문제를 보면 이 문제가 해결되지 않거나 한없이 커질 거라고 지레짐작한다. 반면 우리의 우려를 불식시켜줄 정보는 깡그리 무시한다. 심리학자와 논리학자는 좋은 소식보다 나쁜 소식에 더 신경을 쓰는 현상을 '부정편향'이라고 부른다. 진화생물학적 관점에서 보면 당연한 현상이다. 우리 조상 중에도 세상의 공포와 잠재적인 위험 신호에 잘 반응한 사람들이 더 잘 살아남아 자손을 남겼을 것이다. 자연스럽게 이런 특성은 오늘날에도 흔히 보인다. 새로운 것을 시험하기보다는 자신이 믿는 사실을 뒷받침하는 정보에 더 귀를 기울이는 '확증편향'과 합쳐지면 이 세상의 현재 모습만 눈에 들어오고 인류의 앞날이 어둡다고 쉽게 판단하게 된다.

인류의 앞날은 어둡지 않다. 역사적으로 어떤 시대든지 종말이 다가왔다고 경고하는 회의주의자들이 존재했다. 18세기 경제학자 토머스 로버트 맬서스는 1789년에 쓴《인구론》에서 인구 과잉에 따른 대규모 기아를 예언했다. 맬서스는 농업 생산량이 인구

수를 따라가지 못한다고 주장했다. 진지한 주장은 아니었지만 인구를 줄이기 위해 '역병이 다시 돌아야 한다'고 말하기도 했다. 하지만 맬서스가 아는 농업은 육체노동과 간단한 증기 기관을 이용한 농사가 전부였다. 그는 자동화 농기계, 냉장 트럭, 질소 비료가 인류의 자급자족에 혁명을 가져오리라고 상상하지 못했다. 크게 증가한 농업 생산량의 혜택을 모든 사람이 누리려면 빈부 격차와 음식물 쓰레기 처리라는 문제가 아직 남아 있기는 하다. 하지만, 지난 40년간 토지 이용률이 겨우 5퍼센트 남짓 늘어나는 동안 세계 농업 생산량은 60퍼센트 증가했다.[10] 이제는 센서, 초정밀 위치정보 기술과 드론을 도입한 정밀농업으로 물과 유독성 화학 물질의 사용을 줄이면서도 작물 생산량을 늘리고 있다. 유전자 변형 기술로 질병과 가뭄에 강하면서도 더 오래 보존할 수 있는 채소도 나왔다. 실험실에서 세포로 키운 고기는 빠르면 10년 내로 도축된 고기를 대체할 것이다. 이 작은 발전 하나만으로도 연쇄 작용으로 환경 보호 효과가 나타날 것이다. 가축이 유발하는 온실효과는 사라질 것이다. 더 이상 목초지 조성을 위해 열대우림이 밀리지 않을 것이다. 현재 가축을 키우는 데 사용하는 농지와 수원水源은 인간이 쓰게 될 것이다. 한편 이 와중에도 3억 명 이상의 인구가 담수화 기술 덕분에 충분한 물을 공급받고 있다.[11]

이 문제는 식량과 물에 국한되지 않는다. 내가 어렸을 때는 원자력이 유일한 청정에너지였다. 태양광과 풍력 발전은 비주류 실험으로 치부되었다. 오늘날 재생에너지는 전 세계 에너지 소비량의 약 5분의 1을 차지한다.[12] 미국 내 대기오염은 1990~2010년 사이 54퍼센트 감소한 반면,[13] 수질 기준을 충족하는 수역은 2배 가까이 늘었다.[14] 몇 년 전만 해도 전기차는 별다른 매력이 없어 구두쇠 혹은 사명감에 불타는 사람들이나 선택했지만, 일론 머스크와 테슬라의 성공으로 자동차업계는 강제로 탄소배출 감소를 핵심 전략으로 채택했다. 역사적으로 지구를 오염시키는 데에서 선두를 다퉈온 중국과 인도조차 대기와 수질 개선 대책을 공격적으로 도입하기 시작했다. 나는 지난 20년 동안 중국을 매년 1회 이상 방문했지만, 베이징과 상하이의 거리에서는 한두 블록 너머의 시야도 확보되지 않는 날이 일상이었다. 하지만 비효율적인 화력 발전소를 공식적으로 폐쇄한 중국 정부의 조치로 최근에는 파랗고 맑은 하늘이 보이기 시작했다.

세계적인 산림 파괴 문제를 두고도 낙관적 전망의 근거들이 조심스럽게 제시되고 있다. 2018년 메릴랜드대학교 과학자들은 산림 파괴의 정도를 측정하기 위해 35년치 NASA 위성 데이터를 검토했다. 과학자들은 부실한 산림 정책과 기업의 탐욕이 비극적인 결말을 가져왔으리라고 보고 최악의 결과도 받아들일 준비를 했다. 하지만 정반대로 순산림 면적은 224만 제곱킬로미터, 즉 전체 면적의 7퍼센트 이상 증가했다. 국토 면적 세계 7위권 내에 드는 중국과 인도는 대대적인 나무 심기 프로그램과 높아진 환경의식,

농업 발전에 불어온 변화로 녹지가 10년마다 5~10퍼센트씩 증가하고 있다.[15]

회의론자 친구가 말을 끊는다. "세르게이, 그건 아니다. 설마 진심은 아니지? 전체적으로 접근해야 할 끔찍한 문제인데 넌 일시적이고 지엽적인 해결책만 제시하고 있어. 지구는 멸망하기 직전이야! 기후 재앙이 다가오는데 인구를 수십억 더 늘리겠다고? 뭐든지 한계가 있는 법이야!"

친구 말이 맞다. 한계는 있다. 세계 인구는 110억까지 늘지 않는다. 이는 대부분의 과학자들이 동의하는, 지구상에서 인류가 생존을 지속할 수 있는 인구수의 한계다. 2019년 퓨리서치센터의 분석에 따르면 '지금 추세라면 세기말이 오기 전에 인구 성장은 끝난다.'[16] 2020년 〈란셋The Lancet〉에서 발표한 연구에 따르면 세계 인구는 성장을 멈추는 데 그치지 않고 2064년에는 97억, 2100년에는 88억으로 감소할 예정이다. 무려 23개 국가에서 인구가 절반으로 줄어들 예정이다.[17] 인구 감소의 원인은 출생률의 급감이다. 1960년대에는 전 세계 평균적으로 여성 1명당 자녀 수가 5명이었다. 하지만 선진국의 도시화, 교육과 생활 수준이 향상됨에 따라 여성의 자율성도 함께 높아졌다. 피임은 이제 흔한 일이다. 오늘날 여성 1명당 평균 자녀 수는 2.4명으로 할머니 세대의 절반도 되지 않는다.

캐나다 사회과학자 대럴 브리커Darrell Bricker와 언론인 존 이빗

슨John Ibbitson은 자신들의 저서 《텅 빈 지구》에서 이렇게 기술했다. "21세기를 특징짓는 이 사건은 30년 내외로 세계 인구가 감소하는 시점부터 시작될 것이다. 한번 시작된 감소세는 절대 멈추지 않는다. 우리는 인구 폭발이 아니라 인구 소멸이라는 문제에 직면하게 될 것이다."[18]

인간이 장수하지 않으면 실제로 지구가 텅 빌 수도 있다. 장수하더라도 지구는 사실상 노인들이 사는 행성으로 변하게 된다. 유사 이래 최초로 65세 이상이 65세 이하보다 많은 세상이 도래한다.[19] 인구통계학자가 '실버 쓰나미'라고 부르는 이 흐름은 엄청난 경제적·사회적 파문을 불러일으킬 것이다.

장수 혁명은 지구에서의 삶에 일대 지각 변동을 불러일으킬 것이다. 나는 장수하는 인간과 지구가 조화를 이루며 공생할 수 있다고 보는, 극도로 낙관적인 입장이다. 호모 사피엔스는 문제 해결 능력이 탁월하다. 그리고 우리는 인간이 지금까지 일궈온 발전과는 비교도 안 될 수준의 과학 혁명과 기술 혁신을 목전에 두고 있다. 원하든 원치 않든 혁신의 거센 물결은 장수라는 새로운 세상으로 우리를 인도할 것이다. 우리의 역할은 오직 하나다. 바로 어떤 미래 사회를 원하는지 올바르게, 그리고 힘껏 고민하는 일이다.

영생의 도덕성

솔직히 고백하자면 나는 지구의 지속 가능성에 대해 밤잠을 설칠 정도로 걱정하지는 않는다. 인간이 지금까지 수많은 문제를 해결해온 것처럼 비약적인 수명 연장도 지속 가능하게 만들 것이라고 믿는다. 하지만 오늘날과 같은 사회로 발전하게 해준 도덕적 진보를 향해 계속 나아갈 수 있을지에 대해서는 걱정이 된다. 국가·인종·성별·종교·사회계급 간의 대립과 갈등, 무력 분쟁이 여전히 벌어지고 있음에도 이 세상은 여러모로 200년 전보다 훨씬 살 만한 곳이다. 평화, 평등, 정의, 사회적 진보는 보편적인 가치들이며, 결국 인간은 생과 사에 얽매인 필멸의 존재다.

하지만 장수와 영생을 누릴 수 있다면 어떻게 될까? 기술이 인간을 신과 같은 존재로 거듭날 수 있게 해준다면 인류는 다 같이 진보하게 될까? 누군가는 뒤처져 2등 시민이 되는 건 아닐까? 운 좋게 혁신적인 수명 연장 기술의 혜택을 입은 사람들은 그렇지 못한 사람들을 착취하게 될까, 아니면 그들도 장수할 수 있도록 돕게 될까? 극한의 장수가 가능해지면 우리가 생활하고 사랑하고 자식을 낳고 일을 하고 돈을 벌고 돈을 모으는 방식은 어떻게 바뀔까? 하나의 사회이자 종으로서 인류는 어떤 변화를 맞이할 것인가?

이상은 새롭게 대두할 '영생의 도덕성'을 이루는 질문들이다.

우리가 중시하는 가치들이 흔들릴 가능성이 있는 다섯 가지 영역은 다음과 같다.

- 소수에게 집중되는 권력
- 빈부 격차
- 사회를 결속시키는 사회 구조의 재편
- 삶의 방식을 결정하는 자유의지에 대한 의문
- 전통적 의미의 인간과 과학 기술로 업그레이드된 인간 사이의 진화적 충돌

도덕적이면서 모두에게 이로운 장수 혁명을 이루려면 지금부터라도 이러한 문제들에 대처해야 한다.

권력의 도덕성

권력은 부패하고 절대 권력은 절대 부패한다는 말이 사실이라면 지도자가 200년 이상 생존하는 경우 어떤 일이 벌어질까? 영원히 사는 그리스 신들은 옹졸하고 정치적이며 권력을 탐하는 존재로 익히 알려져 있다. 하지만 극단적인 권력과 장수가 사회 발전을 어떻게 가로막는지 알고 싶다면 신들이 사는 곳까지 살펴볼 필요는 없다. 이 땅에도 사례가 있으니 말이다.

선출되지 않았으나 무소불위의 권력을 지닌 북한의 현 최고지

도자는 김정은이다. 북한은 선거권이나 종교의 자유, 언론의 자유, 자유시장이 없고, '친애하는 지도자'나 체제를 비판하는 사람에게 무자비하다. 국내총생산GDP 중 4분의 1이 국방비로 지출된다. 북한이 보유한 핵탄두는 무려 60기이며, 그중 일부는 유럽이나 미국을 타격할 수 있다.[20] 김씨 일가가 부유한 생활을 영위하는 동안 북한 주민의 60퍼센트는 빈곤선 이하의 생활을 하고 있다.[21] 김정은이 겨우 30세에 권력을 차지한 비결은 비범한 능력도, 공익을 위해 헌신하는 자세도 아니다. 앞선 지도자의 사망과 함께 권력을 세습했기 때문이다.

그런데 문제가 있다. 김정은은 당뇨병과 심혈관 질환이 있는 것으로 알려져 있다. 2020년 4월 심장 수술 후에는 거의 죽을 뻔했다고 한다. 당뇨병과 심혈관 질환이 근절되면 김정은 같은 이들은 어떻게 될까? 독재 정권이 절대 무너지지 않도록 극단적인 권력 강화를 추구할까? 뇌를 아바타에 업로드해 암살당하거나 사고로 죽더라도 계속 통치하게 될까? 기억, 생각, 감정을 이식해 다른 사람의 마음을 조종하거나 유전공학으로 복종하는 노예를 만들어내지 않을까? 미래에도 여전히 권력을 독점할 김씨 일가 때문에 오래 살게 된 다른 이들의 삶이 망가지는 건 아닐까?

내 대답은 '아니오'다. 나는 미래에 독재자가 사라지리라고 본다. 전국에서 기승을 부리는 외국인 혐오증도 사라질 것이다. 세계 전쟁도 없을 것이다. 세상 물정 모르는 이상주의자라서 이렇게 말하는 게 아니다. 역사적 흐름이 그렇기 때문이다. 20세기 초기에는 5억 명이 사는 전 세계 땅덩이의 84퍼센트가 유럽의 식민지였다.[22] 오늘날 이 수치는 0퍼센트에 가깝다. 100년 전에도 노예제는 세계 곳곳에서 법적으로 허용됐다. 오늘날 노예제는 경멸의 대상이다. 한 세기 전만 해도 전 세계 여성의 대부분은 투표권이 없었다. 오늘날 거의 모든 국가가 여성에게 투표권을 부여하고 있으며 진정한 성평등으로 나아가는 위대한 진보를 이룩했다.

20세기에는 무소불위의 독재자들이 득세했다. 오늘날 독재가 횡행하는 일부 국가는 국제사회에서 따돌림을 받는다. 민주주의가 없는 곳에서는 인터넷이 정보 통제를 어렵게 만든다. 21세기의 4분의 1을 지나는 현재, 앞 시대 사람들이 쟁취한 진보적인 자유는 보편적으로 받아들여지고 있다.

파라오, 카이사르, 차르가 그랬듯 독재자도 역사의 뒤안길로 사라질 것이다. 우리는 2차 세계대전 직후에 그랬듯 나라를 결속시킬 더 나은 방법을 찾아야 할지도 모른다. 미래에는 UN, WHO, EU와 같은 국제기구들이 기본 원칙을 정립하고 용납할 수 없는 행위를 비판하는 전통을 이어나갈 것이다. 어떤 해결책이든 찾아내리라고 확신한다. 권력의 쏠림 현상은 앞으로 일어나지 않을 것이다. 하지만 이는 우리가 맞닥뜨릴 첫 번째 도덕적 난관에 불과하다.

부의 도덕성

오늘날 세계 상위 1퍼센트 부자들은 전 세계 나머지 사람들의 부를 합친 것보다 더 많은 부를 소유하고 있다.[23] 2,000명의 억만장자가 세계 인구의 60퍼센트보다 더 많은 부를 소유하고 있다. 중국에는 20년 전만 해도 억만장자가 한 명도 없었지만 지금은 350명이다.[24] 리처드 브랜슨Richard Branson 같은 스타 억만장자는 자기 소유의 섬만 여러 개다. 과거에는 상속세와 같은 조치들로 초부유층이 터무니없이 많은 돈과 권력을 장악하지 못하게 했다. 오늘날에는 각종 면세 기준과 제도의 허점을 이용하는 일이 늘어나 부익부 빈익빈도 심화되고 있다.

부의 불평등과 정체된 계층 이동에 대한 우려가 매년 심화되고 있다. 2019년에는 산티아고부터 테헤란에 이르기까지 대규모 집회가 열렸고 일부는 폭력 시위로 번지기도 했다. 경제적 기회를 상징하는 나라로 여겨지는 미국에서도 국민 중 약 4분의 1은 빈곤선 이하의 생활을 하고 있다.[25] 2020년 코로나19로 인한 봉쇄조치가 있기 전에 미국은 전 세계 사회계층 이동성 조사에서 27위로 순위가 내려간 참이었다.[26] 2020년 조지 플로이드George Floyd가 공권력에 의해 사망하자 경제적·사회적 불공정에 환멸을 느낀 이들이 반기를 들고 일어선 것도 어찌 보면 당연하다.

그런데 100세가 '중년'에 불과한 날이 온다면 어떨까? '가진 자'는 더 많은 돈을 축적하게 될 것이다. 이는 《걸리버 여행기》에 등장하는 럭낵섬 사람들의 두려움과도 정확히 일치한다. 그들은 죽지 않는 존재인 스트럴드브럭Struldbruggs이 한 푼도 모으지 못하게 갖은 애를 쓴다.

그들은 80년의 기간이 끝나면 법적으로는 죽은 사람이나 다름없다. 그들이 소유했던 땅은 상속자가 즉시 물려받고 (매우 적은 금액의) 보조금을 받으며 산다. 가난한 자는 생활보호대상자로 살아간다. 남은 생애 동안 어떤 신탁이나 영리활동도 영위할 수 없다. 땅을 살 수도 임대할 수도 없으며, 민사·형사를 막론하고 토지 분쟁을 비롯한 어떤 사건에서도 증인으로 인정되지 않는다.[27]

영원히 사는 불로장생인들이 끊임없이 변화하는 세상을 따라잡지 못할 수도 있다. 예를 들어 인플레이션으로 화폐 가치가 떨어져 예금에 영향을 미치거나 은퇴가 수십 년 뒤로 미뤄진다면 어떨까? 불가능한 시나리오는 아니다. 2015년 세계경제포럼은 은퇴 후 안정된 생활을 하는 데 필요한 돈과 실제로 보유한 자산의 차이가 70조 달러라고 추산했다. 2050년이면 이 수치가 400조 달러로 불어날 것으로 예상된다.[28] 노년층은 일종의 '복지 계급welfare class'이 될까? 정부는 이 비용을 어떻게 충당할까?

최악의 시나리오를 생각해볼 수도 있다. 특권층만 영생를 누릴 수 있고 가난한 자들은 고통받다가 80세나 90세에 '일찍' 죽어버리면 어떻게 될까? 이 또한 마냥 비현실적인 이야기는 아니다. 오늘날 헬스케어의 접근성과 질은 대체로 수입에 좌우된다. 〈보스턴 리뷰Boston Review〉는 이렇게 전한다. "건강은 경제적 이동성과 마찬가지로 장소에 큰 영향을 받는다. 유전자 코드보다 우편번호가 건강 상태를 결정짓는 요소에 가깝다."[29] 밀켄연구소Milken Institute 산하 미래노화센터의 대표이자 《글로벌 고령화 위기인가 기회인가》의 저자인 폴 어빙Paul Irving은 수명 격차를 주제로 글과 강연을 통해 목소리를 내고 있다. 그는 이렇게 말했다. "미국은 우편번호에 따라 평균 기대수명 격차가 15세 이상 벌어집니다."[30]

미래의 빈자들은 오늘날의 대학 교육이나 자가 소유와 마찬가지로 극한의 장수를 꿈도 꾸지 못하게 될까? 장수는 버진갤럭틱Virgin Galactic(영국 버진그룹 회장 리처드 브랜슨이 설립한 우주 관광 기업-옮긴이)의 우주 여행과 다를 바 없는 특권층의 전유물이 될까? 2090년에는 장수를 돕는 헬스케어 서비스에 대한 접근성이 시민의 평등권에 대한 논쟁을 일으킬 시발점이 될 것인가? '모두를 위한 의료보험'이라는 구호가 '모두를 위한 영생'으로 바뀌게 될까?

현실은 이렇다. 경제적 불평등과 앞으로 우리 앞에 놓일 난관에 대한 온갖 우려에도 불구하고 경제는 상향 추세를 보이고 있다. 전 세계 대다수는 수십 년 전보다 형편이 나아졌으며, 심지어 그 격차도 크다. 전근대 사회의 빈부 격차 규모는 지금보다 훨씬 더 컸다. 전 세계의 1인당 평균 소득은 인플레이션을 감안하면

1950년에 비해 4.4배 늘었다.[31] 1981~2014년에 걸쳐 중국에서는 8억 5,000만 명이 빈곤에서 벗어났고 그 결과 빈곤율(소득이 빈곤선 이하인 사람들의 비율-옮긴이)은 63퍼센트에서 현재 2퍼센트 이하로 떨어졌다.[32] 같은 기간 전 세계 빈곤율도 29퍼센트에서 12퍼센트로 감소했다.[33]

기술은 이 같은 발전을 더욱 가속화해 오늘날 전 세계 극빈층에 교육·헬스케어·기회를 제공해줄 것이다. 새로운 시스템들도 등장할 것이다. 2100년에는 기본소득과 수명 연장에 대한 균등한 접근성이 오늘날의 교육이나 연금제도 같은 공공재로 여겨질 것이다. 범용인공지능과 로봇 아바타의 출현, 극한의 수명은 일의 개념을 뒤흔들지도 모른다. 우리가 노예제의 야만성과 노동력 착취를 비난하듯 미래 세대는 20세기 사무 근로자들이 원시적인 컴퓨터 앞에 구부정하게 앉아 일했다는 사실에 혀를 찰 것이다.

나는 장수 혁명이 생각과는 달리 공평하게 일어나리라고 믿는다. 한때 향신료·직물·거울은 사치품으로 여겨졌다. 항공 여행, 휴대전화, 텔레비전이 지금은 얼마나 싼가. 테슬라 같은 고급 승용차도 10년 사이에 가격이 3분의 1로 떨어졌다. 장수 치료제 가격도 떨어질 것이다. 여기에는 도덕적인 이유도 있겠지만 실용주의적인 이유도 있다. 미래학자 앤더스 샌드버그는 이렇게 말한다. "부유층이 빈곤층에게서 영생의 기회를 앗아가고 이를 독식하고 싫어 하는 사회도 상상 가능합니다. 하지만 모두가 골고루 영생을 누릴 수 있게 해주는 사회가 경제적으로 더 번영할 것이며 특권층만 영생을 누리는 사회를 빠르게 능가하게 될 겁니다."[34]

나로서는 금세기에 빈곤이 완전히 근절되리라는 점이 가장 고무적이다. 기술이 지금과 같이 계속 급변한다면 인간이 어지간한 실수를 하지 않는 이상 반드시 실현될 것이다. 반면, 사회적 관습은 그리 간단하지 않다.

사회제도의 도덕성

학업에 20년. 30세에 결혼. 세 자녀. 40년 근무. 5년마다 이직. 65세에 은퇴. 80에 사망. 대다수의 삶은 여기서 크게 벗어나지 않는다. 결혼 여부, 이혼 여부, 자녀 수는 차이가 날 수 있겠지만 말이다. 그런데 지난 100년 동안 삶은 확연히 바뀌었다. 요즘은 만혼을 하고 이혼은 일상적이며 아이를 적게 가지고 바로 윗세대조차 상상도 못한 분야에서 일을 한다. 그렇다 하더라도 이 같은 평균의 삶 또한 100세에 못 미치는 수명이 기준이다. 평균 수명이 200세라면 어떤 일이 벌어질까?

우선 가족 형태가 바뀔지도 모른다. 오늘날 평균 결혼 기간은 8년이다. 3배 더 오래 산다면 결혼도 5번 이상 할까? 동시에 여러 사람과 결혼할까? 아니면 아예 결혼을 안 하게 될까? 번식을 위한 섹스는 더는 하지 않고 두 배우자가 서로의 유전자를 제공해 자녀를 만들어낼 것이다. 제3자 격인 실험실에서 최신 과학과 부모의 취향을 고려해 이들이 제공한 유전자를 세척하고 편집하고 최적화할 것이며 적법한 계약을 통해 자녀 양육의 책임(과 즐거움)을 분담할 것이다. 어쩌면 120살 먹은 증조부모가 이 아이들을 키우게 될지도 모른다. 170살 먹은 고조부모를 봉양하느라 바쁘지 않다면 말이다. 아니면 우리와 생김새도, 사고방식도 똑같은 아바타가 대신할 수도 있다.

교육에도 변화가 찾아온다. 미래의 아이들은 매일 인텔리메드로 스마트 약물을 복용하거나 뇌-컴퓨터 인터페이스로 지식을 직접 주입할지도 모른다. 어쩌면 교육이라는 개념은 스마트폰 앱을 업데이트하듯 신체인터넷에 모든 지식을 끊임없이 실시간으로 다운로드하는 행위로 바뀔지도 모른다. 인류는 범용인공지능의 성능을 따라갈 가망이 없음을 깨닫고 대신 퀀텀quantum 아바타에게 학습을 시키게 될지도 모른다.

직업은 어떻게 될까? 몸과 마음이 여전히 건강하다면 은퇴할 필요 없이 영원히 일할 수 있다. 반대로 아예 일을 안 할지도 모른다. 우리가 직접 하는 대신 아바타에게 학습을 시켜 대신 일을 하게 할 수도 있다. '어른의 책임'은 모두 기계와 컴퓨터에 맡기고 우리는 수영을 가거나 피아노 연주를 하거나 기본소득을 받으면서 못다 한 꿈을 이루며 수백 년을 살 수 있다.

정부도 기계가 장악하게 될까? 오늘날 정부의 가장 큰 문제점은 부패, 리더십 부족, 사실이 아닌 당파 정치에 입각한 정책 추진, 대의를 위한 의사결정의 부재다. 이 모든 문제들은 완벽한 범용인공지능의 알고리즘으로 사회 정책을 결정하게 함으로써 해결할 수 있다.

종교는 존재할까? 자고로 모든 이야기와 믿음은 유한한 인생을 바탕으로 한다. 역사학자 유발 노아 하라리는 이렇게 말한다. "삶에서 가장 중요한 사건은 사후에 일어난다. 사후에야 비로소 모든 경험이 의미를 지니기 때문이다. 죽음이 없으면 천국도 지옥도 환생도 없다. 따라서 기독교와 힌두교 같은 종교는 의미를 완전히 상실한다."[35] 그렇게 되면 도덕·윤리·박애주의의 의미는 어떻게 바뀔까? 각자가 알고리즘으로 자신의 운명을 통제할 수 있는 세상에서 신이 과연 쓸모가 있을까? 혹시 많은 이들이 기다리던 구원자가 알고리즘이라는 뜻밖의 형태로 찾아온 것일까?

극한의 장수는 인간의 사회제도에 대해 매우 심오한 질문들을 던진다. 신념, 문학, 영화, 음악도 당연히 바뀔 것이다. 그래도 우리는 적응하고 변화할 것이다. 늘 그래왔듯이 말이다. 핵가족에서 교회, 직장에 이르는 모든 사회적 구조는 말 그대로 구조물이다. 항상 지금과 같은 형태는 아니었다는 의미다. 사회제도는 흥망성쇠를 거듭한다. 인간의 미덕도 시대에 따라 진화한다. 무엇이 어떻게 변할지, 그 변화가 긍정적일지 부정적일지는 알 수 없다. 하지만 사회를 어떻게 변화시킬지, 이를 위해 인공지능이 어떤 역할을 해야 할지는 우리가 결정할 일이다. 우리는 지켜내야 할 것과 폐기해야 할 것을 결정할 수 있다. 노예제, 종교 갈등, 여성 인권, 인종차별 정책, 인종 간 입양, 동성결혼, 트랜스젠더 권리에 대해서도 그랬다. 나는 인류의 판단력을 믿는다.

자유의지의 도덕성

인간의 신체 기능과 아름다움이 영구히 보장된다고 해도 영원히 살고 싶지 않은 사람도 있을 것이다. 영생의 도덕성에 대한 의문 중에서도 가장 까다로운 것은 바로 죽음이 없는 세상은 의미 없는 세상이 아닐까 하는 것이다.

종양학자이자 생명윤리학자, 열성적인 반영생주의자anti-immortalist인 에제키엘 이매뉴얼Ezekiel Emanuel는 죽음이 인간에게 주는 이점을 이렇게 칭송한다. "유한한 삶은 인생의 마지막에 대해 생각하게 하고 가장 실존적인 문제에 관심을 기울이게 하며 우리의 자녀, 손주, 공동체, 동포, 그리고 이 세상에 무엇을 남기고 싶은지 숙고하게 한다."[36]

무한한 젊음과 영생의 가능성은 시인·모험가·과학자·사업가들이 수백 년간 꿈꿔온 것이다. 그 꿈이 실현됐을 때 우리는 노화의 족쇄를 벗어던지고 새로운 자유를 만끽하게 될까? 아니, 죽음이 없다면 삶의 의미도 퇴색될까? 이솝 우화를 보면 정반대다. 한 노인이 길가에서 장작을 모으고 있었다. "자신이 짊어진 짐의 무게를 더는 견딜 수 없었던 그는 길가에 장작을 팽개치고 그 위에 주저앉아 자신의 고달픈 운명을 한탄했다. 이 통탄할 세상에 태어나 한 번이라도 기쁨을 느낀 적이 있었던가. 동이 트고 해가 질 때까지 쳇바퀴처럼 일만 하는 삶. 집에는 텅 빈 찬장, 잔소리하는 아내, 말 안 듣는 자식들이 있다. 그는 자신을 환란으로부터 해방시켜 달라고 죽음의 신에게 요청했다."[37] 그런데 이 청을 들은 죽음의 신이 그 앞에 나타나자 노인은 별안간 마음을 바꾸고는 장작 더미를 등에 짊어지게 도와달라고 부탁하고 노역의 삶을 이어갔다. 이 우화의 교훈은 이렇다. '소원이 그대로 이루어질 수 있으니 신중히 빌어야 한다.'

죽음이 영구히 사라지는 것이 썩 반갑지 않은 사람들도 있다. 영생을 후회하는 사람도 있을까? 이 사회는 빨간약(불편한 진실을 직시하게 해주는 계기라는 의미-옮긴이)을 먹지 않기로 선택한 사람들을 어떻게 대할까? 자살을 시도한 사람처럼 대할까? 안락사를 도운 의사를 범죄자 취급하듯 불로장생 약을 먹지 않은 사람들도 범죄자로 여길까? 이들의 목숨을 구하려고 억지로 결박해 장수 치료제를 주입하게 될까? 영생을 코앞에 둔 우리는 자유의지를 어떻게 인식하게 될까?

오늘날 유방암 검진이나 대장내시경 검사는 개인이 선택할 문제다. 하지만 신체인터넷이 생체 정보를 인공지능 의사에게 보고하고 필요한 약을 자동으로 주입받게 되면 죽음을 택하는 것이 인권 문제로 번지게 될까? 뇌-기계 인터페이스와 결합된 '생존 알고리즘'이 내 건강을 결정하는 주체가 될까? FOMOFearing Of Missing Out(소외되는 것에 대한 두려움-옮긴이) 증상에 시달리듯 심리적 압박에 못 이겨 억지로 살게 될까? FOMO라는 단어를 처음 만들고 동명의 베스트셀러를 쓴 패트릭 J. 맥기니스Patrick J. McGinnis는 내게 이렇게 말했다. "인류 초기부터 인간의 유전자에는 영양 무리가 그러듯 뭉쳐 다니는 본능이 내재돼 있습니다. 일종의 생존 메커니즘이죠."[38] 미래에 우리는 울며 겨자 먹기로 무리에 부화뇌동하게 될까? 아니면 심폐소생거부와 비슷한 선택지가 생길까? 어쩌면 늙어서 죽는 것은 21세기의 낙태와도 같은 사안이 될지도 모른다. '내 죽음은 내가 선택한다.'

여태 살펴본 질문들이 지금은 우리를 당혹스럽게 할지 몰라도 따지고 보면 인간이 숙고해온 실존적인 고민과 다를 바 없다. 삶의 목적에 의문을 품는 것은 인간의 본질에 가깝다. 단세포 동물부터 인간에 이르기까지 모든 생명체에게 생존하려는 노력은 삶의 원동력이다. 미래 세대는 선택의 자유를 지켜내리라 믿는다. 하지만 우리에게 원하는 만큼 오래 살 수 있는 능력이 생긴다면 우리 중 대부분은 아주 오래, 그리고 건강하게 사는 길을 선택하리라 믿는다.

진화의 도덕성

우리가 해결하고 넘어가야 할 미래의 과제가 한 가지 더 있다. 지금까지 진화라는 과정은 자연선택에 국한되었다. 하지만 7장에서 살펴봤듯, 유전공학은 유전병을 퇴치하는 데 쓰일 수도 있지만 신체적·인지적으로 뛰어난 아기를 만들어내는 데 사용될 수도 있다. 8장에도 나왔듯이 생체 강화는 망가진 장기를 대체할 수 있는 수단이지만 평범한 사람에게 엄청난 능력을 부여할 수도 있다.

미래에 우리 중 일부는 향상된 유전자, 팔다리, 나노 기술, 뇌-기계 인터페이스로 세상에서 우월한 영향력을 과시할지도 모른다. 몇몇은 단순히 인간의 한계를 넘어 기술적으로 죽지 않는 완전한 가상 현실 아바타가 될지도 모른다. 이 가설이 현실이 된다면 '적자생존', 즉 업그레이드된 인간과 기존 인간 사이에 진화론적 갈등이 발생할까? 최악의 부족 본능tribal instincts이 고개를 들고 다시 우리를 괴롭히지 않을까? 22세기 초인론의 흐름을 타고 우생학 운동이 다시 고개를 들지 않을까? 아날로그 인간이 새롭게 업그레이드된 지배 계층의 불공평한 특권을 두고 격한 시위를 할 수도 있다. 그럴듯한 실리콘 껍질과 업로드된 뇌로 구성된 가상 현실 인간이 열정적으로 연설을 하며 사회단체를 만들고, 자신들의 '인권'과 투표권, 재산 소유권을 주장할 수 있다. 이렇듯 다양한 디스토피아 시나리오를 상상할 수 있다.

엄밀히 말하면 현재의 관점으로 이러한 미래의 문제점을 충분히 풀어내기란 불가능하다. 세대별로 우리는 새롭고 두려운 문제에 직면했다. 1953년 〈핵과학자 회보the Bulletin of the Atomic Scientists〉는 핵전쟁으로 끝나는 지구종말시계가 겨우 '자정에서 2분 전'을 가리키고 있다는 무서운 선언을 했다. 하지만 핵무기 경쟁과 그 공포가 수십 년 동안 지속되면서도 핵전쟁은 터지지 않았고, 냉전도 1991년에 공식적으로 막을 내렸다. 새로운 기술에는 새로운 두려움이 따라오고, 새로운 해결책도 등장한다. 우리가 그동안 실수를 범한 것은 사실이다. 우리가 경각심을 가져야 하는 것도 사실이다. 하지만 결과적으로 우리는 늘 더 나은 세상을 만들어왔다.

기술 미래학자technology futurist, 공공 정책 전문가이자 《다윈 해킹하기》의 저자인 제이미 메츨은 내게 이렇게 말했다. "이렇게 강력한, 신에 필적하는 기술에 어떻게 인류 최고의 가치를 적용할 것인지 결정하는 게 우리의 몫입니다. 슈퍼 휴먼이라는 계급이 등장할 가능성이요? 당연히 있죠. 지금도 우리 사회는 이미 양극화가 극심합니다. 그 모든 것 중 무엇이 옳고 무엇이 그른지는 그때 가서 정해도 늦지 않습니다."[39]

현명하게 나이 들어가기

1장을 시작할 때 나는 우리가 노화를 이길 수 있다고 약속하는 한편, 과연 우리가 그래야 하는지 독자들에게 질문을 던졌다. 그리고 '그렇게 해야 한다'가 내 대답이다. 이 문제는 조금 후에 다시 다룰 것이다.

현재 환경 파괴와 도덕적 해이가 심각하다. 인간은 대부분 이기적이고 무책임하게 행동한다. 이는 미래가치 폄하hyperbolic discounting라는 일종의 인지 편향이다. 사람들은 크고 장기적인 이득보다 작고 단기적인 보상에 끌리는 경향이 있다. 우리는 쳇바퀴 속 다람쥐처럼 단기적인 이득을 좇고 정신없이 앞만 보고 달리느라 방향성은 신경 쓰지 않는다. 우리는 우리 안에서 인종, 계급, 성별, 세대, 정치 성향, 국적에 따라 싸우고 있다. 미래 세대가 부담해야 할 비용은 점점 늘어만 간다. '결과가 나타날 때쯤이면 어차피 우리는 세상에 없다'는 생각을 하며 미래를 책임지려 하지 않는다.

누군가는 이것이 인간의 본성이며 가장 잘 적응한 자가 살아남는 진화의 어두운 단면이라고 한다. 소셜미디어가 세상을 망쳤기 때문이라는 사람도 있다. 모든 것을 후기 자본주의 탓으로 돌리는 사람도 있다. 이유가 무엇이든 이렇게 행동한 결과는 숨 쉴 수 없는 공기, 마실 수 없는 물, 권력 독점, 빈부 격차, 사회제도의 파산, 그리고 자유의지의 상실로 이어지기 마련이다. 나는 장수를 비판하는 사람들이 왜 급격한 수명 연장에 그토록 반대 의견을 던지는지 충분히 이해한다. 영생의 도덕성을 둘러싼 의문들은 그래서 중대하다.

내가 미래를 낙관적으로 보는 이유는 다음과 같다. 인간 본성의 나쁜 점 중 하나는 두려움이 동기로 작용한다는 것이다. 뒤처진다는 두려움, 이용당한다는 두려움, 혼자가 되거나 따돌림을 당할지 모른다는 두려움 등을 예로 들 수 있다. 모든 두려움은 궁극적으로 모든 생명체가 가진 하나의 큰 두려움인 죽음으로 귀결된다. 오늘날 인류 전체를 하나로 묶어주는 한 가지 공통점은 죽음이다. 우리 인생은 짧고 덧없다. 하지만 미래에 인류 전체를 하나로 묶어주는 것이 죽음이 아니라면 어떻게 될까? 나는 인류가 죽음의 두려움을 훨씬 더 적게 느낀다면 장수 혁명이 끝날 무렵에는 그 어느 때보다 책임감이 커져 있으리라 믿는다. 몇백 년 후에도 본인이 살아 있을 거란 사실을 안다면 먹는 것, 자녀 계획, 저축, 투자 등 모든 행동이 달라질 것이다. 당신은 현재보다 미래에 더 많은 투자를 하게 될 것이다.

이를 의무적인 연대 책임이라고 봐도 무방하다. 이는 국경, 인종, 종교, 문화, 성별, 세대를 뛰어넘어 서로 책임감을 가진다는 걸 의미한다. 비유하자면 '우리는 한 배를 탔다.' 어느 한쪽만 노를 젓는 건 무의미하다. 침몰 중인 배의 중앙에서만 물을 퍼내는 것 역시 아무 의미가 없다. 일부 국가만 동참하고 누군가는 발을 뺀다면 기후 변화와의 싸움은 효과가 없을 것이다. 현대의 최신 기술과 물류를 동원해 스웨덴에서만 기아를 종식시키고 스와질랜드에서 실패한다면 아무 의미가 없다. 부자와 특권층만 엄청나게 긴 건강수명을 누릴 수 있다면 이 역시 실패에 가깝다.

이 모든 것을 고려해 우리는 우리의 행동, 정책, 교육이 장기적으로 가져올 결과에 더 책임감을 가지고 고민해야 한다. 더 나은 세상을 만들자는 이상론, 또는 알맹이 없는 문제 제기가 아니다. 우리 모두 손잡고 모닥불 주위에 둘러앉아 '쿰바야Kumbaya(본래 흑인들의 영가였다. 지금은 지나친 낙관주의와 타협적 태도를 비판할 때 쓰는 말이다.-옮긴이)'를 부르자는 의미가 아니다. 장수 혁명의 열매가 모든 사람에게 돌아갈 때 가장 이익이 된다는 말이다.

세계화와 인터넷은 우리를 더 가깝게 만들었다. 클리블랜드에서도 모니터를 통해 오늘 케이프타운이나 카라카스에서 일어난 일을 상세히 알 수 있다. 제이미 메츨의 원쉐어드월드OneShared.World 운동은 미래의 보건·경제·환경·사회, 그리고 실존주의적인 문제를 해결하기 위해 '세계 차원의 정치적 힘'이 필요함을 강조하고 있다. 세계적으로 더 큰 사회 시스템을 요구하는 목소리가 커지는 중이다. 밀레니얼 세대는 이전 세대보다 훨씬 더 서로 연결되어 있고 덜 물질주의적이다. 오늘날 우리는 10~20년 전이라면 상상도 못할 다양한 사회 구조와 정의를 경험하고 있다. 극한의 장수가 안겨주는 당혹감은 처음에는 장애물처럼 느껴지겠지만, 돈에 덜 얽매이고, 더 사회에 이바지하며, 더 민주적이고, 더 나은 우리가 될 기회로 볼 수도 있다.

미국이 달에 인간을 보낼 것이라고 존 F. 케네디John F. Kennedy 대통령이 선언했을 때, 언제 어떻게 그 일을 성공시킬지는 케네디 본인도 모르는 상태였다. 그가 아는 것이라고는 그것이 실현 가능하고 인류를 발전시키는 일이라는 점이었다. 케네디는 이렇게 선포했다. "우리는 달에 가기로 했습니다. (…) 그 외에도 여러 가지 일들을 할 것입니다. 쉬워서가 아니라 어렵기 때문에, 이 목표가 우리의 모든 에너지와 기술을 가늠하게 하는 역할을 할 것이기 때문입니다." 인류가 마음을 먹는다면 못 할 일이 없다. 우리는 실제로 우주여행을 실현하는 방법을 알아냈다. 극한의 장수도 그럴 것이다. 나는 문샷을 믿는다. 당신도 믿었으면 한다.

그래서 나는 엑스프라이즈재단에서 새롭게 추진하는, 장수를 주제로 한 노화 역전 엑스프라이즈에 후원자로 참여하기로 했다. 그리고 장수 혁명으로 가는 장애물을 규명하기 위해 전 세계의 우수한 인재들을 한 자리에 모았다. 우리는 우리 앞에 놓인 난제와 기술 혁신이 필요한 부분을 정리하고 해결해야 할 과제들을 설정했다. 그리고 장수 영역에서 핵심적인 발전을 이끌어내고 보상하는 데 필요한 체계를 세웠다. 나는 피터 디아만디스, 레이 커즈와일, 오브리 드 그레이, 데이비드 싱클레어, 니르 바르질라이, 신시아 캐넌, 에릭 버딘, 조지 처치, 마틴 로스블랫, 그 외 이 책에 등장한 모든 장수의 선구자들과 함께, 사람들을 그저 오래 살게만 하는 것이 아니라 더 공정하고 공감 능력이 있는 공동체 속에서 건강하고 행복하게 살게 하는 데 성공하리라 믿는다.

모든 사람이 내 조언을 있는 그대로 받아들이지 않는다는 것을 안다. 하지만 상관없다. 문제는 장수를 비판하며 인간의 나쁜 면만 부각시키고, 죽음을 근절하는 것이 비도덕적이라고 말로만 떠드는 사람들이다. 우리는 오만하게 죽음을 거부하거나 죽음 자체를 없애려는 것이 아니다. 우리는 질병과 고통을 없애고자 한다. 우리는 가능한 한 많은 사람들에게 지적으로, 영적으로, 사회적으로 성장할 기회를 주고자 한다. 우리는 인간이 행복하고 건강하며 생산적인 삶을 지속하기를 원한다. 우리는 가능한 한 많은 사람들이, 가능한 한 오랫동안, 가능한 한 많은 공헌을 했으면 한다. 궁극적으로 우리는 인류가 품었던 가장 원대한 꿈이 이루어지길, 더 멋진 삶을 살 가능성을 가로막는 최고의 난제를 극복하기를 바란다.

죽음의 근절은 비도덕적인 행위가 아니다.

진정 비도덕적인 행동은 아무것도 하지 않는 것이다.

보너스 장

젊게 오래 살고 싶은 이들에게

노화 혁명을 누리기 위해 지금 실천해야 할 열 가지

"음식이 약이요, 약이 곧 음식이다."
히포크라테스, 의사

"마음 가는 곳에 몸도 따라간다."
엘렌 랭어, 심리학자

"일어나라!"
제임스 브라운, 소울 음악의 대부
〈겟 업 섹스 머신Get Up (I Feel Like Being A) Sex Machine〉의 가사 중 일부

여러분이 60세 이하이며 건강 상태가 비교적 양호하다면 가까운 미래에 건강관리 분야에서 괄목할 기술 발전을 목도하게 될 것이다. 어쩌면 살아생전에 그보다 어마어마한 변화를 몰고 올 기술 혁신의 서광을 볼지도 모른다. 오늘날 유전공학은 폭넓게 활용되고 있다. 인공 팔·폐·신장·심장이 이미 상용화됐고 3D 바이오 프린팅으로 만들어낸 인공 장기도 곧 선보일 것이다. 미래에 인간의 수명을 30~60퍼센트 연장시킬 혁신적인 약물들은 임상시험 초기 단계에 있다. 줄기세포 치료법과 세포 재프로그래밍cellular reprogramming은 동물실험을 통해 깜짝 놀랄 만한 노화 역전·수명 연장 효과를 입증해 보인 만큼 머지않아 인간에게도 적용 가능한 날이 올 것이다. 신체를 꾸준히 살펴 질병의 증상을 탐지하는 차세대 진단 기기는 해를 거듭할수록 발전하고 있다. 가까운 미래든 장수탈출속도에 도달한 시점이든 앞으로 여러분은 이 놀라운 신기술의 도움을 받아 도로 젊어지게 될 것이다.

장수탈출속도와 생물학적 영생의 실현 가능성을 차치하더라도 대다수 사람들은 앞으로 최소 100세까지 살 수 있다. 오늘날 미국인의 50퍼센트는 83세 이상, 25퍼센트는 90세 이상까지 산다. 일본에서는 신생아 중 여아의 51퍼센트, 남아의 27퍼센트가 90세까지 살 것으로 전망하고 있다. 미래에는 장수에 최적화된 생활 습관을 지닌 사람들만 수명이 더 늘어날 것이다. 현재 중년인 사람은 수명이 10~15년 더 늘어나고, 20대인 경우 25년은 거뜬히 늘어날 것이다.[1]

더 오래 살고 싶은 사람에게 건네고 싶은 조언은 장수탈출속도에 이르게 해줄 생활 습관을 지금 당장 실천하라는 것이다. 곧 등장할 혁신적인 기술을 이용할 수 있을 때까지 최대한 오랫동안 건강을 유지해야 한다. 수십 년 내에 파도처럼 밀려올 과학 기술의 발전을 누릴 확률을 높이려면 지금 당장 할 수 있는 일을 최대한 해야 한다. 미식축구로 비유하면 10야드씩 전진할 때마다 공격 기회를 얻는 것이나 마찬가지다. 커즈와일과 그로스만이 《영원히 사는 법》에서 "장수를 추구하면 영생을 얻을 것"이라고 조언한 것도 같은 맥락이다.[2]

많은 이들이 내게 다음과 같은 질문을 던진다. "어떻게 하면 오래 살 수 있을까요? 혁신적인 노화 혁명 기술이 등장하는 날까지 살 수 있으려면 당장 오늘부터 어떻게 하면 될까요?"

그 답으로 오늘 당장 실천할 수 있는 열 가지 장수 생활 습관을 지금부터 소개한다.

1. 정기적인 건강 검진을 하라

존 F. 케네디는 '지붕은 맑은 날에 고쳐야 한다'는 명언을 남겼다. 5장에서 살펴본 것처럼 조기 진단은 질병과 노화에 따른 기능 저하 예방에 매우 중요하다. 건강 검진이 어쩌다 첫 번째 권고사항이 된 게 아니다. 그만큼 중요해서다. 5장에 언급한 휴먼롱제비티 같은 정밀의학센터를 지리적·금전적 이유로 이용할 수 없는 경우도 있으니 주어진 여건에 따라 종합 건강 검진을 정기적으로 받는 게 좋다.

최소 1년에 한 번은 혈액 검사, 대사 검사, 갑상선 기능 검사를 비롯한 종합 건강 검진과 비타민 D, 비타민 B, 철분, 마그네슘 등 영양소 결핍 여부를 확인하는 검사를 받는 게 좋고, 성생활에 따른 성병 검사도 필요하다.

대부분의 의사들은 40세 이상 남성에게 전립선 검사를 권한다. 남성 9명 중 1명은 전립선암에 걸리며, 그중 대다수가 50세 이후에 발병한다. 조기 발견 시 생존율은 거의 100퍼센트다. 하지만 전립선암 4기 진단을 받으면 31퍼센트로 급감한다.[3] 대장내시경도 마찬가지다. 대장암은 미국에서 남녀 모두 세 번째로 많이 발생하는 암이다. 초기에 발견하면 생존율이 90퍼센트이지만 진단이 늦어지면 14퍼센트까지 떨어진다.[4] 40세 이상 여성은 유방암·난소암·자궁경부암 검사를 받아야 한다. 의사와 상의해 암, 심장병, 기타 질환의 가족력에 따른 추가 검사도 받는 게 좋다.

앞서 살펴본 DTC 검사도 유용할까? 23앤미, 네뷸라지노믹스 Nebula Genomics, DNA핏DNAFit, 크로노믹스Chronomics, 바이옴Viome, 스라이브Thryve 등 유전자 검사 관련 기업들은 저렴한 비용으로 간편하게 유전자, 후성유전체, 장내 세균총을 검사해 건강 상태를 초기에 진단할 수 있는 서비스를 제공하고 있다. 이런 검사까지 할 필요가 있느냐고? 현재 이 같은 진단법의 한계가 분명한 건 사실이다. 유전자와 후성유전학적 성질, 미소생물 간 연관성에 대해서는 더 많은 연구가 이루어져야 한다. 그렇다고 해서 이 검사들이 쓸모없다는 말은 아니다. 오히려 반대다. 앞서 논의한 맞춤형 의학에서 살펴봤듯 '건강의 기준'을 일찍 확립할수록 나이가 들어감에 따라 더 효과적인 건강관리도 가능하다. 뿐만 아니라 전체 인구의 약 5퍼센트는 유전자가 생사를 좌우하기도 한다. 유전학자 조지 처치는 이렇게 설명한다.

"안전벨트를 매는 것과 같다고 보면 됩니다. 확률만 따지면 안전벨트를 맬 필요가 없습니다. 사고를 당하는 사람은 극소수고 대부분의 상황에서는 불필요하기 때문이죠. 하지만 사고를 당하는 5퍼센트 중에서 안전벨트를 맨 사람은 생명을 건질 수 있습니다."

여러 유전병을 일으키는 유전자 돌연변이를 알고 있으면 질병을 미리 예방할 수 있고 더 건강한 생활 습관을 가지게 된다. 이들 서비스 중에는 특정 유전체, 후성유전체, 마이크로바이옴에 따른 맞춤형 보조제를 추천하거나 제공하기도 한다.

시중에 나와 있는 자가 진단 기기도 유용하다. 스마트워치는 심혈관 건강에 대해 많은 정보를 알려준다. 피부암 병변인지 점인지를 알려주는 앱을 이용하면 피부암 예방에 도움이 된다. 착용형 수면 추적 기기는 잠버릇을 파악하는 데 유용하다. 칼로리 제한이나 저탄고지 다이어트 중인 사람이나 단순 혈당 확인이 필요한 사람들이 혈액 내 생체지표를 확인할 수 있는 저렴한 기기들도 많이 나와 있다. 구식이라도 화장실 체중계 역시 유용하다. 비만은 질병을 유발하는 가장 큰 위험 인자 중 하나다.

라틴어 속담 '*Praemonitus, praemunitus*(유비무환)'은 건강 상

태를 막론하고 누구에게나 해당되는 말이다. 그러니 건강 검진을 받자.

2. 나쁜 습관을 끊어라

일찍 죽는 게 소원이면 담배를 피우고 술을 마시고 단 음식을 먹어라. 엄마의 잔소리처럼 들리겠지만 백 번 맞는 말이다. 어머니 말씀을 귀담아 듣지 않고 흘려들었다면 다음 설명에 귀 기울이자.

흡연

장수를 원한다면 말할 것도 없이 '금지사항' 1순위다. 미국 질병통제예방센터에 따르면 매년 48만 명의 미국인이 흡연으로 사망한다. 5명 중 1명꼴이다. 폐암 사망의 90퍼센트, 기타 폐 질환의 80퍼센트가 흡연이 원인이다. 관상동맥 질환과 뇌졸중 발병 위험도 2~4배 높아진다. 암 발병 위험은 최소 25배 증가한다.[5] 사람들이 '발암 막대'라고 부르는 데는 다 이유가 있다.

흡연과 장수의 상관관계를 설명하면 하루 두 갑씩 피우고도 106세까지 살다가 돌아가신 친척 어르신을 언급하거나 골초로 유명했던 윈스턴 처칠이 91세까지 천수를 누렸다는 사실을 일깨우는 사람들이 꼭 있다. 흡연이 인체에 끼치는 악영향에서 자유로운 장수 유전자를 가진 극소수의 사람들도 있는 건 사실이다. 하지만 여러분이 그렇다고 장담할 수는 없다. 처칠도 담배를 피우지 않았다면 그보다 더 오래 살았을지도 모를 일이다. 통계상 흡연은 수명을 10년 단축시킨다.[6]

금연이 어려운 이유는 니코틴이 뇌를 자극해 '쾌락'을 느끼게 하는 신경전달 물질인 도파민을 분비시키기 때문이다. 보상과 행동 강화를 담당하는 측좌핵은 전전두엽 피질(사고하는 뇌), 편도체(감정의 뇌), 해마(학습 및 기억 센터)와 연결돼 있다. 이 영역들이 서로 머리를 맞대고는 '이 행동을 하면 기분이 너무 좋으니 계속 반복하자'고 합의한다. 흡연 욕구를 없애는 것은 수영하는 법이나 자전거 타는 방법을 잊는 것과도 같다. 습관이 일단 몸에 배면 완전히 버리기가 어렵다. 하지만 내 말을 믿어도 좋다. 나는 4년간 줄담배를 피웠지만 1994년 8월 15일부터 금연했다(자연의 냄새와 음식 맛을 다시 느끼게 된 건 덤이다).

흡연 습관을 버리지 못했다면 알렌 카의 세계적인 베스트셀러 《스탑 스모킹》을 추천한다. 온라인 자기계발 플랫폼 마인드 밸리Mind Valley의 창립자인 비셴 라키아니Vishen Lakhiani는 폴 맥케나Paul McKenna의 최면요법을 권한다. 금연을 돕는 마이큇코치MyQuit Coach, 세세이션 네이션Cessation Nation, 큇나우QuitNow 등 다른 앱도 많다. 손을 입으로 가져가는 동작을 학습해 비슷한 움직임만 감지해도 약한 전기 충격을 가하는 파블록Pavlok 같은 착용형 기기들도 있다. 어느 것도 효과가 없다면 의사와 상담해 니코틴 패치나 껌을 이용하거나 챈틱스Chantix, (웰부트린Wellbutrin으로 잘 알려진) 자이반Zyban 같은 금연약을 처방받는 것도 방법이다.

음주

장수에 악영향을 끼치는 세 가지 죄악 중 두 번째로, 나를 비롯한 많은 사람들이 가장 버리기 힘들어하는 습관이다. 적당량의 적포도주는 심혈관·뇌 건강과 신진대사에 긍정적인 영향을 끼치기도 한다.[7] 하지만 적포도주를 포함해 술 자체가 수명을 단축시킨다. 과도하고 잦은 음주는 간과 췌장을 손상시키고 고혈압을 일으키며 심장마비와 뇌졸중 위험을 높이고 면역체계 장애를 일으키며 조기 발병 치매와 최소 200가지가 넘는 질환의 원인이다. WHO에 따르면 과도한 음주로 매년 전 세계에서 300만 명이 사망한다. 전 세계 사망자 20명 중 1명꼴이다.[8] 사망까지는 아니더라도 과음은 건강을 해쳐 수명을 수년이나 단축시킨다.

술의 가장 큰 악영향은 암을 유발한다는 것이다. 술을 마시면 알코올이 간에서 알코올 탈수소효소Alcohol dehydrogenase, ADH에 의해 분해돼 아세트알데히드acetaldehyde, CH_3CHO로 바뀐다. 문제는 아세트알데히드가 발암 물질로 알려져 있어 유방암, 대장암 외에도 다섯 가지 암의 발병률을 높인다는 점이다.[9]

이게 끝이 아니다. 대다수의 술은 과일, 곡류, 전분질 채소를 원료로 만들어진다. 이는 당 함량이 높다는 의미로, 당분 섭취 역시 장수에 악영향을 끼치는 죄악이다. 과도한 음주로 혈당이 높아지면 췌장이 인슐린을 분비해 혈당을 조절하는데, 이 때문에 공복감을 느껴 과식하기 쉽다. 따라서 술을 많이 마시는 사람은 적게 마시거나 아예 마시지 않는 사람보다 비만이 될 확률이 70퍼센트 더 높다.[10]

앞서 9장에서 살펴본 것처럼 수명 연장 효과가 있는 레스베라트롤을 투여한 벌레와 쥐가 훨씬 더 오래 산 것으로 나타난 실험 결과와 이 물질이 효모에도 함유돼 있다는 사실을 근거로 반론을 제기하는 사람도 있을 것이다. 맞는 말이다. 피노누아, 말벡malbec, 쁘띠 시라 같은 적포도주에는 레스베라트롤이 풍부하다. 따라서 여타 술보다는 건강에 좋을지도 모른다. 하지만 포도주의 건강상 이점에 대해서는 여전히 논쟁의 여지가 있다. 레스베라트롤의 효과를 누리려면 매일 적포도주를 3리터나 마셔야 되니 건강에 좋을 리가 없다. 포도, 땅콩, 블루베리, 크랜베리에도 레스베라트롤이 함유돼 있어 굳이 술의 위험성을 감수할 필요도 없다. 와인은 일주일에 최대 한두 잔만 마셔라. 잠재적 위험을 감수하면서까지 과음할 이유는 없다.

당 섭취

'식초보다 꿀이 파리를 더 잘 잡는다'는 속담이 있다. 사실 파리뿐만이 아니다. 어쩌면 당 섭취는 가장 과소평가된 나쁜 습관인지도 모른다. 오해하지는 말자. 일정량의 당분은 에너지 생성과 뇌 활동에 필요하다. 혈당은 세포 호흡을 통해 인체의 '에너지 화폐'인 아데노신 삼인산adenosine triphosphate, ATP으로 전환된다. 혈당 수치가 너무 낮으면(저혈당증) 심계항진, 피로감, 사고력 저하가 나타난다. 하지만 당은 우리가 섭취하는 대부분의 식품에 다양한 형태로 함유돼 있다. 당뇨병이 있거나 당뇨병 전단계가 아니라면 저혈당으로 인해 문제가 생길 가능성은 적다.

과거의 인류는 에너지원이 늘 부족했다. 산딸기류나 큰 식용뿌리가 자라나는 땅을 찾아내는 데 능했던 수렵채집인들은 생존율이 매우 높았다. 그런데 현대 미국인의 식단은 당으로 범벅돼 있다. 아침 식사 대용 시리얼, 제과류, 탄산음료, 패스트푸드, 냉동야채, 과일 통조림, 요구르트, 샐러드 드레싱 등 떠올릴 수 있는 거의 모든 가공식품에 당이 들어 있다. 성인들도 도넛을 먹어대고 커피에는 설탕을 탄다. 당은 강력한 약물이며 제당업계는 강력한 추진기다. 영향력이 큰 제당기업들이 애꿎은 지방을 탓하며 정부의 영양권장량 지침에 입김을 행사하고 있지만 당이 방광암과 심장질환의 발병률을 높이고 있다는 사실을 뒷받침하는 증거는 이미 많이 나와 있다.[11]

당이 건강에 미치는 악영향은 재앙적 수준이다. 과도한 당은 점차 췌장의 기능을 저하시키고, 그 결과 포도당을 운반하는 인슐린 분비가 억제돼 세포가 포도당을 흡수하지 못하게 된다. 당을 체내 요구량 이상 섭취하면 지방으로 축적된다. 이처럼 인슐린에 대한 몸의 반응이 감소하는 것을 전문 용어로 인슐린저항성증후군 혹은 대사증후군이라고 한다. 내장지방이 많거나 고지혈증이 있거나 LDL 콜레스테롤(일명 '나쁜 콜레스테롤') 수치와 공복 혈당 수치가 높은 경우 이에 해당한다. 인슐린저항성은 심혈관 질환·당뇨병 발병 확률을 각각 14~23퍼센트, 42~66퍼센트 증가시킨다.[12] 수백만 년 전에는 체내에 당을 축적해두는 게 유용했다면, 지금은 수명을 5~20년 단축시킬 뿐이다.[13]

문제는 당의 직접 섭취만이 아니다. 과일은 영양소와 섬유질이 풍부해 균형 잡힌 건강식의 주요소다. 하지만 과당 함량이 높아 적당량만 섭취해야 한다. 과일 주스는 농축된 당 범벅이다. 빵, 밥, 기타 곡물, 염분이 높은 대다수의 과자, 감자와 고구마, 수많은 채소에 들어 있는 탄수화물도 포도당으로 최종 분해된다. 절친한 친구이자 신경학자, 베스트셀러 저자이기도 한 데이비드 펄머터에 따르면 과도한 탄수화물 섭취는 체중 증가와 인슐린저항성의 원인일 뿐 아니라 뇌 건강에도 해롭다.

"혈당이 조금만 올라가도 단백질 당화가 일어나(4장에서 언급한 열 번째 특징) 뇌에 염증을 일으킵니다. 젊은 시절 염증이 발생한 비율이 높을수록 노년에 알츠하이머병이 발병할 확률도 높아집니다." 펄머터의 말이다. 이는 대니얼 에이먼이 뇌 스캔 검사로 밝혀낸 당과 비만의 상관성을 직접적으로 뒷받침한다. 에이먼은 이렇게 말한다. "과체중은 뇌를 노화시킵니다. 염증을 더 잘 일으키기 때문이죠. 그 과정에서 건강한 테스토스테론이 유해한 발암성 에스트로겐으로 전환됩니다. 이 얘기를 들으면 누구라도 겁을 먹고 살을 빼려고 하죠."

과일과 채소뿐 아니라 곡물에 들어 있는 적당량의 당은 건강한 식단을 이루는 요소다. 나도 과일을 섭취하며 한 달에 한 번씩은 아이스크림도 즐긴다. 분명한 건 어떤 형태가 됐든 과도한 당은 독이 된다는 것이다. 수명 연장에 관심 있는 이들에게 제일 먼저 끊으라고 당부하는 것 중 하나도 바로 당이다. 당 섭취를 줄이려면 가공식품과 당 함유 음료는 일체 멀리해야 한다. 지금부터 당장 입에 대지도 마라. 프듀케이트FoodUcate나 마이슈거MySugar, 댓슈거That Sugar 같은 다양한 앱을 통해 대중적인 음식 및 식품의 당 함유량을 알아보는 것도 유용하다.

3. 어리석은 짓을 하지 마라

"머리에 불을 붙여, 막대기로 곰을 푹푹 찔러, 유통기한이 지난 약을 먹어, 고추를 미끼로 내놓고 식인물고기를 낚아……."

이는 멜버른 지하철 안전사고 캠페인 노래의 가사 중 일부로,

듣는 사람을 배꼽 잡게 만든다. 해당 노래와 영상은 유튜브에서 1억 9,000만 회라는 경이적인 조회 수를 기록했는데, 한 번으로는 아쉬워 나처럼 반복 시청한 사람도 많을 것이다. 한바탕 웃고 싶다면 〈멍청하게 죽는 법 Dumb Ways to Die〉이라는 제목의 이 노래를 찾아보라.

이와 유사하게 죽음을 가볍게 조롱하는 인터넷 문화로 '다윈상 Darwin Awards'이 있다. 다윈상은 '기상천외한 사고로 자신의 유전자를 스스로 소멸시켜 인류의 유전자 풀을 개선시키는 데 공헌'한 사람들을 풍자하는 상이다. 다윈상은 가장 멍청한(동시에 치명적인) 결정으로 일찌감치 생을 마감한 이들에게 매년 수여한다. '수상자'들의 주옥같은 사연은 해당 웹사이트에 냉소적인(하지만 마냥 매정하지만은 않은) 어조로 소개된다. 일례로 47세의 일본인 남성은 얼어붙은 후지산을 평상복 차림으로 등반하는 모습을 생방송으로 내보내다가 수천 미터 아래로 떨어져 사망했는데, 사고 순간까지 고스란히 스마트폰으로 방송됐다. 선상 파티를 즐기던 21세의 미국인은 보스턴 항내를 이동하는 배 위에서 난간에 기대 물구나무를 서다가 사망하기도 했다.

'난 그 정도로 바보는 아니야. 내가 그렇게 황당하게 세상을 뜰 일은 없을 걸.' 하고 생각하겠지만, 그런 기행을 벌이지 않은 이들도 이 상을 받은 이력이 있다. 가령 58세의 호주 여성은 트렁크를 확인하려고 경사로에 차를 세웠다가 밀려 내려온 자기 차에 깔려 사망했다(주차 브레이크를 걸어두는 걸 깜빡했다). 사망 원인 중에서도 총기, 이국적인 동물, 인체의 각종 구멍에 물건 삽입하기 등이 단연 눈에 띄지만 차량, 주방 기구, 기타 일상적인 상황과 관련된 변고도 그만큼 많다. 그 말인즉 여러분에게도 얼마든 일어날 수 있다는 뜻이다.

중독사는 전 세계 사고사의 주요 원인으로, 매년 1,070만 명이 목숨을 잃는 것으로 추산된다. 진통제, 진정제, 항우울제, 심혈관계 약물, 청소용품 등으로 인한 중독사로 어른, 아이 할 것 없이 수많은 이들이 사망한다. 따라서 약물은 복용 시 주의사항을 지키고, 세척액, 방향제, 기타 용액에서 나오는 증기를 흡입하지 않도록 주의해야 하며, 살충제, 페인트, 건전지, 그 외의 유해성 생활용품은 안전하게 보관해야 한다.[14]

중독사에 바로 뒤이은 사망 원인은 교통사고로, 전 세계적으로는 매년 130만 명이, 미국에서는 4만 명이 사망하는 것으로 추정된다. 대다수 교통사고의 근본 원인은 짐작대로 과속, 난폭운전, 음주운전, 악천후 등이며 그중 1위는 한눈팔기다. 당부하건대 차를 몰면서 문자 메시지를 보내거나 전화 통화를 하거나 음식을 먹거나 무언가를 읽거나 계기판을 만지작거리면서 딴 데 한눈팔지 말자. 운전 중에는 아예 휴대전화 전원을 꺼놓고 눈앞에서 치워두는 게 최선이지만, 바람직한 운전 습관에 도움이 되는 무료 앱을 활용하는 방법도 있다. 가령 메시지가 오면 나중에 연락하겠다는 답장을 자동으로 전송하거나 운전 중에는 잠금 화면 모드로 바뀌어 기기를 조작하지 못하게 하거나 스마트폰 화면을 터치하지 않고도 내비게이션 및 필수 스마트폰 기능을 사용할 수 있게 해주는 앱도 있다.

음주운전은 이제 변명의 여지가 없다. 꼭 마셔야겠다면 우버나 리프트 같은 차량공유 앱을 이용하라. 연구에 따르면 차량공유 서비스 등장 이후 음주 관련 자동차 사고가 25~35퍼센트 감소한 것으로 나타났다.[15] 혈중 알코올 농도 계산 앱이나 스마트폰용 음주측정기를 이용해도 좋다. 조만간 완전자율주행차량이 등장해 교통사고를 현저히 줄여줄 테지만, 그때까지는 부디 서행하고 음주운전은 절대 금하며 휴대전화는 치워두고 안전벨트를 꼭 매자.

물론 창문을 꼭꼭 걸어 잠그고 집안에 틀어박혀 있으라는 말은 아니다. 위험 부담을 어느 선까지 감당할지는 스스로 결정해야 한다. 나는 운 좋게도 남극과 북극을 탐험하면서 제2차 세계대전 시대 비행기를 타고 유빙 위를 날아다니며 영하 40도 날씨에 육로로 이동하는 여정을 경험하기도 했다. 스카이다이빙, 오토바이, 스키 활강을 즐기는 친구들도 있다. 중요한 건 불필요한 위험은 멀리하고 균형점을 찾는 것이다. 얼마 전 모험을 좋아하는 친구가 에베레스트산 정상에 함께 오르자고 청한 일이 있었는데 살아 돌아오지 못할 확률이 3.9퍼센트라는 말을 듣고 극구 사양했다.

4. 이른 시간에 먹고 끼니를 줄여라

장수 습관이나 의술의 유용성을 '증명하는' 연구 일색인 이 분야에 도전장을 내민 연구가 있다. 빠르게 성장하고 있는 이 분야는 아직 많은 연구가 이루어져야 하는 만큼, 호언장담은 이르다. 그런데도 수명을 7년이나 확실하게 늘려줄 한 가지 방법이라고 말할 정도라면 귀를 기울일 만한 가치가 있다. 내가 만난 장수 전문가들도 하나같이 동의하는 바다. 동물실험과 임상시험을 통해 효과가 거듭 검증되기도 했다. 우리는 이 방법이 수명을 늘리는 원리도 익히 알고 있다. 무엇보다 오늘부터 당장 실천할 수 있다. 그 비결은 바로 이것이다.

"소식하라."

내가 이렇게 말하면 장수의 비결을 알고 싶어 귀를 쫑긋 세우고 듣던 사람들의 미소가 찡그린 표정으로 변하고 휘둥그레진 눈에는 불신이 역력해진다. '놀라운 수명 연장 비법'이라면서 대다수의 기대와 달리 '놀라운' 구석이 없어서다. 하지만 혁신적인 과학 기술이 등장할 그날까지 살아남고 싶은 사람이라면 자신의 칼로리 섭취량부터 점검해봐야 한다.

9장에서 칼로리 제한의 이점을 간단히 살펴본 대로 수명 연장 효과가 있다는 알약들은 칼로리 제한 효과가 있다. 칼로리 제한과 장수의 연관성은 1930년대에 처음 밝혀졌다. 당시 코넬대학교 축

산학과 교수 클라이브 맥케이Clive McCay는 실험을 통해 식사량을 30~50퍼센트 줄인 쥐가 한배에서 난 다른 쥐들보다 더 건강할 뿐만 아니라 수명도 33퍼센트 더 늘었다는 사실을 알아냈다. 벌레, 히말라야원숭이, 인간을 대상으로 한 다른 실험 결과도 마찬가지였다. 예상대로 칼로리 제한은 당뇨병, 암, 심장병, 인지기능 저하 같은 흔한 질환들을 억제한다. 비만과 인슐린저항성을 줄이고 면역체계의 기능을 보존한다. 동물실험에서는 피험 동물의 수명이 80퍼센트까지 늘어난 것으로 나타났다.[16]

2년간의 연구 끝에 2019년 그 결과가 발표된 CALERIEComprehensive Assessment of Long-term Effects of Reducing Intake of Energy(칼로리 섭취량 감소의 장기 효과에 관한 종합평가) 연구에 따르면 칼로리 섭취를 제한한 성인 200명의 콜레스테롤 수치, 혈압, 인슐린 감수성이 꾸준히 개선된 것으로 나타났다.[17] 독일의 부힝거 빌헬미 단식 클리닉에서 약 1,500명을 대상으로 진행한 실험에서는 체중 감소, 혈중 콜레스테롤 및 지질 수치 감소, 혈압 개선, 혈당 정상화와 더불어 관절염, 당뇨병, 지방간 등 다양한 질환이 개선되는 효과가 나타났다. 우리의 통념과는 달리 적당한 소식은 건강을 개선시키고 몸을 튼튼하게 해준다.

칼로리 제한에 막 입문한 사람이라면 16:8 간헐적 단식을 권한다. 오전 8시~오후 4시든 오전 10시~오후 6시든 8시간 동안에만 음식을 섭취하는 방법이다. 이후 그 다음날 아침까지 16시간 동안 금식한다. 시간 제약을 둔 식사에 점차 익숙해지면 18:6 단식으로 한 단계 더 나아가 오전 12시~오후 6시 사이에 칼로리를 섭취한다. 임상 데이터에 따르면 간헐적 단식은 체중 감소, 인슐린 안정, 콜레스테롤 수치 및 혈압 개선 외에도 활력과 주의력을 높여주고 수명을 연장시킨다.[18]

나는 간헐적 단식과 더불어 매주 36시간 완전 단식을 한다. 월요일에 저녁 식사를 일찍 끝내고 화요일에는 하루 종일 음식을 먹지 않되 물과 허브차만 마시며 수요일 아침에 다시 식사를 한다. 놀랍게도 생각보다 실행하기가 쉽고 허기도 거의 느낄 수 없다. 또한 이른 시간에 하루 칼로리의 대부분을 섭취하길 권한다. 그러면 체중, 혈당, 인슐린, 지질이 감소되고 저녁을 많이 먹는 사람보다 열량을 두 배 더 많이 소모시킬 수 있다.

5. 음식을 약이라 생각하라

의학의 아버지 히포크라테스는 '음식이 곧 약이요, 약이 곧 음식이다'라는 명언을 남겼다. 이는 이제 금언으로만 여겨지지 않는다. 말 그대로 질병을 음식으로 예방하고 치료한다는 개념이 의학계에서 진지하게 받아들여지고 있기 때문이다. 로마린다 의과대학교는 음식으로 질병을 예방하고 치료하는 과정을 개설하기도 했다. 저커버그 샌프란시스코 종합병원은 영양 전문가가 진행하는 식품 교육과 함께 환자가 신선한 농산물과 퀴노아 등 건강 식품을 '처방받는' 치료용 식품 저장고를 마련했다. 캘리포니아주 뉴포트비치에 있는 매리 앤드 딕 앨런 당뇨병센터는 의사를 식품점에 파견해 환자들의 식품 선택을 돕는 '의사와 장보기'라는 프로그램까지 만들었다. '음식이 약이 되게 하라'가 상투적인 문구에서 벗어나 핵심 의술로 자리 잡은 것이다.

부실한 식단은 전 세계적으로 해마다 최소 1,100만 명을 죽음으로 내모는 비감염성 질환의 주요 원인이다.[19] 염분 과다 섭취는 뇌졸중과 심장병을 유발한다. 암은 가공식품 및 적색 육류와 관련이 있다. 열량 과잉 섭취는 비만과 당뇨병을 일으킨다. 당분의 위험성은 앞서 살펴본 대로다.

내가 장수 분야를 공부하고 투자한다고 말하면 사람들은 이런 질문을 던진다. "어떤 음식을 먹는 게 좋을까요? 구석기 식단이 정말 좋나요? 저탄고지 식단은 어떤가요? 키토 식단은요? 비건이 신가요? 오키나와인들처럼 생선과 채소 위주로 먹어야 할까요? 슈퍼푸드를 더 많이 섭취해야 할까요?"

윌리엄 리William Li의 《먹어서 병을 이기는 법》, 마이클 그레거Michael Greger와 진 스톤Gene Stone이 함께 쓴 《의사들의 120세 건강 비결은 따로 있다》, 발터 롱고Valter Longo의 《단식 모방 다이어트》 등 해당 주제에 관한 수많은 추천 도서들은 www.sergeyyoung.

com에 게시돼 있다. 나는 2020년에 출간한 《건강식의 열 가지 원칙*10 Simple Principles of a Healthy Diet: How to Lose Weight, Look Young and Live Longer*》(국내 미출간)에서 장수 식단의 주요소를 소개한 바 있는데, 가장 중요한 비법 몇 가지를 전하자면 다음과 같다.

식물을 많이 섭취하라

암·심혈관 질환·당뇨병 위험을 줄이려면 끼니마다 식물성 식품을 최소 한 가지는 섭취해야 한다. 나는 점심이나 저녁 식사 때 늘 브로콜리, 컬리플라워, 아스파라거스, 애호박을 곁들여 먹는다. 당근, 비트, 고구마는 건강한 체내 미생물을 보충해주고 비만도 예방해준다. 간식으로는 산딸기류, 견과류, 신선한 야채를 골라 먹는다. 쉽게 말하면 어른, 아이 할 것 없이 '무지개'색 음식을 먹어야 한다. 다시 말해 여러 가지 색깔의 야채와 과일을 먹어야 건강에 필수적인 다양한 식물성 영양소를 섭취할 수 있다.

가공식품을 피하라

오늘날 식품점에서 찾아볼 수 있는 대다수 제품들은 염분, 당분, 포화지방, 방부제로 범벅돼 있는 '무늬만 음식'이다. 툭 까놓고 말하면 이중 일부는 무덤으로 직행하는 지름길이다. 2019년 스페인에서 21~90세 남녀 2,000명을 대상으로 실시한 연구에 따르면 가공식품 비율이 높은 식사를 할 경우 질병으로 인한 사망 위험이 18퍼센트 증가하는 것으로 나타났다.[20] 10만 명 이상의 프랑스인을 대상으로 한 또 다른 연구에 따르면 가공식품 섭취 비율이 1퍼센트 늘어날 때마다 심혈관 질환·관상동맥 질환·뇌혈관 장애 발생 위험도 1퍼센트씩 증가한 것으로 나타났다.[21] WHO는 가공육을 담배, 석면, 플루토늄과 같은 등급인 1군 발암 물질로 분류하고 있다. 또한 하버드대학교 연구에 따르면 하루에 적색 육류 1인분을 섭취하는 것만으로도 당뇨병 발생률이 51퍼센트 증가한다고 한다.[22]

유기농 식품을 섭취하라

슈퍼마켓에서 흔히 판매되고 있는 일부 식품의 경우 담배처럼 포장지에 무조건 경고 문구를 표기해야 한다. 특히 항생제로 범벅된 (게다가 뭐가 더 들어갔을지 아무도 모르는) 소고기, 돼지고기, 생선, 가공식품이 그렇다. 대다수의 과일과 야채도 사정은 다르지 않다. 영양소보다 크기와 모양에 치중해 유전자 조작으로 얻은 산물이기 때문이다. 미국에서 사용되는 살충제와 화학 비료 중 4분의 1은 발암 물질이라는 이유로 유럽과 브라질, 중국에서 금지된 것들이다.[23] 가능하면 유기농·목초 사육·방목 사육 육류와 자연산 생선을 구입하길 권한다. 당장은 비용이 더 들지 몰라도 나중에 건강에 들어갈 비용을 생각하면 오히려 싼 편이다.

건강한 지방을 섭취하라

얼마 전까지만 해도 모든 지방을 싸잡아 심혈관 건강을 위협하는 악마로 취급해왔다. 지방을 섭취하면 콜레스테롤이 높아져 동맥경화증에 걸린다는 말이 돌았다. 하지만 의사들이 모든 지방이 나쁜 건 아니라는 사실을 밝혀냈다. 단일불포화지방, 다불포화지방을 비롯한 저밀도지질단백질low-density lipids, LDL은 이제 '착한 지방'으로 인식되고 있으며 심장 건강, 혈류, 혈압에 반드시 필요한 요소다. LDL은 당과 탄수화물을 대체할 바람직한 에너지원이기도 하다. 지중해식 식단의 주요소인 올리브유는 항산화·항염·항알레르기 효과가 있어 세포의 상태를 보존하고 여러 질병을 예방하는 데 유익하다. 지방이 풍부한 생선, 올리브, 견과류, 아보카도 역시 '착한 지방'이 함유돼 있다. 화학 물질을 첨가하지 않았거나 고온 처리하지 않은 엑스트라버진 올리브유를 섭취하고 당과 방부제가 첨가된 땅콩버터 등은 피하는 게 좋다.

동물성 식품을 줄여라

유제품은 칼슘과 비타민 D의 주요 공급원인 반면, 고기·생선·달걀·치즈 등은 우리 몸의 생존과 성장에 필요한 단백질을 공급한다. 하지만 동물성 식품 섭취를 줄이는 문제를 놓고 윤리적·환경적 논쟁이 오가는 와중에도 대다수는 동물성 식품을 과다 섭취하고 있다. 우리 조상들은 고기를 얻기 위해 몇 날 며칠 덤불을 헤쳐

가며 동물을 추적해야 했고 알을 찾기 위해 나무를 타야 했다. 수렵채집 생활에서 동물성 식량이 큰 비중을 차지하지는 않았을 것이다. 2005년도 베스트셀러 《무엇을 먹을 것인가》는 800건 이상의 연구를 근거로 동물성 단백질 섭취와 심혈관 질환·당뇨병·암의 밀접한 상관관계를 규명하기도 했다. 유제품 및 육류(특히 적색 육류) 섭취는 줄이고 가공육도 피하는 게 좋다. 동물성 식품을 섭취하는 경우 최상품인 목초 사육·방목 사육·유기농 제품을 권한다. 비욘드미트Beyond Meat, 임파서블푸드Impossible Foods 같은 기업들이 한결 저렴하면서도 쉽게 구입할 수 있고 더 우수한 품질의 '식물성 고기'를 새롭게 내놓고 있다는 것도 반가운 소식이다.

물을 많이 마셔라

오래 살고 싶다면 물에 '푹 빠져야' 한다. 우리가 마시는 물의 양은 최적의 건강 상태를 유지하기에는 한참 부족할 뿐더러 물을 많이 마시면 총 식사량도 줄일 수 있다(허기를 느끼는 대다수의 경우 갈증이 원인이다). 물을 마시면 기초 대사량이 최대 30퍼센트 높아진다.[24] 물 섭취가 건강에 좋은 또 다른 이유는 탄산음료, 과일주스, 커피, 와인 음용이 줄어든다는 점이다. 적당량의 커피와 와인은 건강에 좋지만 과잉 음용은 금물이다. 나는 하루에 에스프레소 한두 잔, 주말에는 와인을 한두 잔만 마신다. 하루 중 가장 많은 시간을 보내는 곳에 그때그때 마실 수 있도록 신선한 레몬이나 라임 조각, 박하 잎을 띄운 물 한 병을 가까이 두자. 녹차도 항산화제가 풍부한 건강 음료다.

이 같은 권고사항들은 대개 지중해식 식단과 일치한다. 연구자들은 지난 50년간 야채, 과일, 자연산 생선, 통곡물, 건강에 좋은 지방 위주의 식단과 나트륨·당분 함량은 적은 식단이 동물성 단백질, 유해한 지방, 가공식품 위주의 전형적인 북미식 식단에 비해 심장병·뇌졸중·비만·당뇨병·암 발병을 70퍼센트나 낮춰준다는 사실을 거듭 입증해왔다.[25] 지중해식 식단은 심장 건강에 매우 유익하다는 점을 인정받아 유네스코 무형문화유산에 등재됐을 정도다.

6. 보조제를 섭취하라

꾸준하고 균형 잡힌 식단보다 좋은 것은 없지만 이를 늘 지키기란 쉽지 않다. 어떤 식단을 택하든 고품질의 필수 비타민·미네랄 보조제를 함께 섭취해야 건강을 최대한 유지하는 데 도움이 된다. 브루스 에임스 박사와 9장에서 언급한 영양노인학자이자 절친한 친구인 크리스 페르부르흐 박사는 흔한 보조제인 비타민 B·D·K, 오메가-3, 셀레늄, 마그네슘, 칼륨, 퀴논, 요오드, 카르티노이드에 수명 연장 효과가 있다고 말한다. 많은 연구자들도 프리

바이오틱스나 프로바이오틱스 보조제를 섭취하면 건강에 이로운 마이크로바이옴을 보충할 수 있다고 전한다.

특히 수명 연장 효과가 있다는 보조제들이 시중에 많이 유통되고 있다. NMN, NR처럼 시르투인 유전자를 복구시키는 데 필수인 NAD+를 공급하거나 9장에서 살펴본 것처럼 좀비 세포를 효과적으로 없애주는 세놀리틱 물질인 식물 플라보노이드에 해당하는 케르세틴과 피세틴도 그중 하나다. 당뇨병 약이지만 초기 연구에서 수명 연장에 상당한 효능이 있는 것으로 나타난 메트포르민도 일부 국가에서는 비처방 약품으로 분류돼 있다.

문제는 보조제 산업의 규제가 매우 허술하다는 것이다. 보조제는 대부분 천연추출물이나 원개발 의약품과 동일한 성분의 약제를 복제해 만들어지며 특허를 낼 수 없기 때문에 임상시험을 실시할 경제적 기반도 없다. 또한 일부 보조제는 처방약과 혼합 복용하면 부작용을 일으키기도 한다. 품질이 떨어지거나 성분이 표기돼 있지 않거나 잠재적으로 치명적인 성분이 들어 있어 미국에서만 매년 2만 명이 응급실을 찾는 원인이 되기도 한다.[26]

그럼에도 나는 보조제에 효능이 있다고 생각하며 매일 열 가지가 넘는 보조제를 섭취한다. 특정 보조제가 건강에 좋다는 확실한 증거가 없다고 해서 보조제 자체가 일고의 가치도 없다고 일축해서는 안 된다. 가령 오메가-3의 이점을 놓고 수년 동안 격렬한 논쟁이 이어졌지만 2019년에 임상시험에서 오메가-3을 섭취한 피

실험자의 심장마비·뇌졸중·사망 위험이 25퍼센트 감소한 것으로 보고되기도 했다.[27] 비타민과 무기질의 경우 꼼꼼하게 알아본 후 가능하다면 가장 품질이 좋은 보조제를 구입하고 의사와 상의하길 권한다. 메트포르민, 레스베라트롤, NMN, NR 등의 보조제들은 효능이 검증될 때까지 지켜보고 우선은 균형 잡힌 식단에 집중하자. 자기 몸으로 직접 실험해볼 필요는 없다.

www.sergeyyoung.com에 각종 보조제의 기능과 가장 중요한 보조제 등을 한눈에 볼 수 있도록 게시했으니 이를 참고해 의사와 상의하는 것도 좋다.

7. 일어나라

화석 기록만 봐도 우리 조상들이 러닝머신, 스텝퍼, 에어로빅 강좌가 마련된 세련된 헬스장이 없는 삶을 살았다는 건 명백하다. 탄자니아의 하드자베Hadzabe족처럼 아직도 전통적인 수렵채집 생활을 하는 부족들도 마찬가지다. 그런데도 심혈관 질환, 비만, 고혈압, 고지혈증, 당뇨병이 거의 없다. 이들의 몸에는 건강하고 다양한 체내 미생물이 서식하고 있고, 전염성 질병, 대장암, 골다공증을 앓는 경우도 거의 없다.

이들 부족이 비교적 건강한 이유를 알아내기 위해 광범위한 연구를 수행한 결과 적절한 운동이라는, 맥 빠질 만큼 단순한 이유 때문인 것으로 나타났다. 하드자베 부족 남성은 사냥감을 찾기 위해 빠른 걸음으로 걷고 벌집에서 꿀을 채집하기 위해 나무를 탄다. 하드자베 부족 여성은 덩이줄기 작물을 파내기 위해 몸을 굽히고 산딸기류와 바오밥나무 열매를 따기 위해 몸을 뻗고 물과 땔감을 천막으로 나른다. 노인들도 70세가 넘어서까지 활동적으로 생활한다.

운동은 이 책에서 언급한 대다수의 치명적인 질병을 완화시키고 조기 사망 위험을 30~35퍼센트 감소시킨다.[28] 비만인 경우 매일 15~25분 적당한 운동을 하면 수명이 3년 늘며, 건강 상태가 좋다면 7년 늘어난다.[29] 규칙적인 운동은 심혈관계 및 폐 건강을 개선시킬 뿐 아니라 방광암, 유방암, 대장암, 위암 발병률을 12~23퍼센트 감소시킨다.[30] 운동과 신체 단련은 근육 및 뼈 강화, 심장 기능 향상, 염증 억제, 인지기능 개선, 호르몬 조절 외에도 여러 가지 생리적·심리적 이점이 있다. 건강 분야 전문 투자자로서 내가 주목하고 있는 디지털 건강 기업 엑시EXi는 맞춤형 자동화 플랫폼을 개발해 의사가 환자에게 약을 처방하듯 사용자의 건강 지표를 분석해 그에 따른 운동을 처방해준다. 베테랑 물리치료사 캐런 매닝Carron Manning과 루이스 매닝Lewis Manning이 개발한 이 플랫폼의 운동 처방은 당뇨병, 심장병, 우울증 등 여러 질환의 예방 및 관리에 활용되는 최신 의료 지침과 과학적 근거를 기반으로 한다. 개별 운동 처방이라는 점에서 엑시의 서비스는 독보적이라 할 만하다.

그렇다면 일반적으로 바람직한 운동은 뭘까? 자전거가 달리기보다 관절에 좋다는 사람이 있는가 하면, 수영이 효과는 가장 크면서 부담은 가장 적다는 사람도 있다. 근력 운동이 골밀도를 증가시키고 관절을 강화시키며 기초 대사량을 높여주므로 모든 운동의 기본이라고 단언하는 이도 있다. 안정적인 유산소 운동보다 신진대사를 훨씬 더 효과적으로 높여주는 고강도 간헐적 운동 high-intensity interval training(고강도 운동과 저강도 운동, 또는 휴식을 번갈아 반복하는 운동법-옮긴이)의 장점에 대해서도 분명 들어봤을 것이다. 고강도 간헐적 운동이 미토콘드리아 기능을 50~70퍼센트 높여준다는 증거도 있다.[31] 한편, 축구, 배드민턴, 테니스 등 재미와 수명 연장이라는 두 마리 토끼를 동시에 공략하는 단체 운동의 장점도 많다. 만성 질환이나 이외의 질환 때문에 과학적 근거에 입각해 운동을 가려서 할 필요가 있는 게 아니라면 어떤 운동을 하든 상관없다. 규칙적으로 자리에서 일어나 움직이고 더 깊이 호흡할 수 있는 운동이라면 뭐든 유용하다.

그런 의미에서 강력 추천하는 손쉬운 운동이 바로 걷기다. 내가 즐겨 하는 경보는 심혈관 건강을 개선시키고 비만, 당뇨병, 고혈압 위험을 낮추며 우울증과 불안감을 완화시킨다. 여성 노인 1만 6,000명 이상을 대상으로 한 2019년 연구에 따르면 매일 평균

4,400보를 걸은 사람은 2,700보 이하를 걸은 사람보다 연구 기간 동안 사망 확률이 40퍼센트 감소했다. 매일 4,500~7,500보를 걸은 여성은 사망률이 그보다 더 낮았다.[32] 40세 이상 남녀 약 5,000명을 10년 동안 추적한 또 다른 연구에 따르면 하루 8,000보를 걸은 집단은 4,000보를 걸은 집단에 비해 사망률이 절반으로 줄었고, 1만 2,000보를 걸은 집단은 사망률이 15퍼센트 더 감소했다. WHO와 기타 기관들은 매일 1만 보 걷기를 '기준'으로 내걸고 있다.[33]

꾸준히 걷기로 마음먹은 나는 핏빗을 손목에 차고 심박수가 분당 100~110회가 될 때까지 힘차게 걷는다. 이 수치는 내 최대심박수의 약 50~60퍼센트다. 한 번에 1만 보를 채우려면 옷을 갈아입는 시간까지 포함해 어림잡아 최소 1시간 30분은 걸릴 것이다. 하지만 다른 운동과 차별되는 걷기의 장점이 바로 여기에 있다. 새벽 5시에 알람을 맞출 필요도 없고 특별한 운동 장비도 필요 없다. 젊을 필요도 없고 몸이 특별히 튼튼해야 할 필요도 없다. 가족과 보낼 시간을 쪼개 헬스장에 갈 필요도 없다. 평소 복장대로 제할 일을 하면서도 하루 동안 1만 보를 채울 수 있다.

여러분은 매일 최소 3,000~4,000보를 걸을 것이다. 여기서 5,000~6,000보를 더 걷는 건 어렵지 않다. 내 친구 로리 컬리넌은 통근할 때 두 정거장 전에 내려 걷는다. 직장이나 집이 고층 건물의 낮은 층에 있다면 계단을 이용한다. 높은 층에 있다면 엘리베이터로 중간까지 올라간 후 나머지 층은 걸어 올라간다. 대면 회의와 전화 통화가 잦다면 스티브 잡스나 마크 저커버그Mark Zuckerberg처럼 걸으며 회의한다. 스탠퍼드대학교에서 2014년에 실시한 연구에 따르면 걸으면서 하는 회의는 창의력을 최대 60퍼센트 끌어올린다.[34] 상점에 갈 경우 입구에서 최대한 멀리 주차한다(더 걸을 수 있을 뿐만 아니라 좋은 주차 자리를 찾느라 주차장을 뱅뱅 도는 시간도 줄일 수 있다). 개를 키우는 방법도 있다. 자녀를 등교시킬 때는 함께 도보로 이동한다. 저녁 식사 후에는 짧게 산책을 한다. 입식 책상을 구입해 종일 몸과 다리를 움직인다. 이런 작은 노력들이 모이면 큰 변화가 일어나는 법이다. 스마트워치나 활동량 트래커를 착용하면 동기부여에 큰 도움이 된다. 직장 동료나 친구들과 재미로 걷기 대회를 열어도 좋다. 1만 보를 채우지 못하더라도 목표에 가까워질수록 건강도 한층 더 좋아진다는 사실을 명심하자.

가장 중요한 건강 비결 중 하나는 단순하게도 최대한 앉지 않는 것이다. 2017년에 실시한 연구에 따르면 운동을 꾸준히 하는 사람이라도 평소 30분 이상 앉아 있을 때가 많으면 조기 사망 위험이 2배 더 높아지는 것으로 나타났다.[35] 나는 높낮이 조절 책상에서 일하고 30분마다 일어서서 돌아다니라는 권고를 실천 중이다. 그러니 여러분도 '소울의 대부'인 펑크 뮤지션 제임스 브라운의 조언을 받들어 '일어서라!'

8. 수면의 힘을 믿어라

> 하루 수면 시간이 5시간인 남성은 7시간 이상인 남성보다 고환이 현저히 작습니다. (…) 수면이 부족한 남성은 10년은 더 빨리 늙습니다. (…) 마찬가지로 수면 부족은 여성의 생식 능력에도 장애를 유발합니다. 그래도 이게 그나마 가벼운 부작용에 속합니다.

매슈 워커Matthew Walker가 2019년 테드 토크TED Talk에서 진행한 강연 내용의 일부다. 영국 출신인 워커는 신경과학자이자 UC 버클리대학교 교수, 인간수면과학센터 설립자이자 베스트셀러 《우리는 왜 잠을 자야 할까》의 저자이기도 하다. 그는 수면 분야의 가장 권위 있는 전문가로, 몸과 마음을 건강하게 유지하고 장수하는 데 수면이 필수적이라고 설파한다.

수면의 질과 양은 40대를 기점으로 떨어지기 시작한다. 그는 고령자가 잠을 덜 자도 된다는 속설은 잘못된 통념이며, 숙면을 취하기 어려울 뿐 충분한 수면을 취해야 한다고 말한다. 그는 또한 수면의 질 저하를 인지기능 저하의 주범으로 지목한다(학습한 것을 저장하고 장기기억으로 형성시키는 과정은 대부분 수면 중 마지막 몇 시간 동안 이루어지므로 수면 시간이 7시간 이하면 뇌가 제 기능을 못하게 방해하게 된다).

수면이 건강에 미치는 이점은 인지기능에 국한되지 않는다. 하루에 1시간만 덜 자도 심장마비 확률이 24퍼센트나 증가한다. 1시간 더 자면 21퍼센트 감소한다. 이는 미국에서 봄에 표준시보다 시간을 1시간 앞당기고 가을에 다시 원래대로 1시간 되돌린 날들('서머타임'을 말한다.-옮긴이)의 실제 병원 기록에 근거한 것이다. 1시간 앞당긴 주에는 자동차 사고와 산업재해가 6퍼센트나 증가했다.[36] 사실상 거의 모든 만성 질환은 수면 부족으로 악화된다. 1만 5,000건 이상의 연구에 따르면 하루 7시간 미만의 수면은 관상동맥 질환, 뇌졸중, 천식, 동맥경화증, 만성 폐쇄성 폐질환, 관절염, 우울증, 고혈당, 당뇨병, 신장 질환을 일으키는데, 이는 흡연이나 비만 같은 다른 요인을 제외한 결과다.[37] 수면 부족은 허기와 충동조절을 담당하는 호르몬을 교란시켜 비만 확률을 55~89퍼센트 높인다.[38] 또한 수면 부족은 발암과 연관성이 높아 국제암연구기관International Agency for Research on Cancer은 이름부터 불길한 플루오르화비닐, 황산디에틸 등과 함께 야간 근무를 '유력한 발암물질'로 분류하고 있다.[39]

일찍 죽고 싶다면 방법은 간단하다. 잠을 안 자면 된다. 수백만 명을 대상으로 실시한 연구 중 적어도 20건 이상의 연구에서 수면 부족은 수명을 단축시킨다는 사실을 분명히 입증하고 있다.[40] 충분한 숙면을 취하고 싶다면 이렇게 해보자.

도움을 구하라. 슬립사이클Sleep Cycle이나 슬립스코어Sleep Score 등 유용한 수면 추적 앱이 시중에 많이 나와 있다. 오라링, 후프스트랩Whoop strap, 애플워치 등 수면 추적 착용형 기기들은 알맞은 수면 시간, 수면 장소, 수면 방법을 택할 수 있도록 도와준다.

1시간 더 누워 있어라. 최소 7시간을 푹 자고 싶다면 최소 8시간 누워 있어야 한다. 〈허프포스트HuffPost〉의 창립자이자 웰빙·생산성 플랫폼 스라이브 글로벌Thrive Global의 최고경영자, 《수면 혁명》의 저자인 아리아나 허핑턴Arianna Huffington은 편안하게 잠들고 깨어나려면 온탕욕이나 명상, 감사 인사와 같은 수면 '이행 의식'을 행하라고 제안한다.[41]

전자 기기를 치워라. 대다수는 잠자리에 누워 넷플릭스나 스마트폰을 본다. 그러다 보면 우리도 모르는 사이에 최소 1시간은 훌쩍 지난다. 내일 써야 할 시간을 낭비하는 격이다. 전자 기기는 다른 방에 치워두고 책을 읽거나 일기를 쓰거나 다음날 성공적인 하루를 보낼 자신의 모습을 머릿속에 떠올리자.

수면 환경을 조성하라. 연구에 따르면 보약 같은 깊은 수면을 취하기 위한 이상적인 환경은 빛을 완전히 차단하고 침실을 서늘하게 유지하는 것이다. 암막 커튼을 치고 에어컨 온도는 18℃로 맞춘다.

음주 전에 충분히 생각하라. 술과 커피는 수면을 방해한다. 익히 알고 있겠지만 재차 강조한다. 술을 두 잔 이상 마시면 비강에 염증이 생기고 혈당이 높아지며 밤중에 화장실을 자주 가게 된다(물론 코도 곤다). 오후에 커피를 마시면 깊은 수면 단계가 늦춰지거나 단축될 수 있다.

수면은 단순한 사치가 아니다. 신체 건강과 장수에 실제로 영향을 미친다. 잠을 줄여서 일해야 성과가 더 높아질 것이라고 생각하면 오산이다. 잠을 푹 자라!

9. 매사에 느긋하라

대다수는 마음챙김 명상이 스트레스 및 불안감 완화, 자의식 강화, 공감 능력 및 사고 능력 향상, 행복감 증진에 도움이 된다는 사실을 익히 알고 있다. 이제 명상은 학교 교실부터 회의실, 병원 회복실에 이르기까지 어느 곳에서나 그 효용을 인정받고 있다. 스트레스와 불안감, 우울증이 신체적 질병을 일으킨다는 증거는 많이 나와 있다. 영국 보건 분야의 유명한 연구로 두 차례에 걸쳐 실시된 화이트홀 연구Whitehall Studies는 영국 공무원 2만 8,000명을 10년 이상 추적 조사한 결과 스트레스는 심하면서 권한은 적은 낮은 직급이 높은 직급보다 대사증후군이 발병할 확률은 두 배 더 높고 사망 위험은 300퍼센트 더 높다는 사실을 밝혀냈다.[42]

스트레스를 받으면 아드레날린이나 코르티솔처럼 투쟁-도피 반응을 일으키는 호르몬이 더 많이 분비된다. 이는 심박수 증가, 동공 확대, 통증 반응 및 면역체계 억제, 혈압 증가, 혈당 상승을 유발하므로 사자에게 쫓길 때나 유용하다. 인간은 늘 투쟁-도피 상태에 빠져 있도록 진화하지 않았다. 만성 스트레스가 지속되면 이 스트레스 호르몬들이 혈관 손상, 혈압 상승, 뇌졸중 및 심장마비 위험 증가, 성욕 감퇴, 면역 방어 체계 억제 등을 일으킨다. 고혈당, 고혈압, 비만, 기타 대사증후군 증상도 유발한다. 우리 몸은 이런 식으로 스트레스에 대처하지만 스트레스가 해소되지 않으면 이처럼 신체의 균형이 무너진 상태가 지속돼 당뇨병, 심혈관계 질환, 바이러스 감염, 알츠하이머병, 암 발병 위험이 높아진다.[43] 만성 스트레스는 클로토klotho 호르몬 분비도 감소시킨다. 클로토는 염증을 줄이고 산화 스트레스로부터 심장을 보호하며 인슐린 감수성을 개선시키는 중요한 단백질이다. 클로토를 더 많이 투여한 실험군 쥐는 19~31퍼센트 더 오래 산 반면, 클로토를 투여하지 않은 대조군 쥐는 노화가 촉진된 것으로 나타난 실험 결과도 있다. 현재 노화 전문가들은 클로토 분비를 관장하는 유전자가 장

수 유전자라고 믿고 있다. 결국 스트레스가 노화를 촉진시킨다는 말이다.[44]

느긋하게 산다는 게 말처럼 쉬우면 그렇게 살라고 조언하는 것으로 끝이겠지만, 오늘날 일, 가족, 금전적 압박은 살면서 피할 수 없는 문제다. 우리는 몸을 다쳐도, 지난 일을 후회할 때도 스트레스를 받고, 미래에 대한 불안과 기대감 때문에도 스트레스를 받는다. 쉽게 동요하지 않는 극소수에 속하지 않는 이상 만성 스트레스는 피할 수 없는 관리의 대상으로 여겨야 한다. 명상이 중요한 이유도 여기에 있다. 명상은 부교감신경을 자극해 혈압, 호흡수, 심박수를 낮추고 투쟁-도피 반응을 억제시켜 스트레스로 인한 노화 촉진을 막아준다. 명상을 하면 스트레스에 대응하는 정신적·신체적 반응에 대한 통제력이 생긴다. 그 결과 체내 클로토 양이 유지되고 코르티솔과 아드레날린 분비도 줄어들어 인체가 손상되지 않는다. 최신 연구에 따르면 명상은 4장에서 살펴본 유전자 말단 보호 입자인 텔로미어에도 영향을 끼친다. 2010~2018년에 발표된 다수의 연구에 따르면 짧게는 3개월가량 규칙적인 명상을 했을 때 텔로미어의 길이가 확연히 늘어나고 세포 노화도 줄어든 것으로 나타났다.[45] 명상은 혈당 및 인슐린 조절에 도움이 되고 심장 건강을 개선시키며 불면증·외상 후 스트레스 장애·섬유근육통·과민성 대장증후군 같은 정신생리학적 질환의 발병률도 감소시킨다. 고혈압 환자가 규칙적인 명상을 하면 명상을 하지

않은 환자보다 사망 위험률이 최대 30퍼센트 감소하는 것으로 나타난 연구 결과도 다수 나와 있다.[46]

더 건강하게 더 오래 살고 싶다면, 아니 그저 지금보다 더 행복하게 잘 살고 싶다면 명상을 강력 추천한다. 규칙적인 명상은 신체 건강에도 긍정적인 영향을 끼친다. 나는 매일 12~15분가량 명상을 한다. 그 정도면 충분하다. 매일 산보를 할 때도 명상을 한다. 명상에 입문하고 싶지만 방법을 모르겠다면 캄Calm, 헤드스페이스Headspace, 신경과학자 샘 해리스가 진행하는 웨이킹업Waking Up 등의 명상 앱으로 시작해보라. 경과가 궁금하다면 캐나다 스타트업 인터랙슨InteraXon의 휴대용 뇌파 측정기 뮤즈Muse를 사용해도 좋다. 이 놀라운 기기에는 뇌파 활동을 모니터링해 비바람, 새소리 등 잔잔한 배경음으로 심리 상태를 실시간으로 알려주는 기능도 있다.

10. 생각으로 젊어져라

4장에서 언급한 사첼 페이지와 에밀 라텔반트, 젊다고 생각하는 것만으로 노화를 거부한 이들의 이야기가 생각나는가? 페이지가 생각하는 젊음과 활력 유지의 비결은 바로 제 나이보다 젊다고 생각하는 것이었다.

나도 전적으로 공감한다. 50을 바라보는 나이지만 주관적인 나이는 30대에 더 가깝다고 느낀다. 나는 200세까지 살겠다고 작심한 순간부터 계단을 오르고 몸을 더 많이 움직이고 그 어느 때보다 젊다고 생각하기 시작했다. 그러고 나니 실제로 생물학적인 나이에 생리적인 효과를 미치는 듯했다. 생물학적인 나이와 주관적으로 느끼는 나이에는 모종의 상관관계가 분명히 존재한다. 하지만 반대로 건강한 후성유전체를 지녔기 때문에 심리적으로 젊게 느끼는 것일지도 모른다.

이와 관련한 흥미로운 연구 결과가 있다. 하버드대학교 심리학과 엘렌 랭어 교수는 1981년 '마음의 시계'라는 유명한 연구를 진행했다. 그는 70대 후반~80대 초반의 남성 8명을 모집해 1959년처럼 꾸민 사설 수도원에서 생활하게 했다. 가구, 인테리어, 뉴스, TV 프로그램, 음악, 오래된 사진까지 1959년의 분위기를 완벽히 재현한 곳이었다. 랭어는 피험자들에게 1959년에 일어난 일들을 마치 현재 일어나는 일처럼 현재시제로 말하라고 주문했다. 단순히 그 시절을 추억하라는 것이 아니라 당시의 젊었던 자신의 모습으로 살라는 것이었다. 마음만이라도 그 시절의 젊었던 때로 돌아가 살라는 것이 랭어의 의도였다. 랭어는 거울도 모조리 없애 이들이 자신의 늙은 모습을 볼 수 없게 했다. 단 일주일 만에 피험자들은 시력, 청력, 근력, 손놀림, 전반적인 인지기능이 눈에 띄게 향상됐다. 정말로 더 젊어진 것 같았다. 랭어는 2010년 이 연구를 바탕으로 한 리얼리티 쇼 〈청년들The Young Ones〉을 BBC와 공동 제작하면서 해당 실험을 다시금 재연하기도 했다. 88세의 한 참가자가 18개월 전 뇌졸중에 걸린 이후 처음으로 걷는 장면도 나왔다.

이런 상관성에 의구심이 든다면 4장에 소개한 연구들을 찾아 읽어보고 직접 관련 자료를 조사해보라. 몸과 마음의 밀접한 상관성은 영적 신비주의에 빠져 있거나 쉽게 현혹되는 사람들이나 믿는, 과학적 근거 없는 허무맹랑한 생각이 아니다. 위스콘신대학교 교수 리처드 데이비슨Richard Davidson는 다음과 같이 말한다. "실험 결과들은 반박의 여지없이 상당한 설득력을 갖고 있습니다. 천식 환자를 스트레스 환경에 노출시키면 폐 염증이 악화됩니다. 객관적인 측정도 가능하죠. 누가 뭐래도 사실입니다."[47]

그렇다. '마음가짐으로 젊어지는' 것은 실제로 가능하다.

관계를 가꾸라

"외로워 죽겠어!" 위대한 '로큰롤의 제왕' 엘비스 프레슬리Elvis Presley의 히트곡 〈하트브레이크 호텔Heartbreak Hotel〉의 가사 중 한 대목이다. 이제 연구자들은 노래 가사로나 나올 만한 일이 현실이 되고 있다는 사실을 입증하고 있다. 이 주제에 대한 148건의 연구 결과를 종합한 조사에 따르면 고독은 조기 사망 위험을 50퍼센트 높인다.[48] 사회적·경제적 지위나 생활 습관과 무관하게 사회적 유대관계를 더 많이 형성한 사람일수록 수명도 더 길다. 7,000명을 대상으로 한 어느 연구에 따르면 사회적 유대관계를 가장 적게 맺은 집단은 사회적 유대관계를 가장 많이 형성한 집단에 비해 남성과 여성의 사망률이 각각 230퍼센트, 280퍼센트 더 높은 것으로 나타났다.[49] 미국 전 의무총감 비벡 머시Vivek Murthy에 따르면 고독으로 인한 조기 사망 위험은 매일 담배 15개비를 피우는 것과 맞먹는다고 한다.

구석기 시대에는 부족에서 추방되는 것이 곧 죽음이었다. 어찌어찌 혼자 살아남는다 해도 짝이 없으면 자신의 유전자를 후손에게 남길 수 없다. 어쩌면 그런 이유로 인간의 유전자는 사회적인 관계를 맺도록 진화했는지도 모른다. UCLA 의과대학 교수인 스티븐 콜Steven Cole은 인간과 붉은털원숭이 둘 다 사회적 관계를 형성하게 해주는 유전자를 지니고 있으며 이 유전자가 염증 및 면역체계 기능과 밀접한 관련이 있다는 사실을 알아냈다. 유대관계를 맺지 못하면 이 유전자들이 염증을 더 많이 일으키며 백혈구 생성이 저해돼 감염 및 종양이 쉽게 발생한다.[50] 20건 이상의 연구 결과를 종합한 분석에 따르면 고독은 관상동맥 질환과 뇌졸중 발생률을 각각 29퍼센트, 32퍼센트 높이는 것으로 나타났다.[51] 반대로 사회적 유대관계가 강하면 건강이 개선되고 질병도 예방된다. 특히 배우자 등 파트너가 있는 경우 수명이 3년 더 늘어난다. 오랜 세월을 함께한 부부 중 한 사람이 사망하면 3개월 내로 남은 배우자도 사망하는 사례를 들어본 적이 있을 텐데, 이는 '미망인 효과widowhood effect'라고 불릴 만큼 흔한 현상이다.

부모님과 멋진 아내, 각자 개성이 넘치는 네 자녀를 가진 나는 축복받은 인생을 살고 있다. 전 세계 도처에 있는 친구들 및 동료들과의 관계도 돈독하다. 그렇다 보니 사회적 유대관계를 통해 수명을 늘리는 방법이 딱히 떠오르지 않았다. 해답을 얻기 위해 나는 친한 친구이자 경영 컨설턴트인 키이스 페라지Keith Ferrazzi를 찾았다. 그는《혼자 밥 먹지 마라》,《차근차근 관계 맺기*One Relationship at a Time*》(국내 미출간)를 쓴 저자이기도 하다. 그가 남다른 카리스마의 소유자라는 사실은 알 만한 사람은 안다. 그의 전화라면 곧장 회신할 만큼 끈끈한 관계를 맺고 있는 사람이 수천 명이다. 유명인사이자 개인적으로 성장 롤 모델로 삼고 있는 친구 토니 로빈스도 관계 형성에 재능을 타고난 대가 중 한 명이다.

페라지가 말하는 의미 있고 오래가는 사회적 관계 맺기의 핵심은 단순하다. 바로 시간과 재능, 신의와 관심을 베푸는 것이다. 그는 말한다. "타인을 돕고 경청하고 격려하는 의미 있는 방법을 찾아내는 사람이 평생의 친구를 얻을 수 있습니다. 묘목을 많이 심는 것과 마찬가지죠. (…) 물을 주고 잘 돌보면 쑥쑥 자라 풍성한 과수원을 일굴 수 있는 것처럼요." 116세인 거트루드 위버Gertrude Weaver는 이렇게 말한다. "다른 사람을 예의 바르게 대하세요. 남들한테 좋은 대접을 받고 싶은 만큼 남들에게 똑같이 대하면 됩니다."

긍정적인 마음가짐을 지녀라

오스트리아 심리학자 빅터 프랭클 Viktor Frankl은 제2차 세계대전 당시 강제수용소로 끌려갔다. 30대의 젊은 의사였던 그는 부모님과 형제, 아내를 나치수용소에서 잃은 것도 모자라 자신도 3년간 노역과 병에 시달리며 비참하게 살았다. 프랭클과 동료 수감자들은 구멍이 숭숭 뚫리고 쥐떼와 배설물, 지푸라기, 씻지 못한 이들의 악취가 진동하는 막사에서 살대만 남은 나무 침대에 18명씩 정어리처럼 겹쳐 잠을 잤다. 식사는 물을 탄 묽은 감자 스프와 묵은 빵 부스러기였다. 춤, 노래, 독서도 금지였다. 수감자들은 극심한 우울증에 빠졌다.

프랭클은 이런 환경에서 마음가짐이 생존에 어떤 영향을 미치는지 관찰했다. 그는 다른 수감자들이 훔쳐다 준 종이 쪼가리에 자신의 생각을 써내려갔다. 이는 훗날 1,600만 부가 팔려나간 《빅터 프랭클의 죽음의 수용소에서》라는 책으로 출간됐다. 프랭클은 자신의 경험에 비춰 이렇게 전한다. "인간에게서 앗아갈 수 없는 단 한 가지가 있다면 바로 주어진 삶에 대한 자세를 스스로 선택하는 자유다."[52]

프랭클에 따르면 어떤 상황에 처하더라도 생존할 수 있는 비결은 삶의 목적의식을 찾는 것이다. 일본인들은 이를 '이키가이生きがい' 즉, '삶의 보람'이라고 말한다. 존재의 이유가 있으면 실제로 더 오래 산다. 오키나와인이 장수하는(여성 평균 90세, 남성 평균 84

세) 이유 중 하나도 자신의 이키가이를 알고 실천하는 것이다. 일본인 7만 3,000명을 대상으로 12년 동안 진행한 한 연구에 따르면 이키가이를 찾았다고 답한 여성의 7퍼센트와 남성의 15퍼센트는 더 오래 사는 경향이 있는 것으로 나타났다. 일본과 미국에서 진행된 여타 연구에 따르면 유의미한 삶의 목적을 가진 사람은 모든 원인에 의한 사망률이 최대 74퍼센트 감소한 것으로 나타났다. 이키가이 효과는 알츠하이머병에 걸릴 확률도 2.4배 낮춰준다.[53]

감사하는 자세를 가져라

연구에 따르면 감사하는 마음가짐만으로도 장수에 상당한 영향을 끼치는 것으로 밝혀졌다. 보스턴대학교 의과대학 연구팀이 7,000명 이상을 대상으로 이들의 마음가짐과 건강을 10~13년간 추적 조사한 결과 특히 낙천성이 수명을 11~15퍼센트 연장시키며 '이례적인 장수'를 누릴 가능성도 훨씬 증가시킨다는 결론을 내렸다.[54] 영국에서 7년간 피실험자들을 추적 조사한 연구에 따르면 인생을 즐겁게 보내는 사람은 사망률이 24퍼센트 더 낮은 것으로 나타났다.[55]

어른들은 사업적 성공과 직업적 성공을 좇느라 바쁘다. 2017년, 170만 명의 전 세계인을 대상으로 실시한 갤럽여론조사에 따르면 가계 소득이 기준치를 충족한 뒤부터는 부가 더 이상 삶의 행복을 좌지우지하지 않는 것으로 나타났다.[56] 전지전능한 돈을 좇을 게 아니라 목적의식을 갖고 낙관적인 인생관을 확립하려고 노력해야 한다는 말이다.

개인·가족·직업 목표를 조화시켜라

가능하면 이 세상에 가치, 미덕, 쓸모를 더하는 의미 있는 일을 찾아라. 자신만의 이키가이를 정립하라. 그렇다고 삶의 목적이 직업과 꼭 관련될 필요는 없다. 아이, 친구, 가족, 반려동물에 대한 애정과 책임감도 삶의 목적이 될 수 있고 좋아하는 취미 활동이나 개인적인 목표도 삶의 목적이 될 수 있다.

단순하게 살아라

자신만의 이키가이를 정립하고 나면 자신에게 더는 의미가 없는 사람이나 대상이 생길 것이다. 그렉 맥커운Greg McKeown의 베스트셀러 《에센셜리즘》에는 이런 말이 나온다. "올바른 일을 올바른 방식으로 적절한 시기에 하도록 하라." 살면서 온전한 결정권을 행사하지 못하면 다른 사람들이 여러분의 시간과 에너지를 좌지우지할 것이다.

기록하라

단순히 머릿속으로 생각하기보다 행복, 목적, 감사하는 마음을 글로 남기면 더 구체적이고 더 강렬한 인상으로 남을 것이다. 신경 근육 질환과 수면 장애가 있는 사람들을 대상으로 한 다수의 연구에 따르면 잠들기 전에 감사하는 마음을 글로 옮길 경우 더 빨리 잠들고 더 오랫동안 편안한 숙면을 취할 수 있는 것으로 나타났다. 여기에는 기도도 포함된다.[57]

활동적으로 지내라

대다수의 일본인들은 이키가이의 영향으로 가급적 은퇴를 늦춘다. 이는 어쩌면 일본인이 장수하는 이유인지도 모른다. (특히 남성의 경우) 일찍 은퇴한 사람보다 늦은 나이까지 활동적으로 지내는 사람이 더 건강하게 오래 살기 때문이다. 연구 결과 변수가 될 만한 생활 습관을 참작하더라도 두 군데 이상의 기관에서 봉사활동을 한 노인들은 그렇지 않은 사람보다 조기 사망할 확률이 44퍼센트 더 낮은 것으로 나타났다.[58] 내 친구 데이나 그리핀이 만든 플랫폼 엘더라eldera도 이런 배경에서 만들어졌다. 이 플랫폼은 일정 기준을 충족시킨 노인들을 아이들과 연계하고 온라인 동화 구연, 활동, 대화, 숙제 돕기 등의 활동을 주선한다. 시간제 일이나 지역 공동체 봉사활동, 청년 사업가 멘토링, 마을 정원 가꾸기, 활동적인 사교 모임에 참가하는 방법도 있다.

친절을 베풀라

친절을 베푸는 행위를 보기만 해도 장수를 촉진하는 옥시토신과 세로토닌이 더 많이 분비된다. 상대방이 무례하게 행동하거나 화를 돋우면 그들의 정신건강을 진심으로 염려하는 태도로 대응하라. 소셜미디어에서는 격한 논쟁을 피하라. 외로워하는 이들에게 도움의 손길을 내밀어 여러분이 속한 사교 모임에 동참하게 하라. 재정적으로 어려운 사람을 도와라. 경청하고 연민을 느낄 줄 아는 세심한 사람이 되도록 노력하라.

행복해지려고 노력하라

행복감과 정신건강에 도움이 되는 책이나 영상, 팟캐스트를 즐겨라. 예일대학교의 '웰빙의 과학The Science of Well-Being' 강의는 코세라coursera.com에서 가장 인기가 높은 온라인 강의이자 수백만 명의 학생이 참여한 강의 평가에서 4.9점을 받아 예일대학교 역사상 가장 인기 있는 강의로 꼽혔다. 온라인에서 무료로 시청할 수 있으니 여러분도 강의를 들어보라. 마음가짐과 습관, 수면의 질, 식단, 장수와 관련된 주제들을 다룬 온라인 강의들도 자기계발 플랫폼인 마인드밸리에서 접할 수 있다.

물론 다가올 기술 발전의 혜택을 누릴 수 있는 날까지 최상의 몸 상태를 유지하기 위해서는 이외에도 갖가지 색다른 방법들을 시도해볼 수 있다. 나는 사우나를 즐기고 이따금 얼음 목욕도 하는데, 둘 다 호르메시스Hormesis('자극, 촉진'이라는 의미로, 적정량의 유해 물질이 오히려 인체에 긍정적인 효과를 미치는 현상-옮긴이) 효과가 있다.[59] 나는 다시 젊어지기 위해 실험을 멈추지 않을 것이다. 그 과정은 www.sergeyyoung.com에서 확인할 수 있다.

중요한 건 더 건강하게 오래 사는 방법을 꾸준히 실천하는 것이다. 이 아름다운 생의 하루하루를 허투루 보내지 말고 의미 있게 살자. 삶은 언제 끝날지 모르니.

주

1장

1 Max Roser, Esteban Ortiz-Ospina, and Hannah Ritchie, "Life Expectancy," Our World in Data, October, 2019, https://ourworldindata.org/life-expectancy.

2 Peter H. Diamandis and Steven Kotler, "We are nearing 'Longevity Escape Velocity' — where science can extend your life for more than a year for every year you are alive," Market Watch, February 25, 2020, https://www.marketwatch.com/story/we-are-nearing-longevity-escape-velocity-where-science-can-extend-your-life-for-more-than-a-year-for-every-year-you-are-alive-2020-02-24.

3 피터 디아만디스가 세운 엑스프라이즈 재단은 인류 발전에 기여하는 데 주요한 성취를 이뤄낸 개인, 민간 기업에게 상금을 수여하고 있다.

2장

1 Eric Verdin, 저자와의 전화 인터뷰, May 18, 2020.

2 World Health Organization, "Road traffic injuries," World Health Organization Web Page, February 7, 2020, https://www.who.int/news-room/fact-sheets/detail/road-traffic-injuries.

3 Erin Biba, "Amber Ale: Brewing Beer From 45-Million-Year-Old Yeast," *Wired*, July 20, 2020, https://www.wired.com/2009/07/ff-primordial-yeast/.

4 "2012 Nobel Prize Award Ceremony." YouTube video, 37:37, "Nobel Prize," youtu.be/Crf2dcrEiHg?t=2257.

5 Rodale Books, "New book released—Fantastic Voyage: Live Long Enough

to Live Forever," November 17, 2004, https://www.kurzweilai.net/fantastic-voyagebook-announcement.

3장

1 Joseph Liu, "Living to 120 and Beyond: Americans' Views on Aging, Medical Advances and Radical Life Extension," Pew Research Center Web Page, August 6, 2013, https://www.pewforum.org/2013/08/06/living-to-120-and-beyond-americans-views-on-aging-medical-advances-and-radical-life-extension/.

2 , James. "Fertility Rate: 'Jaw-Dropping' Global Crash in Children Being Born." BBC News, BBC, 14 July 2020, www.bbc.com/news/health-53409521.

4장

1 Rayner, Claire. "Alex Comfort." The Guardian, Guardian News and Media, 28 Mar. 2000, www.theguardian.com/news/2000/mar/28/guardianobituaries.

2 Aubrey de Grey, 저자와의 인터뷰, November 26, 2019.

3 Sinclair, David A., and Matthew D. LaPlante. *Lifespan: Why We Age and Why We Don't Have To*. Atria Books, 2019.

4 Kolata, Gina. "Live Long? Die Young? Answer Isn't Just in Genes." The New York Times. The New York Times, August 31, 2006. https://www.nytimes.com/2006/08/31/health/31age.html#:~:text=%E2%80%9CThat's%20what%20the%20evidence%20shows,more%20than%2010%20years%20apart.&text=The%20likely%20reason%20is%20that,no%20accurate%20predicting%20for%20individuals.

5 Alex Zhavorenkov, 저자와의 전화 인터뷰, November 9, 2019.

6 Nicole M. Lindner and Brian A. Nosek, "Dimensions of Subjective Age Identity Across the Lifespan: Adults are Aging Physically in Earth Years & Mentally in Martian Years," Project Implicit, 2008, http://www.

projectimplicit.net/nlindner/articles/LN.2008. SPSP.pdf.

7 Camila Domonoske, "69-Year-Old Dutch Man Seeks To Change His Legal Age To 49," NPR, November 8, 2018, https://www.npr.org/2018/11/08/665592537/69-year-old-dutch-man-seeks-to-change-his-legal-age-to-49.

8 Bharat Thyagarajan et al., "How Does Subjective Age Get 'Under the Skin'? The Association Between Biomarkers and Feeling Older or Younger Than One's Age: The Health and Retirement Study," *Innovation in Aging* 3, no. 4 (2019), https://doi.org/10.1093/geroni/igz035.

9 Seyul Kwak et al., "Feeling How Old I Am: Subjective Age Is Associated With Estimated Brain Age," *Frontiers in aging neuroscience* 10 (2018), https://doi.org/10.3389/fnagi.2018.00168.

10 Yannick Stephan, Angelina R. Sutin, and Antonio Terracciano, "Subjective Age and Mortality in Three Longitudinal Samples," *Psychosomatic Medicine* 80, no. 7 (2018), https://doi.org/10.1097/PSY.0000000000000613.

11 Yael Lahav et al., "Telomere Length and Depression Among Ex-Prisoners of War: The Role of Subjective Age," *The journals of gerontology. Series B, Psychological sciences and social sciences* 75, no. 1 (2020), https://doi.org/10.1093/geronb/gby006.

5장

1 "Randy Pausch Last Lecture: Achieving Your Childhood Dreams." YouTube video, Carnegie Mellon University, December 20, 2007, https://www.youtube.com/watch?v=ji5_MqicxSo.

2 American Cancer Society, "Survival Rates for Pancreatic Cancer," American Cancer Society, March 14, 2016, https://www.cancer.org/cancer/pancreatic-cancer/detection-diagnosis-staging/survival-rates.html.

3 World Health Organization, "The Top 10 Causes of Death." World Health Organization. https://www.who.int/news-room/fact-sheets/detail/the-top-10-causes-of-death.

4 Surveillance Epidemiology and End Results Program, "Cancer Stat Facts:

Female Breast Cancer," National Cancer Institute, https://seer.cancer.gov/statfacts/html/breast.html; Surveillance Epidemiology and End Results Program, "Cancer Stat Facts: Cervical Cancer," National Cancer Institute, https://seer.cancer.gov/statfacts/html/cervix.html; Surveillance Epidemiology and End Results Program, "Cancer Stat Facts: Bladder Cancer," National Cancer Institute, https://seer.cancer.gov/statfacts/html/urinb.html.

5 "SEER Incidence and U.S. Mortality Trends by Primary Cancer Site and Sex. All Races, 2006-2015," National Cancer Institute, https://seer.cancer.gov/archive/csr/1975_2015/results_single/sect_01_table.08_2pgs.pdf; American Cancer Society, "Survival Rates for Pancreatic Cancer."

6 International Agency for Research on Cancer, Latest Global Cancer Data.

7 "What Is Dysautonomia?" Dysautonomia International, http://www.dysautonomiainternational.org/page.php?ID=34. "Global Fact Sheet: IDF Diabetes Atlas-9th Edition," International Diabetes Federation, December 18, 2019, https://diabetesatlas.org/upload/resources/material/20191218_144459_2019_global_factsheet.pdf; Office of the Associate Director for Communication, "Ending the HIV Epidemic: HIV Treatment Is Prevention," Centers for Disease Control and Prevention, March 18, 2019, https://www.cdc.gov/vitalsigns/end-HIV/; Global Health, "Tuberculosis," Centers for Disease Control and Prevention, November 7, 2019, https://www.cdc.gov/globalhealth/newsroom/topics/tb/index.html; "Is Your Trembling Caused by Parkinson's — or a Condition That Mimics It?," Cleveland Clinic, October 26, 2018, https://health.clevelandclinic.org/is-your-trembling-caused-by-parkinsons-or-a-condition-that-mimics-it/; "Dementia Statistics," Alzheimer Disease International, https://www.alz.co.uk/research/statistics; "Hypertension," World Health Organization, September 13, 2019, https://www.who.int/news-room/fact-sheets/detail/hypertension; National Center for Chronic Disease Prevention and Health Promotion and Division for Heart Disease and Stroke Prevention, "Facts About Hypertension "Centers for Disease Control and Prevention,

February 25, 2020, https://www.cdc.gov/bloodpressure/facts.htm.

8 World Health Organization, "The Top 10 Causes of Death." World Health Organization. https://www.who.int/news-room/fact-sheets/detail/the-top-10-causes-of-death.

9 Ryan Prior, "This College Dropout Was Bedridden for 11 Years. Then He Invented a Surgery and Cured Himself," CNN Health, July 27, 2019, https://edition.cnn.com/2019/07/27/health/doug-lindsay-invented-surgery-trnd/index.html.

10 Greg Irving et al., "International variations in primary care physician consultation time: a systematic review of 67 countries," BMJ Open 7, no. 10 (2017), https://doi.org/10.1136/bmjopen-2017-017902; John Elflein, "Amount of Time U.S. Primary Care Physicians Spent with Each Patient as of 2018," Statista, August 9, 2019, https://www.statista.com/statistics/250219/us-physicians-opinion-about-their-compensation/; "Citations Added to MEDLINE® by Fiscal Year," National Institutes of Health, April 2, 2019, https://www.nlm.nih.gov/bsd/stats/cit_added. html.

11 E. Newman-Toker David et al., "Serious misdiagnosis-related harms in malpractice claims: The "Big Three"-vascular events, infections, and cancers," *Diagnosis* 6, no. 3 (2019), https://doi.org/10.1515/dx-2019-0019; Hardeep Singh, Ashley N. D. Meyer, and Eric J. Thomas, "The frequency of diagnostic errors in outpatient care: estimations from three large observational studies involving US adult populations," *BMJ Quality& Safety* 23, no. 9 (2014), https://doi.org/10.1136/bmjqs-2013-002627; "Heart Attacks in Women More Likely to Be Missed," University of Leeds, August 30, 2016, https://www.leeds.ac.uk/news/article/3905/heart_attacks_in_women_more_likely_to_be_missed; David E. Newman-Toker et al., "Missed diagnosis of stroke in the emergency department: a cross-sectional analysis of a large population-based sample," *Diagnosis (Berl)* 1, no. 2 (2014), https://doi.org/10.1515/dx-2013-0038.

12 "More Than Half of the Global Rural Population Excluded from Health

Care," International Labour Organization, April 27, 2015, http://www.ilo.org/global/about-the-ilo/newsroom/news/WCMS_362525/lang--en/index.htm.

13 International Agency for Research on Cancer, *Latest Global Cancer Data: Cancer Burden Rises to 18.1 Million New Cases and 9.6 Million Cancer Deaths in 2018* (Geneva: World Health Organization, 2018).

14 Catharine Paddock, "Endoscopy Complications More Common Than Previously Estimated, US," Medical News Today, October 26, 2010, https://www.medicalnewstoday.com/articles/205752#2; Shyamal Wahie and Clifford M. Lawrence, "Wound complications following diagnostic skin biopsies in dermatology inpatients," *Archives of dermatology* 143, no. 10 (2007), https://doi.org/10.1001/archderm.143.10.1267.

15 National Cancer Institute, "SEER Incidence and U.S. Mortality Trends," https://seer.cancer.gov/csr/1975_2017/results_merged/topic_graph_trends.pdf.

16 Angelina Jolie, "My Medical Choice," New York Times, May 14, 2013, https://www.nytimes.com/2013/05/14/opinion/my-medical-choice.html; "Surgery to Reduce the Risk of Breast Cancer," National Cancer Institute, August 12, 2013, https://www.cancer.gov/types/breast/risk-reducing-surgery-fact-sheet.

17 Simon H. Jiang et al., "Functional rare and low frequency variants in BLK and BANK1 contribute to human lupus," *Nature Communications* 10, no. 1 (2019), https://doi.org/10.1038/s41467-019-10242-9.; Sehyoun Yoon et al., "Usp9X Controls Ankyrin-Repeat Domain Protein Homeostasis during Dendritic Spine Development," *Neuron* 105, no. 3 (2020), https://doi.org/10.1016/j.neuron.2019.11.003.

18 Huda Y. Zoghbi and Arthur L. Beaudet, "Epigenetics and Human Disease," *Cold Spring Harbor perspectives in biology* 8, no. 2 (2016), https://doi.org/10.1101/cshperspect.a019497.

19 Greenwood Genetic Center, "GGC Launches Episign, a Novel Clinical Test for Epigenetic Changes," American Association for the Advancement of

Science, April 1, 2019, https://www.eurekalert.org/pub_releases/2019-04/ggc-gle040119.php.

20 "Epigenetics Diagnostic Market Size Worth $21.7 Billion by 2026," Grand View Research, April, 2019, https://www.grandviewresearch.com/press-release/global-epigenetics-diagnostic-market.

21 Robin M. Henig, "How Trillions of Microbes Affect Every Stage of Our Life—from Birth to Old Age," National Geographic, December 17, 2019, https://www.nationalgeographic.com/magazine/2020/01/how-trillions-of-microbes-affect-every-stage-of-our-life-from-birth-to-old-age-feature/; Rui-xue Ding et al., "Revisit gut microbiota and its impact on human health and disease," *Journal of Food and Drug Analysis* 27, no. 3 (2019), https://doi.org/10.1016/j.jfda.2018.12.012; Sunny Wong et al., "Clinical applications of gut microbiota in cancer biology," *Seminars in Cancer Biology* 55 (2018), https://doi.org/10.1016/j.semcancer.2018.05.003; Celeste Allaband et al., "Microbiome 101: Studying, Analyzing, and Interpreting Gut Microbiome Data for Clinicians," *Clinical Gastroenterology and Hepatology* 17, no. 2 (2019), https://doi.org/10.1016/j.cgh.2018.09.017.

22 Fedor Galkin et al., "Human microbiome aging clocks based on deep learning and tandem of permutation feature importance and accumulated local effects," *bioRxiv* (2018), https://doi.org/10.1101/507780.

23 Melanoma checkpoint and gut Microbiome alteration With MICROBIOME intervention-full text view. (n.d.). https://clinicaltrials.gov/ct2/show/NCT03817125.

24 The Center for Disease Control only recommends this test once per four to six years for those without any family history of high cholesterol or other health issues. That isn't very often. Do you want to chance it? National Center for Chronic Disease Prevention and Health Promotion and Division for Heart Disease and Stroke Prevention, "Getting Your Cholesterol Checked," Centers for Disease Control and Prevention, January 31, 2020, https://www.cdc.gov/cholesterol/cholesterol_screening.htm.

25 Harvard Heart Letter, "Heart Rhythm Monitoring with a Smartwatch,"

Harvard Health Publishing, April, 2019, https://www.health.harvard.edu/heart-health/heart-rhythm-monitoring-with-a-smartwatch.

26 Mark Crawford, "Wearable Device Detects Stroke in Seconds," American Society of Mechanical Engineers, May 7, 2018, https://aabme.asme.org/posts/wearable-device-detects-stroke-in-seconds.

27 Experimental Biology, "Study shows dogs can accurately sniff out cancer in blood: Canine cancer detection could lead to new noninvasive, inexpensive ways to detect cancer," ScienceDaily, April 8, 2019, https://www.sciencedaily.com/releases/2019/04/190408114304.htm.

28 Chloe Kent, "Take a Deep Breath: Is This the Future of Cancer Diagnosis?," Verdict Medical, April 11, 2019, https://www.medicaldevice-network.com/features/breath-biopsy-future/.

29 Lampros C. Kourtis et al., "Digital biomarkers for Alzheimer's disease: the mobile/wearable devices opportunity," *npj Digital Medicine* 2, no. 1 (2019), https://doi.org/10.1038/s41746-019-0084-2; Sanjana Singh and Wenyao Xu, "Robust Detection of Parkinson's Disease Using Harvested Smartphone Voice Data: A Telemedicine Approach," *Telemedicine and e-Health* 26, no. 3 (2019), https://doi.org/10.1089/tmj.2018.0271.

30 World Health Organization, "Diabetes."

31 Division of Reproductive Health and National Center for Chronic Disease Prevention and Health Promotion, "Sudden Unexpected Infant Death and Sudden Infant Death Syndrome: Data and Statistics," Centers for Disease Control and Prevention, September 13, 2019, https://www.cdc.gov/sids/data.htm; Robert Woods, "Long-term trends in fetal mortality: Implications for developing countries," *Bulletin of the World Health Organization* 86, no. 6 (2008), https://doi.org/10.2471/BLT.07.043471.

32 "Home Healthcare Devices Market Size," Research Nester, September, 2019, https://www.researchnester.com/reports/home-healthcare-devices-market/1236.

33 Conor Hale, "Exo Imaging Nets $35m to Develop Its All-in-One Handheld Ultrasound," Fierce Biotech, August 5, 2019, https://www.fiercebiotech.

com/medtech/exo-imaging-nets-35m-to-develop-its-all-one-handheld-ultrasound.

34 Jonathan Shieber, “Amazon Joins SpaceX, Oneweb and Facebook in the Race to Create Space-Based Internet Services “ Tech Crunch, April 4, 2019, https://techcrunch.com/2019/04/04/amazon-joins-spacex-oneweb-and-facebook-in-the-race-to-create-space-based-internet-services/.

35 “Colorectal Cancer Statistics: Colorectal Cancer Is the Third Most Common Cancer Worldwide,” World Cancer Research Fund International, https://www.wcrf.org/dietandcancer/cancer-trends/colorectal-cancer-statistics; Singh and Xu, “Robust Detection of Parkinson's Disease.”

36 Youti Kuo, “Saliva-Monitoring Biosensor Electrical Toothbrush,” Google Patents, https://patents.google.com/patent/US6623698B2/en.

6장

1 Lily Chen, “Surfing for a Cure,” UC San Diego News Center, July 26, 2019, https://ucsdnews.ucsd.edu/pressrelease/surfing-for-a-cure.

2 Sicklick, Jason K, Shumei Kato, Ryosuke Okamura, Maria Schwaederle, Michael E Hahn, Casey B Williams, Pradip De, et al. “Molecular Profiling of Cancer Patients Enables Personalized Combination Therapy: the I-PREDICT Study.” Nature medicine. U.S. National Library of Medicine, May 2019. https://www.ncbi.nlm.nih.gov/pmc/articles/PMC6553618/.

3 Vinod Khosla and Eric J. Topol, “Vinod Khosla, MS, MBA on AI and the Future of Medicine,” Medscape, April 9, 2018, https://www.youtube.com/watch?v=ijNbe6jmmNA.

4 BIS Research, “Global Precision Medicine Market to Reach $216.75 Billion by 2028,” PR Newswire, January 31, 2019, https://www.prnewswire.com/news-releases/global-precision-medicine-market-to-reach-216-75-billion-by-2028-891830298.html.

5 He, Wei-Wu, 저자와의 인터뷰, June 24, 2020.

6 “How to unleash the enormous power of global healthcare data: OPINION,” International Telecommunication Union, January 7, 2019,

https://news.itu.int/power-global-healthcare-data/.

7 British Lung Foundation, "Chronic obstructive pulmonary disease (COPD) statistics," BLF, https://statistics.blf.org.uk/copd.

8 "Adherence, Personalization & Polypharmacy," Intelli Medicine, https://www.intellimedicine.com/the-attic-loft.

9 Dave Pearson, "Radiologist compensation continues to rise," Radiology Business, July 21, 2017, https://www.radiologybusiness.com/topics/healthcare-economics/radiologist-compensation-continues-rise.

10 Julie Ritzer Ross, "What Has Artificial Intelligence Done for Radiology Lately?," Radiology Business, August 09, 2019, https://www.radiologybusiness.com/topics/ai-machine-learning/what-has-artificial-intelligence-done-radiology-lately.

11 Levine Glenn et al., "Meditation and Cardiovascular Risk Reduction."

12 Luke Sheehan, "Ping An Good Doctor: Online Care Thriving as Epidemic Continues," Equal Ocean, February 14, 2020, https://equalocean.com/healthcare/20200214-ping-an-good-doctor-online-care-thriving-as-epidemic-continues.

13 Molly K. Bailey et al., "Statistical Brief #248. Healthcare Cost and Utilization Project (HCUP)," Agency for Healthcare Research and Quality, February, 2019, https://www.hcup-us.ahrq.gov/reports/statbriefs/sb248-Hospital-Readmissions-2010-2016.jsp.

14 Peter K. Lindenauer et al., "The performance of US hospitals as reflected in risk-standardized 30-day mortality and readmission rates for medicare beneficiaries with pneumonia," *Journal of hospital medicine* 5, no. 6 (2010), https://doi.org/10.1002/jhm.822.

15 Ann P. Bartel, Carri W. Chan, and Song-Hee Kim, "Should Hospitals Keep Their Patients Longer? The Role of Inpatient Care in Reducing Postdischarge Mortality," *Management Science* 66, no. 6 (2019), https://doi.org/10.1287/mnsc.2019.3325.

16 Eric J. Topol, *Deep medicine: how artificial intelligence can make healthcare human again,* 1st ed. (New York: Basic Books, 2019), loc. 387,

Kindle.

17 "World Bank and WHO: Half the world lacks access to essential health services, 100million still pushed into extreme poverty because of health expenses," World Health Organization, December 13, 2017, https://www.who.int/news-room/detail/13-12-2017-world-bank-and-who-half-the-world-lacks-access-to-essential-health-services-100-million-still-pushed-into-extreme-poverty-because-of-health-expenses.

18 Khosla and Topol, "Vinod Khosla, MS, MBA on AI and the Future of Medicine."

19 "The world's most valuable resource is no longer oil, but data," Economist, May 5, 2017, https://www.economist.com/leaders/2017/05/06/the-worlds-most-valuable-resource-is-no-longer-oil-but-data.

20 Eva Short, "Here is how much your credit card information is worth on the black market," Siliconrepublic, September 11, 2019, https://www.siliconrepublic.com/enterprise/black-market-report-armor-credit-card.

21 Security Magazine, "75% of Healthcare Organizations Globally Have Experienced Cyberattacks," BNP Media, March 11, 2020, https://www.securitymagazine.com/articles/91880-of-healthcare-organizations-globally-have-experienced-cyberattacks.

22 "Hackers are stealing millions of medical records – and selling them on the dark web," CBS News, February 14, 2019, https://www.cbsnews.com/news/hackers-steal-medical-records-sell-them-on-dark-web/.

23 "Data Protection and Privacy Legislation Worldwide," United Nations Conference on Trade and Development, https://unctad.org/en/Pages/DTL/STI_and_ICTs/ICT4D-Legislation/eCom-Data-Protection-Laws.aspx.

24 Avi Selk, "The ingenious and 'dystopian' DNA technique police used to hunt the 'Golden State Killer' suspect," Washington Post, April 28, 2018, https://www.washingtonpost.com/news/true-crime/wp/2018/04/27/golden-state-killer-dna-website-gedmatch-was-used-to-identify-joseph-deangelo-as-suspect-police-say/.

25 Mary Ann Azevedo, "Apple Said To Have Acquired Another Digital Health

Startup," Crunchbase, May 24, 2019, https://news.crunchbase.com/news/apple-said-to-have-acquired-another-digital-health-startup/.

26 Christina Farr, "Facebook sent a doctor on a secret mission to ask hospitals to share patient data," CNBC, April 6, 2018, https://www.cnbc.com/2018/04/05/facebook-building-8-explored-data-sharing-agreement-with-hospitals.html.

27 Jonathan Shieber, "Facebook unveils its first foray into personal digital healthcare tools," Verizon Media, October 29, 2019, https://techcrunch.com/2019/10/28/facebook-unveils-its-first-foray-into-personal-digital-healthcare-tools/.

28 Christina Farr, "Health care is one of Apple's most lucrative opportunities: Morgan Stanley," CNBC, April 8, 2019, https://www.cnbc.com/2019/04/08/apple-could-top-300-billion-in-sales-from-health-care-morgan-stanley.html.

29 Jessica Hamzelou, "23andMe has sold the rights to develop a drug based on its users' DNA," New Scientist, January 10, 2020, https://www.newscientist.com/article/2229828-23andme-has-sold-the-rights-to-develop-a-drug-based-on-its-users-dna/.

30 Gregory Barber and Megan Molteni, "Google Is Slurping Up Health Data—and It Looks Totally Legal," *Wired*, November 11, 2019, https://www.wired.com/story/google-is-slurping-up-health-dataand-it-looks-totally-legal/.

31 Gina Kolata, "Your Data Were 'Anonymized'? These Scientists Can Still Identify You," New York Times, July 23, 2019, https://www.nytimes.com/2019/07/23/health/data-privacy-protection.html.

32 Anna Seeberg Hansen and Janne Rasmussen, "Enhanced data sharing and continuity of care in Denmark," Health Europa, April 1, 2019, https://www.healtheuropa.eu/enhanced-data-sharing-and-continuity-of-care-in-denmark/90990/.

33 All of Us Research Program, "Precision Medicine Initiative: Privacy and Trust Principles," National Institutes of Health, https://allofus.nih.gov/protecting-data-and-privacy/precision-medicine-initiative-privacy-and-

trust-principles.

34 Nathan Gardels, "Historian: Human History 'Will End When Men Become Gods'," Huggington Post, March 24, 2017, https://www.huffpost.com/entry/men-gods-yuval-harari_n_58d05616e4b0ec9d29deb15c.

35 Claire Stinson, "Worker Illness and Injury Costs US Employers $225.8 Billion Annually," CDC Foundation, January 28, 2015, https://www.cdcfoundation.org/pr/2015/worker-illness-and-injury-costs-us-employers-225-billion-annually.

36 National Center for Chronic Disease Prevention and Health Promotion, "Adult Obesity Facts," Centers for Disease Control and Prevention February 27, 2020, https://www.cdc.gov/obesity/data/adult.html; "Statistics About Diabetes," American Diabetes Association, https://www.diabetes.org/resources/statistics/statistics-about-diabetes; "More than 100 million Americans have high blood pressure, AHA says," American Heart Association, January 31, 2018, https://www.heart.org/en/news/2018/05/01/more-than-100-million-americans-have-high-blood-pressure-aha-says

37 EIO, "Vitality: A data-driven approach to better health," Harvard Business School, April 9, 2018, https://digital.hbs.edu/platform-digit/submission/vitality-a-data-driven-approach-to-better-health/.

38 Joan Fallon, "Harvard Pilgrim signs value-based contract with Illumina for Noninvasive prenatal testing," Harvard Pilgrim Health Care, February 2, 2018, https://www.harvardpilgrim.org/public/news-detail?nt=HPH_News_C&nid=1471915152810; "Insurance claims study makes case for more prenatal blood testing," LabPulse, October 10, 2019, https://www.labpulse.com/index.aspx?sec=sup&sub=gen&pag=dis&ItemID=800433.

39 Ned Pagliarulo, "Amgen inks first money-back guarantee for Repatha," Biopharma Dive, May 2, 2017, https://www.biopharmadive.com/news/amgen-repatha-refund-contract-harvard-pilgrim/441777/.

7장

1 Stein, Rob. "A Young Mississippi Woman's Journey Through A Pioneering

Gene-Editing Experiment." NPR. NPR, December 25, 2019. https://www.npr.org/sections/health-shots/2019/12/25/784395525/a-young-mississippi-womans-journey-through-a-pioneering-gene-editing-experiment.

2 Stein, Rob. "A Year In, 1st Patient To Get Gene Editing For Sickle Cell Disease Is Thriving." NPR. NPR, June 23, 2020. https://www.npr.org/sections/health-shots/2020/06/23/877543610/a-year-in-1st-patient-to-get-gene-editing-for-sickle-cell-disease-is-thriving.

3 Office of Technology Assessment US Congress, *Technologies for Detecting Heritable Mutations in Human Beings, OTA-H-298* (Washington, DC: US Government Printing Office, 1986).

4 Regalado, Antonio. "CRISPR Might Soon Create Spicy Tomatoes by Switching on Their Chili Genes." MIT Technology Review. MIT Technology Review, April 2, 2020. https://www.technologyreview.com/2019/01/07/137925/the-next-feat-for-crispr-might-be-spicy-tomatoes-made-with-chili-genes.; Borrell, Brendan. (2012). Plant biotechnology: Make it a decaf. Nature. 483. 264-6. 10.1038/483264a.; Long, Jason S, Alewo Idoko-Akoh, Bhakti Mistry, Daniel Goldhill, Ecco Staller, Jocelyn Schreyer, Craig Ross, et al. "Species Specific Differences in Use of ANP32 Proteins by Influenza A Virus." eLife. eLife Sciences Publications, Ltd, June 4, 2019. https://elifesciences.org/articles/45066.; Bloomberg.com. Bloomberg. https://www.bloomberg.com/news/features/2019-12-03/china-and-the-u-s-are-racing-to-create-a-super-pig.

5 Yu Zhang et al., "CRISPR-Cpf1 correction of muscular dystrophy mutations in human cardiomyocytes and mice," *Science Advances* 3, no. 4 (2017), https://doi.org/10.1126/sciadv.1602814.

6 Hong Ma et al., "Correction of a pathogenic gene mutation in human embryos," *Nature* 548, no. 7668 (2017), https://doi.org/10.1038/nature23305.

7 Sheryl G. Stolberg, "The Biotech Death of Jesse Gelsinger," New York Times, November 28, 1999, https://www.nytimes.com/1999/11/28/magazine/the-biotech-death-of-jesse-gelsinger.html.

8 Cynthia Kenyon et al., "A C. elegans mutant that lives twice as long as wild type," *Nature* 366, no. 6454 (1993), https://doi.org/10.1038/366461a0.

9 Xiao Tian et al., "High-molecular-mass hyaluronan mediates the cancer resistance of the naked mole rat," *Nature* 499, no. 7458 (2013), https://doi.org/10.1038/nature12234.

10 Xiao Tian et al., "SIRT6 Is Responsible for More Efficient DNA Double-Strand Break Repair in Long-Lived Species," *Cell* 177, no. 3 (2019), https://doi.org/10.1016/j.cell.2019.03.043.

11 Nir Barzilai et al., "Longenity," Albert Einstein College of Medicine, https://www.einstein.yu.edu/centers/aging/research/longenity-longevity-genes-projects/longenity.aspx.

12 Kristen Fortney et al., "Genome-Wide Scan Informed by Age-Related Disease Identifies Loci for Exceptional Human Longevity," *PLOS Genetics* 11, no. 12 (2015), https://doi.org/10.1371/journal.pgen.1005728.

13 Leonardo Pasalic and Emmanuel J. Favaloro, "More or less living according to your blood type," *Blood transfusion [Trasfusione del sangue]* 13, no. 3 (2015), https://doi.org/10.2450/2014.0279-14.

14 Carl O'Donnell and Tamara Mathias, "Pfizer, Novartis Lead $2 Billion Spending Spree on Gene Therapy Production," Reuters, November 27, 2019, https://www.reuters.com/article/us-genetherapy-novartis/pfizer-novartis-lead-2-billion-spending-spree-on-gene-therapy-production-idUSKBN1Y11DP.

15 111"Home." Home-ClinicalTrials.gov. http://www.clinicaltrials.gov/.

16 Stephanie Price, "Artificial Intelligence Has Potential to Transform Gene Therapy," Health Europa, November 29, 2019, https://www.healtheuropa.eu/artificial-intelligence-has-potential-to-transform-gene-therapy/95354/..

17 Jennifer Listgarten et al., "Prediction of off-target activities for the end-to-end design of CRISPR guide RNAs," Nature Biomedical Engineering 2, no. 1 (2018), https://doi.org/10.1038/s41551-017-0178-6.

18 "Malaria," UNICEF, October, 2019, https://data.unicef.org/topic/

child-health/malaria/; "Rare Diseases," International Federation of Pharmaceutical Manufacturers & Associations, https://www.ifpma.org/subtopics/rare-diseases/; "Cardiovascular Diseases (CVDs)," World Health Organization, May 17, 2017, https://www.who.int/news-room/fact-sheets/detail/cardiovascular-diseases-(cvds); "Cancer," World Health Organization, September 12, 2018, https://www.who.int/news-room/fact-sheets/detail/cancer; Paul J. Turner et al., "Fatal Anaphylaxis: Mortality Rate and Risk Factors," *The journal of allergy and clinical immunology. In practice* 5, no. 5 (2017), https://doi.org/10.1016/j.jaip.2017.06.031.

8장

1 Dave Asprey, "How Adult Stem Cells Can Help Stop Pain and Reverse Aging," https://blog.daveasprey.com/how-adult-stem-cells-can-help-stop-pain-and-reverse-aging/.

2 Ludwig Burger, "Bayer buys BlueRock in $600 million bet on stem cell therapies," Reuters, August 8, 2019, https://www.reuters.com/article/us-bayer-bluerock/bayer-buys-bluerock-in-600-million-bet-on-stem-cell-therapies-idUSKCN1UY1BW.

3 "Home." Home-ClinicalTrials.gov. http://www.clinicaltrials.gov/.

4 "America Strong: Paralyzed man walks again," ABC News, November 28, 2019, https://abcnews.go.com/WNT/video/america-strong-paralyzed-man-walks-67358697.

5 Sharing Mayo Clinic, "New Hope for Regaining His Old Life After Being Paralyzed," Mayo Clinic, January 13, 2020, https://sharing.mayoclinic.org/2020/01/13/new-hope-for-regaining-his-old-life-after-being-paralyzed/.

6 Grady, Denise, and Reed Abelson. "Stem Cell Treatments Flourish With Little Evidence That They Work." The New York Times. The New York Times, May 13, 2019. https://www.nytimes.com/2019/05/13/health/stem-cells-fda.html.

7 Office of Tissues and Advanced Therapies, "Approved Cellular and Gene

Therapy Products," Food Drug Administration, March 29, 2019, https://www.fda.gov/vaccines-blood-biologics/cellular-gene-therapy-products/approved-cellular-and-gene-therapy-products.

8 Food and Drug Administration, "FDA announces comprehensive regenerative medicine policy framework," Food Drug Administration, November 15, 2017, https://www.fda.gov/news-events/press-announcements/fda-announces-comprehensive-regenerative-medicine-policy-framework; Claire F. Woodworth et al., "Intramedullary cervical spinal mass after stem cell transplantation using an olfactory mucosal cell autograft," *Canadian Medical Association Journal* 191, no. 27 (2019), https://doi.org/10.1503/cmaj.181696; William Wan and Laurie McGinley, "'Miraculous' stem cell therapy has sickened people in five states," Washington Post, February 27, 2019, https://www.washingtonpost.com/national/health-science/miraculous-stem-cell-therapy-has-sickened-people-in-five-states/2019/02/26/c04b23a4-3539-11e9-854a-7a14d7fec96a_story.html; Rachael Rettner, "3 Women in Florida Left Blind by Unproven Eye Treatment," Live Science, March 15, 2017, https://www.livescience.com/58287-unproven-stem-cell-therapy-blindness. html. Ann Arnold, "The life and death of Sheila Drysdale," ABC, July 20, 2016, https://www.abc.net.au/radionational/programs/backgroundbriefing/the-life-and-death-of-sheila-drysdale/7641124.

9 Terry Grossman, MD, 저자와의 인터뷰, June 29, 2020

10 U.S. Government Information on Organ Donation and Transplantation, "Organ Donation Statistics," Health Resources & Services Administration and U.S. Department of Health and Human Services, June, 2020, https://www.organdonor.gov/statistics-stories/statistics.html.

11 Global Observatory on Donation and Transplantation, "Organs transplanted annually 2017," GODT, http://www.transplant-observatory.org/.

12 Hedi Aguiar, "The Key to Preserving Organs for Transplant?," Organ Donation Alliance, March 11, 2016, https://organdonationalliance.org/the-

key-to-preserving-organs-for-transplant/.

13 Mallinckrodt plc, "Mallinckrodt Announces Positive Top-line Results from Pivotal Phase 3 Clinical Trial of StrataGraft® Regenerative Tissue in Patients with Deep Partial-thickness Thermal Burns," PR Newswire, September 23, 2019, https://www.prnewswire.com/news-releases/mallinckrodt-announces-positive-top-line-results-from-pivotal-phase-3-clinical-trial-of-stratagraft-regenerative-tissue-in-patients-with-deep-partial-thickness-thermal-burns-300922858.html.

14 "When This Soldier Needed a New Ear, Army Doctors Grew One on Her Arm." The Independent. Independent Digital News and Media, May 11, 2018. https://www.independent.co.uk/news/world/americas/army-doctors-grow-ear-arm-soldier-america-shamika-burrage-texas-a8346631.html.; Ellis, Philip. "A Man Whose Penis Fell Off Is Growing a New One on His Arm." Men's Health. Men's Health, August 4, 2020. https://www.menshealth.com/trending-news/a33511547/man-penis-arm-grow-malcolm-macdonald-sepsis/.

15 Mark Terry, "United Therapeutics' Martine Rothblatt Envisions Abundant Supply of Lung Transplants," BioSpace, June 27, 2019, https://www.biospace.com/article/united-therapeutics-martine-rothblatt-envisions-abundant-supply-of-lung-transplants/.

16 Rothblatt, Martine, 저자와의 인터뷰, July 14, 2020.

17 Abigail Isaacson, Stephen Swioklo, and Che J. Connon, "3D bioprinting of a corneal stroma equivalent," *Experimental Eye Research* 173 (2018), https://doi.org/10.1016/j.exer.2018.05.010.Stephen Swioklo, and Che J. Connon, "3D bioprinting of a corneal stroma equivalent," 〈style face="italic"〉Experimental Eye Research〈/style〉 173 (2018).

18 Kristin Samuelson, "3-D printed ovaries produce healthy offspring," Northwestern University, May 16, 2017, https://news.northwestern.edu/stories/2017/may/3-d-printed-ovaries-offspring/.

19 Jonathan Shieber, "3D-printing organs moves a few more steps closer to commercialization," Tech Crunch, August 11, 2019, https://techcrunch.

com/2019/08/11/3d-printing-organs-moves-a-few-more-steps-closer-to-commercialization/.

20 "TAU scientists print first ever 3D heart using patient's own cells," Tel Aviv University, April 16, 2019, https://english.tau.ac.il/news/printed_heart.

21 Megan Garber, "The Perfect, 3,000-Year-Old Toe: A Brief History of Prosthetic Limbs," The Atlantic, November 21, 2013, https://www.theatlantic.com/technology/archive/2013/11/the-perfect-3-000-year-old-toe-a-brief-history-of-prosthetic-limbs/281653/; "Copy of an Etruscan denture, Europe, 1901-1930," Science Museum Group, http://broughttolife.sciencemuseum.org.uk/broughttolife/objects/display?id=4320; Science Museum Group, "Artificial eyes," Brought to life, http://broughttolife.sciencemuseum.org.uk/broughttolife/techniques/artificialeyes; Mara Mills, "Hearing Aids and the History of Electronics Miniaturization," IEEE *Annals of the History of Computing* 33, no. 2 (2011), https://doi.org/10.1109/MAHC.2011.43; Emily Redman, "To Save His Dying Sister-In-Law, Charles Lindbergh Invented a Medical Device," Smithsonian Magazine, September 9, 2015, https://www.smithsonianmag.com/smithsonian-institution/save-his-dying-sister-law-charles-lindbergh-Invented-medical-device-180956526/.

22 "The Gold Standard for the Bionic Eye," John Hopkins Medicine, July 1, 2019, https://www.hopkinsmedicine.org/news/articles/gold-standard-for-bionic-eye.

23 Russ Juskalian, "A new implant for blind people jacks directly into the brain," MIT Technology Review, February 6, 2020, https://www.technologyreview.com/s/615148/a-new-implant-for-blind-people-jacks-directly-into-the-brain/.

24 Sloan Churman, "29 years old and hearing myself for the 1st time!," Sloan Churman Youtube Channel, September 26, 2011, https://www.youtube.com/watch?v=LsOo3jzkhYA.

25 Laura Hibbard, "Sarah Churman, Deaf Woman, Hears Herself For First Time," Huffington Post, December 6, 2017, https://www.huffpost.com/

entry/sara-churman-deaf-woman-_n_989220.

26 Jacob Templin, "The first person to live with a mind-controlled robotic arm is teaching himself piano," Quartz, June 5, 2018, https://qz.com/1293788/the-first-person-to-live-with-a-mind-controlled-robotic-arm-is-teaching-himself-piano/.

27 Chelsea Gohd, "Florida Man Becomes First Person to Live With Advanced Mind-Controlled Robotic Arm," Futurism, February 3, 2018, https://futurism.com/mind-controlled-robotic-arm-johnny-matheny.

28 Johns Hopkins University, "New 'e-dermis' brings sense of touch, pain to prosthetic hands: Electronic 'skin' will enable amputees to perceive through prosthetic fingertips," ScienceDaily, June 20, 2018, https://www.sciencedaily.com/ releases/2018/06/180620171004.htm.

29 Charlotte Huff, "How artificial kidneys and miniaturized dialysis could save millions of lives," Nature, March 11, 2020, https://www.nature.com/articles/d41586-020-00671-8.

30 University of Michigan Health System, "From a heart in a backpack to a heart transplant," ScienceDaily, June 3, 2016, https://www.sciencedaily.com/releases/2016/06/160603072131.htm.

31 Martin Slagter, "Stan Larkin joins brother with transplant after 555 days without a heart," Michigan Live, April 2, 2019, https://www.mlive.com/news/ann-arbor/2016/05/larkin_brothers_heart_transpla.html.

32 Ruby Prosser Scully, "Two brain-rejuvenating proteins have been identified in young blood," New Scientist, June 3, 2019, https://www.newscientist.com/article/2205133-two-brain-rejuvenating-proteins-have-been-identified-in-young-blood/.

33 Irina M. Conboy et al., "Rejuvenation of aged progenitor cells by exposure to a young systemic environment," *Nature* 433, no. 7027 (2005), https://doi.org/10.1038/nature03260.

34 Shane R. Mayack et al., "Systemic signals regulate ageing and rejuvenation of blood stem cell niches," *Nature* 463, no. 7280 (2010), https://doi.org/10.1038/nature08749.

35 Jessica Hamzelou, "Antibody can protect brains from the ageing effects of old blood," New Scientist, January 16, 2017, https://www.newscientist.com/article/2118105-antibody-can-protect-brains-from-the-ageing-effects-of-old-blood/.

36 Massimo Conese et al., "The Fountain of Youth: A Tale of Parabiosis, Stem Cells, and Rejuvenation," *Open medicine (Warsaw, Poland)* 12 (2017), https://doi.org/10.1515/med-2017-0053.

37 Sally Adee, "Human tests suggest young blood cuts cancer and Alzheimer's risk," New Scientist, May 31, 2017, https://www.newscientist.com/article/2133311-human-tests-suggest-young-blood-cuts-cancer-and-alzheimers-risk/.

38 Adee, Sally. "Human Tests Suggest Young Blood Cuts Cancer and Alzheimer's Risk." New Scientist, May 31, 2017. https://www.newscientist.com/article/2133311-human-tests-suggest-young-blood-cuts-cancer-and-alzheimers-risk/#:~:text=Human%20tests%20suggest%20young%20blood%20cuts%20cancer%20and%20Alzheimer's%20risk,-Health%2031%20May&text=Rejuvenation%20in%20the%20bag%3F&text=Older%20people%20who%20received%20transfusions,disease%2C%20New%20Scientist%20has%20learned.

39 Yuancheng Lu et al., "Reversal of ageing- and injury-induced vision loss by Tet-dependent epigenetic reprogramming," *bioRxiv* (2019), https://doi.org/10.1101/710210.

40 David Sinclair, "Let's talk about cellular reprogramming," Life Span Book, June 27, 2019, https://lifespanbook.com/cellular-reprogramming/.

41 Center for Regenerative Medicine, "Neuroregeneration," Mayo Foundation for Medical Education and Research, https://www.mayo.edu/research/centers-programs/center-regenerative-medicine/focus-areas/neuroregeneration.

9장

1 A. M. Hatzel, *History and organization of the vital statistics system*

(Washington DC: National Center for Health Statistics, 1997), 12.

2 Benjamin Gompertz, "XXIV. On the nature of the function expressive of the law of human mortality, and on a new mode of determining the value of life contingencies. In a letter to Francis Baily," *Philosophical Transactions of the Royal Society of London* 115 (1825), https://doi.org/10.1098/rstl.1825.0026; Wikipedia, "Gompertz–Makeham law of mortality," Wikipedia Foundation, February 12, 2020, https://en.wikipedia.org/wiki/Gompertz%E2%80%93Makeham_law_of_mortality.

3 Meera Viswanathan et al., "Interventions to Improve Adherence to Self-administered Medications for Chronic Diseases in the United States," *Annals of Internal Medicine* 157, no. 11 (2012), https://doi.org/10.7326/0003-4819-157-11-201212040-00538.

4 Andrew I. Geller et al., "National estimates of insulin-related hypoglycemia and errors leading to emergency department visits and hospitalizations," *JAMA internal medicine* 174, no. 5 (2014), https://doi.org/10.1001/jamainternmed.2014.136.

5 Associated Press, "Tons of drugs dumped into wastewater," NBC News, September 14, 2008, http://www.nbcnews.com/id/26706059/ns/health-health_care/t/tons-drugs-dumped-wastewater/#.XqmXVNMzauV.

6 Fiona Barry et al., *The golden age of innovation is beginning: Drug Delivery and Packaging Report 2019* (Paris: Pharmapack Europe, 2019).

7 Sinclair and LaPlante, *Lifespan*, 130.

8 Sinclair and LaPlante, *Lifespan*, 131.

9 Simon C. Johnson et al., "mTOR inhibition alleviates mitochondrial disease in a mouse model of Leigh syndrome," *Science* 342, no. 6165 (2013), https://doi.org/10.1126/science.1244360.

10 Belinda Seto, "Rapamycin and mTOR: a serendipitous discovery and implications for breast cancer," *Clinical and translational medicine* 1, no. 1 (2012), https://doi.org/10.1186/2001-1326-1-29.

11 clinicaltrials.com

12 Food and Drug Administration, *Medication Guide: Rapamune* (White Oak,

MD: Food Drug Administration, 2017).

13 John Parkinson, *Theatrum Botanicum: the Theater of Plants. Or, an Herball of a Large Extent* (London: Tho. Cotes, 1640), 418.

14 C. J. Bailey and C. Day, "Metformin: its botanical background," *Practical Diabetes International* 21, no. 3 (2004), https://doi.org/10.1002/pdi.606.

15 Alejandro Martin-Montalvo et al., "Metformin improves healthspan and lifespan in mice," *Nature Communications* 4 (2013), https://doi.org/10.1038/ncomms3192. https://dash.harvard.edu/handle/1/11879643; Karnewar, S., Neeli, P., Panuganti, D., Kotagiri, S., Mallappa, S., Jain, N., . . . Kotamraju, S. (2018, January 31). https://www.sciencedirect.com/science/article/pii/S0925443918300292

16 Steve Horvath, 저자와의 전화 인터뷰, December 3, 2019.

17 Nir Barzilai, 저자와의 전화 인터뷰, December 4, 2019.

18 Ming Xu et al., "Senolytics improve physical function and increase lifespan in old age," Nature medicine 24, no. 8 (2018), https://doi.org/10.1038/s41591-018-0092-9.

19 Marjolein P. Baar et al., "Targeted Apoptosis of Senescent Cells Restores Tissue Homeostasis in Response to Chemotoxicity and Aging," *Cell* 169, no. 1 (2017), https://doi.org/10.1016/j.cell.2017.02.031.

20 Jamie N. Justice et al., "Senolytics in idiopathic pulmonary fibrosis: Results from a first-in-human, open-label, pilot study," *EBioMedicine* 40 (2019), https://doi.org/10.1016/j.ebiom.2018.12.052.

21 LaTonya J. Hickson et al., "Corrigendum to 'Senolytics decrease senescent cells in humans: Preliminary report from a clinical trial of Dasatinib plus Quercetin in individuals with diabetic kidney disease'," *EBioMedicine* 52 (2020), https://doi.org/10.1016/j.ebiom.2019.12.004.

22 Tarantini, S., Valcarcel-Ares, M., Toth, P., Yabluchanskiy, A., Tucsek, Z., Kiss, T., . . . Ungvari, Z. (2019, June). https://www.ncbi.nlm.nih.gov/pmc/articles/PMC6477631/

23 Vladimir N. Anisimov and Vladimir Khavinson, "Peptide bioregulation of aging: results and prospects," *Biogerontology* 11, no. 2 (2009), https://doi.

org/10.1007/s10522-009-9249-8.

24 Vladimir Khavinson and Vyacheslav G. Morozov, "Peptides of pineal gland and thymus prolong human life," *Neuro endocrinology letters* 24, no. 3-4 (2003).

25 Bruce N. Ames, "Prolonging healthy aging: Longevity vitamins and proteins," *Proceedings of the National Academy of Sciences of the United States of America* 115, no. 43 (2018), https://doi.org/10.1073/pnas.1809045115.

26 Kris Verburgh, *The longevity code: secrets to living well for longer from the front lines of science* (New York: The Experiment, 2018), loc. 2651, Kindle

27 "St. John's wort," Mayo Clinic, October 13, 2017, https://www.mayoclinic.org/drugs-supplements-st-johns-wort/art-20362212.

28 Pieter A. Cohen et al., "Four experimental stimulants found in sports and weight loss supplements: 2-amino-6-methylheptane (octodrine), 1,4-dimethylamylamine (1,4-DMAA), 1,3-dimethylamylamine (1,3-DMAA) and 1,3-dimethylbutylamine (1,3-DMBA)," Clinical Toxicology 56, no. 6 (2017), https://doi.org/10.1080/15563650.2 017.1398328; Erika Yigzaw, "The Hidden Dangers in Your Dietary Supplements," American College of Healthcare Science, December 2, 2016, https://info.achs.edu/blog/dangerous-supplement-ingredients.

29 Matthew Herper, "Cost Of Developing Drugs Is Insane. That Paper That Says Otherwise Is Insanely Bad," Forbes, October 16, 2017, https://www.forbes.com/sites/matthewherper/2017/10/16/the-cost-of-developing-drugs-is-insane-a-paper-that-argued-otherwise-was-insanely-bad/.

30 Simon Smith, "230 Startups Using Artificial Intelligence in Drug Discovery," BenchSci, April 8, 2020, https://blog.benchsci.com/startups-using-artificial-intelligence-in-drug-discovery.

31 "New report calls for urgent action to avert antimicrobial resistance crisis," World Health Organization, April 29, 2019, https://www.who.int/news-room/detail/29-04-2019-new-report-calls-for-urgent-action-to-avert-

antimicrobial-resistance-crisis.

32 Jonathan M. Stokes et al., "Deep Learning Approach to Antibiotic Discovery," *Cell* 180, no. 4 (2020), https://doi.org/10.1016/j.cell.2020.01.021.

33 David Adam, "What if aging weren't inevitable, but a curable disease?," MIT Technology Review, August 19, 2019, https://www.technologyreview.com/2019/08/19/133357/what-if-aging-werent-inevitable-but-a-curable-disease/.

34 Pharmaceutical Commerce, "Global pharma spending will hit $1.5 trillion in 2023, says IQVIA-Pharmaceutical Commerce," Pharmaceutical Commerce, January 29, 2019, https://pharmaceuticalcommerce.com/business-and-finance/global-pharma-spending-will-hit-1-5-trillion-in-2023-says-iqvia/.

35 Dave Roos, "Life-Extending Discovery Renews Debate Over Aging as a 'Disease'," Seeker, March 31, 2017, https://www.seeker.com/health/biotech/life-extending-discovery-renews-debate-over-aging-as-a-disease.

36 Stuart R. G. Calimport et al., "To help aging populations, classify organismal senescence," *Science* 366, no. 6465 (2019), https://doi.org/10.1126/science.aay7319.

37 "How Chemotherapy Drugs Work," American Cancer Society, November 22, 2019, https://www.cancer.org/treatment/treatments-and-side-effects/treatment-types/chemotherapy/how-chemotherapy-drugs-work.html; Ed Lamb, "Top 200 Drugs of 2008," Pharmacy Times, May 15, 2009, https://www.pharmacytimes.com/publications/issue/2009/2009-05/rxfocustop200drugs-0509; Kyle Blankenship, "The top 20 drugs by 2018 U.S. sales," Fierce Pharma, Jun 17, 2019, https://www.fiercepharma.com/special-report/top-20-drugs-by-2018-u-s-sales; American Cancer Society, *Cancer Facts & Figures 2017* (Atlanta: American Cancer Society, 2017). clinicaltrials.com.

38 Xinhua, "Immortality in pill no longer science fiction," China Daily, March 25, 2013, https://www.chinadaily.com.cn/world/2013-03/25/

content_16342841.htm.

10장

1 National Center for Health Statistics, "Life expectancy at birth, at 65 years of age, and at 75 years of age, by race and sex: United States, selected years 1900–2007," Centers for Disease Control and Prevention, 2010, https://www.cdc.gov/nchs/data/hus/2010/022.pdf.

2 Morbidity and Mortality Weekly Report, "QuickStats: Infant, Neonatal, and Postneonatal Annual Mortality Rates* --- United States, 1940--2005," Centers for Disease Control and Prevention, April 11, 2008, https://www.cdc.gov/mmwr/preview/mmwrhtml/mm5714a6.htm.

3 Ray Kurzweil, "The Law of Accelerating Returns," Kurzweil Network, March 7, 2001, https://www.kurzweilai.net/the-law-of-accelerating-returns.

4 Amit Katwala, "Quantum computers will change the world (if they work)," *Wired*, March 5, 2020, https://www.wired.co.uk/article/quantum-computing-explained; "Artificial Superintelligence Documentary-AGI," Science Time, https://www.youtube.com/watch?v=2h4tIiPNu-0.

5 Frank Arute et al., "Quantum supremacy using a programmable superconducting processor," *Nature* 574, no. 7779 (2019), https://doi.org/10.1038/s41586-019-1666-5.

6 Marcus, A. (2020, August 01). WSJ news exclusive | Henrietta lacks and her Remarkable cells will finally see some payback. https://www.wsj.com/articles/henrietta-lacks-and-her-remarkable-cells-will-finally-see-some-payback-11596295285.

7 Richard P. Feynman, "There's Plenty of Room at the Bottom," *Miniaturization*, ed. Horace D. Gilbert (New York: Reinhold, 1961 [1959]).

8 Adam de la Zerda, "New imaging lights the way for brain surgeons," TEDx Talks, May 24, 2016, https://www.youtube.com/watch?v=klUoJxGv9wg.

9 Anne Trafton, "New sensors could offer early detection of lung tumors," MIT News, April 1, 2020, http://news.mit.edu/2020/urine-sensor-test-detect-lung-tumors-0401; Sangeeta Bhatia, "This tiny particle could roam

your body to find tumors," TED Talk, November, 2015, https://www.ted.com/talks/sangeeta_bhatia_this_tiny_particle_could_roam_your_body_to_find_tumors#t-510452.

10 "Mind control technology exists, but it needs work," Quartz Youtube Channel, September 28, 2018, https://www.youtube.com/watch?v=IBlpodGjBLU.

11 "Neuralink Launch Event," Neuralink, July 16, 2019, https://www.youtube.com/watch?v=r-vbh3t7WVI&feature=youtu.be.

12 David Noonan, "Meet the Two Scientists Who Implanted a False Memory Into a Mouse," Smithsonian Magazine, November, 2014, https://www.smithsonianmag.com/innovation/meet-two-scientists-who-implanted-false-memory-mouse-180953045/.

13 Robert E. Hampson et al., "Developing a hippocampal neural prosthetic to facilitate human memory encoding and recall," *Journal of neural engineering* 15, no. 3 (2018), https://doi.org/10.1088/1741-2552/aaaed7.

14 Anders Sandberg, "TRANSHUMAN-Do you want to live forever?," Titus Nachbauer, June 16, 2013, https://www.youtube.com/watch?v=3PAj2yorJig.

11장

1 Swift, Jonathan, 1667-1745. Gulliver's Travels. New York :Harper, 1950.

2 Swift, Jonathan, 1667-1745. Gulliver's Travels. New York :Harper, 1950.

3 Nir Barzilai, "Dying "Young" at an Old Age," Albert Einstein College of Medicine, June 27, 2013, http://blogs.einstein.yu.edu/dying-young-at-an-old-age/.

4 David Sinclair, 저자와의 전화 인터뷰, May 12, 2020.

5 Jim Mellon, 저자와의 전화 인터뷰, April 21, 2020.

6 Holly Shaftel et al., "Climate Change: How Do We Know?," NASA's Jet Propulsion Laboratory, May 19, 2020, https://climate.nasa.gov/evidence/.

7 "Poverty," World Bank, https://www.worldbank.org/en/topic/poverty/overview.

8 "Population growth (annual %)," World Bank, https://data.worldbank.org/

indicator/SP.POP.GROW?end=2018&start=2018&view=bar; "Population," United Nations, https://www.un.org/en/sections/issues-depth/population/index.html.

9 de Grey and Rae, *Ending Aging: The Rejuvenation Breakthroughs That Could Reverse Human Aging in Our Lifetime*, 11.

10 Virginia Tech, "Accelerating global agricultural productivity growth is critical," ScienceDaily, October 16, 2019, https://www.sciencedaily.com/releases/2019/10/191016074750.htm.

11 Jim Robbins, "As Water Scarcity Increases, Desalination Plants Are on the Rise," Yale Environment 360, June 11, 2019, https://e360.yale.edu/features/as-water-scarcity-increases-desalination-plants-are-on-the-rise.

12 US Energy Information Administration, "How much of world energy consumption and production is from renewable energy?," EIA, September 27, 2019, https://www.eia.gov/tools/faqs/faq.php?id=527&t=1.

13 Yuqiang Zhang et al., "Long-term trends in the ambient PM(2.5)- and O(3)-related mortality burdens in the United States under emission reductions from 1990 to 2010," *Atmospheric chemistry and physics* 18, no. 20 (2018), https://doi.org/10.5194/acp-18-15003-2018.

14 United States Environmental Protection Agency, *Water Pollution Control Twenty Five Years of Progress and Challenges for the New Millennium* (Washington DC: EPA, 1998).

15 EOS Project Science Office, "China and India Lead the Way in Greening," NASA Goddard Space Flight Center, February 12, 2019, https://earthobservatory.nasa.gov/images/144540/china-and-india-lead-the-way-in-greening.

16 Anthony Cilluffo and Neil G. Ruiz, "World's population is projected to nearly stop growing by the end of the century," Pew Research Center, June 17, 2019, https://www.pewresearch.org/fact-tank/2019/06/17/worlds-population-is-projected-to-nearly-stop-growing-by-the-end-of-the-century/.

17 Gladstone, R. (2020, July 14). World population could peak decades ahead

of u.n. forecast, study asserts. https://www.nytimes.com/2020/07/14/world/americas/global-population-trends.html.

18 Darrell Bricker and John Ibbitson, *Empty Planet: The Shock of Global Population Decline* (London: Robinson, 2019), loc. 59, Kindle.

19 Rebecca Ungarino, "There are more people older than 65 than younger than 5 for the first time-here's how that's changing the world," Business Insider, February 20, 2019, https://markets.businessinsider.com/news/stocks/aging-demographics-impact-on-economy-growth-markets-2019-2-1027968236.

20 Eleanor Albert, "North Korea's Military Capabilities," Council on Foreign Relations, December 20, 2019, https://www.cfr.org/backgrounder/north-koreas-military-capabilities.

21 Jesús Crespo Cuaresma et al., "What do we know about poverty in North Korea?," *Palgrave Communications* 6, no. 1 (2020), https://doi.org/10.1057/s41599-020-0417-4.

22 Joan Ferrante, Sociology: A Global Perspective (Belmont, CA: Thomson Wadsworth, 2008).

23 Deborah Hardoon, Ricardo Fuentes-Nieva, and Sophia Ayele, *An Economy For the 1%: How privilege and power in the economy drive extreme inequality and how this can be stopped* (Nairobi: Oxfam international, 2016).2016

24 Wealth-X, *Billionaire Census* (New York: Wealth-X, 2018).

25 Office of the Chief Actuary, "Wage Statistics for 2018," Social Security Online, https://www.ssa.gov/cgi-bin/netcomp.cgi?year=2018.

26 "Global Social Mobility Index 2020: why economies benefit from fixing inequality," World Economic Forum, January 19, 2020, https://www.weforum.org/reports/global-social-mobility-index-2020-why-economies-benefit-from-fixing-inequality.〈/style〉〈/author〉〈/authors〉〈/contributors〉〈titles〉〈title〉Global Social Mobility Index 2020: why economies benefit from fixing inequality〈/title〉〈/titles〉〈dates〉〈year〉2020〈/year〉〈pub-dates〉〈date〉〈style face="normal" font="default" size="100%"〉January〈/

style><style face="normal" font="default" charset="238" size="100%">19</style></date></pub-dates></dates><publisher>World Economic Forum</publisher><urls><related-urls><url>https://www.weforum.org/reports/global-social-mobility-index-2020-why-economies-benefit-from-fixing-inequality</url></related-urls></urls></record></Cite></EndNote>

27 Swift, Jonathan, 1667-1745. Gulliver's Travels. New York :Harper, 1950.

28 World Economic Forum, *We'll Live to 100 – How Can We Afford It?* (Geneva: WEForum, 2017), 7.

29 Colin Gordon et al., "COVID-19 and the Color Line," Boston Review, May 1, 2020, http://bostonreview.net/race/colin-gordon-walter-johnson-jason-q-purnell-jamala-rogers-covid-19-and-color-line.

30 Paul Irving, 저자와의 인터뷰, June 9, 2020.

31 Max Roser, "Economic Growth: The economy before economic growth: The Malthusian trap," All of Our World in Data, 2013, https://ourworldindata.org/economic-growth#the-economy-before-economic-growth-the-malthusian-trap.

32 "The World Bank In China," World Bank, April 23, 2020, https://www.worldbank.org/en/country/china/overview.

33 Max Roser, "The global decline of extreme poverty – was it only China?," All of Our World in Data, March 7, 2017, https://ourworldindata.org/the-global-decline-of-extreme-poverty-was-it-only-china.

34 Anders Sandberg, 저자와의 전화 인터뷰, May 5, 2020.

35 Sam Harris, "A Conversation with Yuval Noah Harari," Sam Harris Podcast, May 1, 2020, https://samharris.org/podcasts/201-may-1-2020/.

36 Ezekiel J. Emanuel, "Why I Hope to Die at 75," The Atlantic, October, 2014, https://www.theatlantic.com/magazine/archive/2014/10/why-i-hope-to-die-at-75/379329/.

37 Aesop, *Aesop's Fables* (Redditch, UK: Read Books Limited, 2013).

38 Patrick J. McGinnis, 저자와의 인터뷰, June 23, 2020

39 Jamie Metzl, 저자와의 전화 인터뷰, June 8, 2020.

보너스 장

1 https://www.mortality.org/

2 Rodale Books, "New book released — Fantastic Voyage: Live Long Enough to Live Forever," Kurzweil Network, November 17, 2004, https://www.kurzweilai.net/fantastic-voyagebook-announcement.

3 "Key Statistics for Prostate Cancer," American Cancer Society, January 8, 2020, https://www.cancer.org/cancer/prostate-cancer/about/key-statistics.html;"Survival Rates for Prostate Cancer," American Cancer Society, January 9, 2020, https://www.cancer.org/cancer/prostate-cancer/detection-diagnosis-staging/survival-rates.html.

4 "Survival Rates for Colorectal Cancer," American Cancer Society, January 8, 2020, https://www.cancer.org/cancer/colon-rectal-cancer/detection-diagnosis-staging/survival-rates.html.

5 Office on Smoking and Health and National Center for Chronic Disease Prevention and Health Promotion, "Health Effects of Cigarette Smoking," Centers for Disease Control and Prevention, April 28, 2020, https://www.cdc.gov/tobacco/data_statistics/fact_sheets/health_effects/effects_cig_smoking/index.htm.

6 Schroeder, S., Author Affiliations From the Department of Medicine, Others, P., Others, M., K. G. Blumenthal and Others, Others, N., & F. P. Polack and Others. (2013, January 24). New evidence that cigarette smoking remains the most important health hazard: Nejm. https://www.nejm.org/doi/full/10.1056/nejme1213751.

7 Claudia Kawas and Annilia Paganini-Hill, "The 90+ study," UC Irvine Institute for Memory Impairments and Neurological Disorders, http://www.mind.uci.edu/research-studies/90plus-study/.

8 Gregory Härtl and Paul Garwood, "Harmful use of alcohol kills more than 3 million people each year, most of them men," World Health Organization, September 21, 2018, https://www.who.int/news-room/detail/21-09-2018-harmful-use-of-alcohol-kills-more-than-3-million-people-each-year-most-of-them-men; "Alcohol Facts and Statistics,"

National Institute on Alcohol Abuse and Alcoholism, February, 2020, https://www.niaaa.nih.gov/publications/brochures-and-fact-sheets/alcohol-facts-and-statistics.

9 National Institute on Alcohol Abuse and Alcoholism, "Alcohol Metabolism: An Update," National Institutes of Health, April, 2007, https://pubs.niaaa.nih.gov/publications/aa72/aa72.htm; Kate Kelland, "How alcohol damages stem cell DNA and increases cancer risk," Reuters, January 3, 2018, https://www.reuters.com/article/us-health-cancer-alcohol/how-alcohol-damages-stem-cell-dna-and-increases-cancer-risk-idUSKBN1ES1N2.

10 Gregory Traversy and Jean-Philippe Chaput, "Alcohol Consumption and Obesity: An Update," *Current obesity reports* 4, no. 1 (2015), https://doi.org/10.1007/s13679-014-0129-4.

11 Camila Domonoske, "50 Years Ago, Sugar Industry Quietly Paid Scientists To Point Blame At Fat," National Public Radio, September 13, 2016, https://www.npr.org/sections/thetwo-way/2016/09/13/493739074/50-years-ago-sugar-industry-quietly-paid-scientists-to-point-blame-at-fat; Sharon Kirkey, "New report alleges big sugar tried to hide possible link to cancer 50 years ago," National Post, November 23, 2017, https://nationalpost.com/health/new-report-alleges-big-sugar-tried-to-hide-possible-link-to-cancer-50-years-ago; Anahad O'Connor, "How the Sugar Industry Shifted Blame to Fat," New York Times, September 12, 2016, https://www.nytimes.com/2016/09/13/well/eat/how-the-sugar-industry-shifted-blame-to-fat.html.

12 Valeska Ormazabal et al., "Association between insulin resistance and the development of cardiovascular disease," *Cardiovascular Diabetology* 17, no. 1 (2018), https://doi.org/10.1186/s12933-018-0762-4.

13 Osama Hamdy, Gabriel I. Uwaifo, and Elif A. Oral, "Does obesity reduce life expectancy?," Medscape, July 1, 2020, https://www.medscape.com/answers/123702-11510/does-obesity-reduce-life-expectancy.

14 International Programme on Chemical Safety, "Poisoning Prevention and Management," World Health Organization, https://www.who.int/ipcs/

poisons/en/; Poison Control, "Common and Dangerous Poisons," NCPC, https://www.poison.org/common-and-dangerous-poisons; Fred Hosier, "Top 10 causes of accidental death," Safety News Alert, December 5, 2018, https://www.safetynewsalert.com/number-of-accidental-deaths-hits-new-high/; Poison Control, "Poison Statistics: National Data 2018," NCPC, https://www.poison.org/poison-statistics-national.

15 Safety Team, "Does Ridesharing Reduce Drunk Driving Incidents?," Safety.com, January 13, 2020, https://www.safety.com/ridesharing-reduce-drunk-driving-incidents/.

16 Ricki J. Colman et al., "Caloric Restriction Delays Disease Onset and Mortality in Rhesus Monkeys," *Science* 325, no. 5937 (2009), https://doi.org/10.1126/science.1173635.; Sally E. Silverstone, "Food production and nutrition for the crew during the first 2-year closure of Biosphere 2," *Life support & biosphere science* 4, no.3-4 (1997); Christopher Turner, "Ingestion / Planet in a Bottle," Cabinet Magazine, Spring, 2011, http://www.cabinetmagazine.org/issues/41/turner.php.; Mark P. Mattson, Valter D. Longo, and Michelle Harvie, "Impact of intermittent fasting on health and disease processes," *Ageing research reviews* 39 (2017), https://doi.org/10.1016/j.arr.2016.10.005.; Alessio Nencioni et al., "Fasting and cancer: molecular mechanisms and clinical application," *Nature reviews. Cancer* 18, no. 11 (2018), https://doi.org/10.1038/s41568-018-0061-0.

17 William E. Kraus et al., "2 years of calorie restriction and cardiometabolic risk (CALERIE): exploratory outcomes of a multicentre, phase 2, randomised controlled trial," *The Lancet Diabetes & Endocrinology* 7, no. 9 (2019), https://doi.org/10.1016/S2213-8587(19)30151-2.

18 Axel F. Sigurdsson, "Intermittent Fasting and Health – The Scientific Evidence," Doc's Opinion, January 12, 2020, https://www.docsopinion.com/intermittent-fasting; Harvard Women's Health Watch, "Can scheduled fasting improve your health?," Harvard Health Publishing, May, 2020, https://www.health.harvard.edu/staying-healthy/can-scheduled-fasting-improve-your-health; Monique Tello, "Intermittent fasting:

Surprising update," Harvard Health Publishing, February 10, 2020, https://www.health.harvard.edu/blog/intermittent-fasting-surprising-update-2018062914156.

19 James Gallagher, "The diets cutting one in five lives short every year," BBC News, April 4, 2019, https://www.bbc.com/news/health-47734296; Ashkan Afshin et al., "Health effects of dietary risks in 195 countries, 1990-2017: a systematic analysis for the Global Burden of Disease Study 2017," *The Lancet* 393, no. 10184 (2019), https://doi.org/10.1016/S0140-6736(19)30041-8; Heart Essentials, "Looking at the Link Between Salt and Heart Failure," Cleveland Clinic, October 26, 2017, https://health.clevelandclinic.org/looking-at-the-link-between-salt-and-heart-failure/.

20 Anaïs Rico-Campà et al., "Association between consumption of ultra-processed foods and all cause mortality: SUN prospective cohort study," *BMJ* 365 (2019), https://doi.org/10.1136/bmj.l1949.

21 Bernard Srour et al., "Ultra-processed food intake and risk of cardiovascular disease: prospective cohort study (NutriNet-Santé)," *BMJ* 365 (2019), https://doi.org/10.1136/bmj.l1451.

22 Jonathan Shaw, "A Diabetes Link to Meat," Harvard Magazine, January-February, 2012, https://www.harvardmagazine.com/2012/01/a-diabetes-link-to-meat.

23 Nathan Donley, "The USA lags behind other agricultural nations in banning harmful pesticides," *Environmental Health* 18, no. 1 (2019), https://doi.org/10.1186/s12940-019-0488-0.

24 Robert A. Corney, Caroline Sunderland, and Lewis J. James, "Immediate pre-meal water ingestion decreases voluntary food intake in lean young males," *European journal of nutrition* 55, no. 2 (2016), https://doi.org/10.1007/s00394-015-0903-4; Michael Boschmann et al., "Water-induced thermogenesis," *The Journal of clinical endocrinology and metabolism* 88, no. 12 (2003), https://doi.org/10.1210/jc.2003-030780.

25 Sebastian Brandhorst and D. Longo Valter, "Dietary Restrictions and Nutrition in the Prevention and Treatment of Cardiovascular Disease,"

Circulation Research 124, no. 6 (2019), https://doi.org/10.1161/CIRCRESAHA.118.313352.

26 Andrew I. Geller et al., "Emergency Department Visits for Adverse Events Related to Dietary Supplements," *New England journal of medicine* 373, no. 16 (2015), https://doi.org/10.1056/NEJMsa1504267.

27 Deepak L. Bhatt et al., "Cardiovascular Risk Reduction with Icosapent Ethyl for Hypertriglyceridemia," *New England journal of medicine* 380, no. 1 (2019), https://doi.org/10.1056/nejmoa1812792.

28 Carl D. Reimers, G. Knapp, and Anne Kerstin Reimers, "Does physical activity increase life expectancy? A review of the literature," *Journal of aging research* 2012 (2012), https://doi.org/10.1155/2012/243958.

29 Anna Azvolinsky, "Exercise Boosts Life Expectancy, Study Finds," Live Science, May 30, 2013, https://www.livescience.com/36723-exercise-life-expectancy-overweight-obese.html.

30 National Cancer Institute, "Physical Activity and Cancer," National Institutes of Health, February 10, 2020, https://www.cancer.gov/about-cancer/causes-prevention/risk/obesity/physical-activity-fact-sheet.

31 Matthew M. Robinson et al., "Enhanced Protein Translation Underlies Improved Metabolic and Physical Adaptations to Different Exercise Training Modes in Young and Old Humans," *Cell Metabolism* 25, no. 3 (2017), https://doi.org/10.1016/j.cmet.2017.02.009.

32 Pedro F. Saint-Maurice et al., "Association of Daily Step Count and Step Intensity With Mortality Among US Adults," *Jama* 323, no. 12 (2020), https://doi.org/10.1001/jama.2020.1382.

33 Harvard Men's Health Watch, "Walking: Your steps to health," Harvard Health Publishing, July 18, 2018, https://www.health.harvard.edu/staying-healthy/walking-your-steps-to-health.

34 May Wong, "Stanford study finds walking improves creativity," Stanford News, April 24, 2014, https://news.stanford.edu/2014/04/24/walking-vs-sitting-042414/.

35 Columbia University Medical Center, "Long sitting periods may be just

as harmful as daily total," ScienceDaily, September 11, 2017, https://www.sciencedaily.com/releases/2017/09/170911180004.htm; Edward R. Laskowski, "What are the risks of sitting too much?", Mayo Clinic, May 8, 2018, https://www.mayoclinic.org/healthy-lifestyle/adult-health/expert-answers/sitting/faq-20058005.

36 Amneet Sandhu, Milan Seth, and Hitinder S. Gurm, "Daylight savings time and myocardial infarction," *Open Heart* 1, no. 1 (2014), https://doi.org/10.1136/openhrt-2013-000019; University of Colorado at Boulder, "'Spring forward' to daylight saving time brings surge in fatal car crashes: Deadly accidents spike 6% in week after time change," ScienceDaily, January 30, 2020, https://www.sciencedaily.com/releases/2020/01/200130144410.htm; Christopher M. Barnes and David T. Wagner, "Changing to daylight saving time cuts into sleep and increases workplace injuries," *Journal of Applied Psychology* 94, no. 5 (2009), https://doi.org/10.1037/a0015320; Michael Berk et al., "Small shifts in diurnal rhythms are associated with an increase in suicide: The effect of daylight saving," *Sleep and Biological Rhythms* 6, no. 1 (2008), https://doi.org/10.1111/j.1479-8425.2007.00331.x.

37 National Center for Chronic Disease Prevention and Health Promotion and Division of Population Health, "Sleep and Sleep Disorders: Data and Statistics," Centers for Disease Control and Prevention, May 2, 2017, https://www.cdc.gov/sleep/data_statistics.html.

38 Harvard Chan School, "Sleep Deprivation and Obesity," Harvard College, https://www.hsph.harvard.edu/nutritionsource/sleep/; Michael A. Grandner et al., "Sleep Duration and Diabetes Risk: Population Trends and Potential Mechanisms," *Current diabetes reports* 16, no. 11 (2016), https://doi.org/10.1007/s11892-016-0805-8; Tim Newman, "Just 6 hours of sleep loss increases diabetes risk," Medical News Today, September 8, 2018, https://www.medicalnewstoday.com/articles/323004#Lack-of-sleep-and-diabetes; "Poor sleep raises diabetic insulin levels, according to study," Diabetes Digital Media, May 3, 2011, https://www.diabetes.co.uk/

news/2011/may/poor-sleep-raises-diabetic-insulin-levels,-according-to-study-99880077.html; Najib T. Ayas et al., "A Prospective Study of Sleep Duration and Coronary Heart Disease in Women," *Archives of Internal Medicine* 163, no. 2 (2003), https://doi.org/10.1001/archinte.163.2.205; European Society of Cardiology, "Sleeping 5 hours or less a night associated with doubled risk of cardiovascular disease," EurekAlert, August 26, 2018, https://www.eurekalert.org/pub_releases/2018-08/esoc-sfh082318.php; European Society of Cardiology, "Short and fragmented sleep linked to hardened arteries," EurekAlert, August 26, 2018, https://www.eurekalert.org/pub_releases/2018-08/esoc-saf082318.php; Francesco P. Cappuccio et al., "Meta-analysis of short sleep duration and obesity in children and adults," *Sleep* 31, no. 5 (2008), https://doi.org/10.1093/sleep/31.5.619.

39 Matt Walker, "Sleep is your superpower," TED, June 3, 2019, https://www.youtube.com/watch?v=5MuIMqhT8DM; Michael Irwin et al., "Partial sleep deprivation reduces natural killer cell activity in humans," *Psychosomatic Medicine* 56, no. 6 (1994), https://doi.org/10.1097/00006842-199411000-00004; Institut national de la santé et de la recherche médicale, "Night work may put women's health at risk," ScienceDaily, June 19, 2012, https://www.sciencedaily.com/releases/2012/06/120619112907.htm; Walker, *Why we sleep*, 148.

40 Francesco P. Cappuccio et al., "Sleep duration and all-cause mortality: a systematic review and meta-analysis of prospective studies," *Sleep* 33, no. 5 (2010), https://doi.org/10.1093/sleep/33.5.585.

41 Bob Morris, "Arianna Huffington's Sleep Revolution Starts at Home," The New York Times, April 28, 2016, https://www.nytimes.com/2016/05/01/realestate/arianna-huffingtons-sleep-revolution-starts-at-home.html; Marie Kondo, "The Joy of Sleep, With Arianna Huffington," KonMari, https://konmari.com/arianna-huffington-sleep/.

42 Erin Wigger, "The Whitehall Study," Unhealthy Work, June 22, 2011, https://unhealthywork.org/classic-studies/the-whitehall-study/; Vicki

Brower, "Mind-body research moves towards the mainstream," *EMBO reports* 7, no. 4 (2006), https://doi.org/10.1038/sj.embor.7400671.

43 "What is Cortisol?," Endocrine Society, November, 2018, https://www.hormone.org/your-health-and-hormones/glands-and-hormones-a-to-z/hormones/cortisol; "Chronic stress puts your health at risk," Mayo Clinic, March 19, 2019, https://www.mayoclinic.org/healthy-lifestyle/stress-management/in-depth/stress/art-20046037; Bruce S. McEwen, "Central effects of stress hormones in health and disease: Understanding the protective and damaging effects of stress and stress mediators," *European journal of pharmacology* 583, no. 2-3 (2008), https://doi.org/10.1016/j.ejphar.2007.11.071; James L. Wilson, "The Anti-Inflammatory Effects of Cortisol," Adrenal Fatigue, September 10, 2014, https://adrenalfatigue.org/the-anti-inflammatory-effects-of-cortisol/.

44 Erika J. Wolf et al., "The goddess who spins the thread of life: Klotho, psychiatric stress, and accelerated aging," *Brain, Behavior, and Immunity* 80 (2019), https://doi.org/10.1016/j.bbi.2019.03.007; Hiroshi Kurosu et al., "Suppression of aging in mice by the hormone Klotho," *Science* 309, no. 5742 (2005), https://doi.org/10.1126/science.1112766; Kaori Nakanishi et al., "Implication of alpha-Klotho as the predictive factor of stress," *Journal of investigative medicine* 67, no. 7 (2019), https://doi.org/10.1136/jim-2018-000977; Aric A. Prather et al., "Longevity factor klotho and chronic psychological stress," *Translational psychiatry* 5, no. 6 (2015), https://doi.org/10.1038/tp.2015.81.

45 Alice G. Walton, "Neurotic People May Live Longer, Study Finds," Forbes, July 25, 2017, https://www.forbes.com/sites/alicegwalton/2017/07/25/neurotic-people-may-live-longer-study-finds/#200b960e4f57; Linda E. Carlson et al., "Mindfulness-based cancer recovery and supportive-expressive therapy maintain telomere length relative to controls in distressed breast cancer survivors," *Cancer* 121, no. 3 (2015), https://doi.org/10.1002/cncr.29063; Quinn A. Conklin et al., "Insight meditation and telomere biology: The effects of intensive retreat and the moderating

role of personality," *Brain, Behavior, and Immunity* 70 (2018), https://doi.org/10.1016/j.bbi.2018.03.003; Elissa Epel et al., "Can meditation slow rate of cellular aging? Cognitive stress, mindfulness, and telomeres," *Annals of the New York Academy of Sciences* 1172 (2009), https://doi.org/10.1111/j.1749-6632.2009.04414.x.

46 Roberta Kleinman, "Can Meditation Help Control Your Blood Sugar Levels?," ADW Diabetes, June 19, 2018, https://www.adwdiabetes.com/articles/meditation-control-blood-sugars; Shashank Shekhar Sinha et al., "Effect of 6 Months of Meditation on Blood Sugar, Glycosylated Hemoglobin, and Insulin Levels in Patients of Coronary Artery Disease," *International journal of yoga* 11, no. 2 (2018), https://doi.org/10.4103/ijoy.IJOY_30_17; N. Levine Glenn et al., "Meditation and Cardiovascular Risk Reduction," *Journal of the American Heart Association* 6, no. 10 (2017), https://doi.org/10.1161/JAHA.117.002218; Robert H. Schneider et al., "Long-term effects of stress reduction on mortality in persons 〉 or = 55 years of age with systemic hypertension," *The American journal of cardiology* 95, no. 9 (2005), https://doi.org/10.1016/j.amjcard.2004.12.058; Brigid Schulte, "Harvard neuroscientist: Meditation not only reduces stress, here's how it changes your brain," Washington Post, May 26, 2015, https://www.washingtonpost.com/news/inspired-life/wp/2015/05/26/harvard-neuroscientist-meditation-not-only-reduces-stress-it-literally-changes-your-brain/.

47 Richard Davidson, Amishi Jha, and Jon Kabat-Zinn, "Is the Mind-Body Connection Scientific?," NourFoundation, February 17, 2013, https://www.youtube.com/watch?v=f3G6SAPEMuk.

48 Julianne Holt-Lunstad, Timothy B. Smith, and J. Bradley Layton, "Social Relationships and Mortality Risk: A Meta-analytic Review," *PLOS Medicine* 7, no. 7 (2010), https://doi.org/10.1371/journal.pmed.1000316.

49 Harvard Health Letter, "Can relationships boost longevity and well-being?," Harvard Health Publishing, June, 2017, https://www.health.harvard.edu/mental-health/can-relationships-boost-longevity-and-well-

being.

50 Darcy Lewis, "What the health effects of loneliness say about illness and cell activity," David Geffenn School of Medicine, March 3, 2016, https://medschool.ucla.edu/body.cfm?id=1158&action=detail&ref=575.

51 Nicole K. Valtorta et al., "Loneliness and social isolation as risk factors for coronary heart disease and stroke: systematic review and meta-analysis of longitudinal observational studies," *Heart* 102, no. 13 (2016), https://doi.org/10.1136/heartjnl-2015-308790.

52 Viktor Frankl, *Man's Search for Meaning* (Boston: Beacon Press, 2006).

53 Kozo Tanno et al., "Associations of ikigai as a positive psychological factor with all-cause mortality and cause-specific mortality among middle-aged and elderly Japanese people: findings from the Japan Collaborative Cohort Study," *Journal of psychosomatic research* 67, no. 1 (2009), https://doi.org/10.1016/j.jpsychores.2008.10.018; Megumi Koizumi et al., "Effect of having a sense of purpose in life on the risk of death from cardiovascular diseases," *Journal of epidemiology* 18, no. 5 (2008), https://doi.org/10.2188/jea.je2007388; Toshimasa Sone et al., "Sense of life worth living (ikigai) and mortality in Japan: Ohsaki Study," *Psychosomatic Medicine* 70, no. 6 (2008), https://doi.org/10.1097/PSY.0b013e31817e7e64; Aliya Alimujiang et al., "Association Between Life Purpose and Mortality Among US Adults Older Than 50 Years," *JAMA Network Open* 2, no. 5 (2019), https://doi.org/10.1001/jamanetworkopen.2019.4270; Patricia A. Boyle et al., "Effect of Purpose in Life on the Relation Between Alzheimer Disease Pathologic Changes on Cognitive Function in Advanced Age," *Archives of General Psychiatry* 69, no. 5 (2012), https://doi.org/10.1001/archgenpsychiatry.2011.1487; "Purpose in Life and Alzheimer's," Rush University Medical Center, https://www.rush.edu/health-wellness/discover-health/purpose-life-and-alzheimers.

54 Lee, L., James, P., Zevon, E., Kim, E., Trudel-Fitzgerald, C., Spiro, A., . . . Kubzansky, L. (2019, September 10). Optimism is associated with exceptional longevity in 2 EPIDEMIOLOGIC cohorts of men and women.

https://www.pnas.org/content/116/37/18357.

55 Boston University School of Medicine, "New evidence that optimists live longer," ScienceDaily, August 26, 2019, https://www.sciencedaily.com/releases/2019/08/190826150700.htm; Alice Park, "The First Real Proof That Your Outlook Affects Longevity," Time, December 13, 2016, https://time.com/4599529/to-live-longer-you-have-to-stay-happy/; Amy Morin, "7 Scientifically Proven Benefits Of Gratitude That Will Motivate You To Give Thanks Year-Round," Forbes, November 23, 2014, https://www.forbes.com/sites/amymorin/2014/11/23/7-scientifically-proven-benefits-of-gratitude-that-will-motivate-you-to-give-thanks-year-round/; Randy A. Sansone and Lori A. Sansone, "Gratitude and well being: the benefits of appreciation," *Psychiatry (Edgmont)* 7, no. 11 (2010).

56 Andrew T. Jebb et al., "Happiness, income satiation and turning points around the world," *Nature Human Behaviour* 2, no. 1 (2018), https://doi.org/10.1038/s41562-017-0277-0.

57 Linda Wasmer Andrews, "How Gratitude Helps You Sleep at Night," Psycology Today, November 9, 2011, https://www.psychologytoday.com/us/blog/minding-the-body/201111/how-gratitude-helps-you-sleep-night.

58 Hilary Waldron, "Links Between Early Retirement and Mortality. ORES Working Paper No. 93," The United States Social Security Administration, August, 2001, https://www.ssa.gov/policy/docs/workingpapers/wp93.html; Austin Frakt, "The Connection Between Retiring Early and Living Longer," New York Times, January 29, 2019, https://www.nytimes.com/2018/01/29/upshot/early-retirement-longevity-health-wellness.html.;https://www.dartmouth.edu/wellness/emotional/rakhealthfacts.pdf.

59 Mattson, M. (2008, January). 호르메시스Hormesis에 대한 정의. https://www.ncbi.nlm.nih.gov/pmc/articles/PMC2248601/.

역노화

초판 1쇄 발행 · 2023년 8월 21일
초판 4쇄 발행 · 2024년 3월 29일

지은이 · 세르게이 영
옮긴이 · 이진구
발행인 · 이종원
발행처 · (주) 도서출판 길벗
브랜드 · 더퀘스트
주소 · 서울시 마포구 월드컵로 10길 56 (서교동)
대표전화 · 02) 332-0931 | **팩스** · 02) 322-0586
출판사 등록일 · 1990년 12월 24일
홈페이지 · www.gilbut.co.kr | **이메일** · gilbut@gilbut.co.kr

기획 및 책임편집 · 유예진, 송은경, 오수영 | **제작** · 이준호, 손일순, 이진혁
마케팅팀 · 정경원, 김진영, 김선영, 최명주, 이지현, 류효정 | **유통혁신팀** · 한준희
영업관리 · 김명자 | **독자지원** · 윤정아

디자인 · 스튜디오 포비(표지) · 디자인 현(본문) | **교정교열** · 박소현
CTP 출력 및 인쇄 · 예림인쇄 | **제본** · 예림바인딩

- 더퀘스트는 ㈜도서출판 길벗의 인문교양·비즈니스 단행본 브랜드입니다.

ISBN 979-11-407-0527-6 03510
(길벗 도서번호 090237)

정가 20,500원